Maria Treben

Heilkräuter aus dem Garten Gottes

Maria Treben

Heilkräuter aus dem Garten Gottes

Guter Rat aus meiner Kräuterbibel für Gesundheit und Wohlbefinden

Originalausgabe

WILHELM HEYNE VERLAG
MÜNCHEN

Best.-Nr. 40/1

4. Auflage

Printed in Germany 1987
Umschlag und Illustrationen: Marlene Gemke, München
Umschlaggestaltung: Atelier Ingrid Schütz, München
Satz: VerlagsSatz Kort, München
Druck und Bindung: Oldenbourg, München

ISBN 3-453-41704-6

Liebe Leser!

Vor knapp zehn Jahren erschien die erste Ausgabe meines Buchs »Gesundheit aus der Apotheke Gottes«. Der Erfolg und die Resonanz in aller Welt haben mich überwältigt. Mein persönlicher Wunsch, all mein Wissen über die Heilkräuter aus dem Garten Gottes möglichst vielen Menschen zugänglich zu machen, ging in Erfüllung. Doch die Freude war und ist nicht ungetrübt. Das Buch hat mein Leben völlig verändert, mich und meine Familie großen Belastungen ausgesetzt.

Denn aus den Kreisen der Ärzteschaft und der pharmazeutischen Industrie werde ich regelmäßig scharf und nicht immer fair angegriffen. Ich will an dieser Stelle noch einmal deutlich sagen, daß ich niemandem raten würde, sich von den Ärzten abzuwenden. Ohne die ärztliche Diagnose, ohne das Gespräch mit dem Arzt unseres Vertrauens, ohne Untersuchungen während einer Krankheit würden wir alle unsere Gesundheit unnötig gefährden. Ich gehe sogar noch einen Schritt weiter. Ziehen Sie Ihren Arzt ins Vertrauen, wenn Sie auf die Heilkräuter zurückgreifen. Ihr Arzt muß wissen, was Sie tun. Erst wenn sich Ihr Arzt den Heilkräutern in den Weg stellen will, wird die Beziehung zu ihm belastet. Denn wenn es überhaupt einen Mißklang zwischen Arzt und Patient geben kann, dann nur aus der Tatsache, daß sich viele Schulmediziner standhaft weigern, die Heilkraft der Kräuter zu akzeptieren. Selbst eindeutige Heilerfolge, wie ich sie in meinem neuesten Buch »Heilerfolge zum Buch Heilkräuter aus dem Garten Gottes« zusammengetragen habe, können sie nicht überzeugen, weil niemand die Antwort auf die Frage nach dem »Warum« kennt. Auch ich weiß nur, daß und wie die Heilkräuter helfen, aber nicht warum!

Und genau an diesem Punkt bietet sich für die Medizin und die Pharmaindustrie ein großes und dankenswertes Betätigungsfeld an. Warum investiert niemand Geld in die Erforschung der Ursachen, warum die Heilkräuter so überzeugend und sicher helfen? Warum vertraut man statt dessen auf die Chemie und hält uns Menschen weiter gefangen in diesem Teufelskreis von Kunstdüngung – Schadstoffen in den Nahrungsmitteln – Bekämpfung der daraus entstandenen Krankheiten mit neuer Chemie – und die Vererbung dieser Folgen an unsere Kinder?

Ich habe diesen ungleichen Kampf noch nicht verloren gegeben. Und das war auch der Grund, dieses Buch zu schreiben, »Heilkräuter aus dem Garten Gottes«, das Sie jetzt in Händen halten. In den vergangenen zehn Jahren ist mein Wissen über die Heilkräuter gewachsen, habe ich Erfahrungen mit weiteren Heilkräutern gesammelt, habe ich in Tausenden von Briefen Bestätigung für meine Ratschläge erfahren, wurde ich auf unzähligen Vorträgen mit den praktischen Problemen bei der Heilkräuterbehandlung vertraut gemacht. Das Resultat all dieser Erfahrungen habe ich in diesem Buch niedergeschrieben.

Ich hoffe, daß ich mein selbstgestecktes Ziel erreicht habe, ein praktisches, benutzbares, verständliches Handbuch für die ganze Familie geschrieben zu haben. Deshalb ist der Inhalt nach Krankheiten geordnet, und unter jedem Stichwort stehen alle Hinweise und Ratschläge, alle Rezepte und ihre Herstellung und eine Auswahl bewährter Hausmittel. Ich wünsche mir, daß mein guter Rat für Gesundheit und Wohlbefinden mit diesem Buch so umfassend und nachvollziehbar ausgefallen ist, daß Sie, liebe Leser, meiner Bitte nachkommen können, mich nicht zu besuchen, bei mir keine Kräuterbestellung zu ordern und mich auch nicht anzurufen!

Denn alles, was ich weiß, steht in diesem Buch!

Grieskirchen, im Januar 1987

Kleiner Wegweiser durch den Heilkräuter-Garten Gottes

Eine Auflistung der Heilkräuter, mit farbigen Abbildungen und Hinweisen, wo sie wachsen, wie sie aussehen und wann sie ihre größte Heilkraft entwickeln. Dazu einige praktische Anmerkungen zum Sammeln, Trocknen und Aufbewahren der Heilkräuter.

Unter dieser Überschrift sind alle Tee- und Entschlackungs-Kuren zusammengefaßt, mit deren Anwendung die Abwehrkräfte des Körpers gestärkt werden.

In diesem Kapitel sind alle Krankheiten zusammengefaßt, die man mit Mitteln aus der Hausapotheke oder mit rezeptfreien Medikamenten aus der Apotheke zu behandeln pflegt.

In diesem Kapitel stehen alle Krankheiten, zu deren Diagnostizierung und Behandlung man **unbedingt einen Arzt aufsuchen muß!**

Eine kleine Auswahl von Briefen, die mich erreichten und beschreiben, wie erfolgreich die Heilkräuter aus dem Garten Gottes geholfen haben.

Zur praktischen Anwendung

Unter jedem Krankheits-Stichwort finden Sie alle hilfreichen Heilkräuter und ihre Anwendung. Sind mehrere Tees aufgeführt, ohne eine Angabe, in welcher Reihenfolge sie getrunken werden sollen, so können Sie den Tee wählen, der Ihnen am besten bekommt, bzw. den Tee, dessen Kräuter Sie besitzen oder die Sie ernten können.

Obwohl die meisten Essenzen und Salben in Apotheken, Reform- und Kräuter-Häusern erhältlich sind, habe ich ihre Herstellung jedesmal ausführlich beschrieben. Denn fertige Naturprodukte sind teuer und werden von den gesetzlichen Krankenkassen nicht übernommen. Die Heilkräuter wachsen in Gottes freier Natur und kosten nichts, außer ein bißchen Zeit für ihre Zubereitung, ein Preis, den uns unsere Gesundheit wert sein sollte.

Das brutale Gesetz unserer Leistungs- und Wohlstandsgesellschaft, von Zynikern auf die Kurzformel »Weil du arm bist, mußt du früher sterben!« gebracht, hat im Garten Gottes keine Gültigkeit!

Bestimmung der Heilkräuter

Wenn Sie sich auf die Suche nach den Heilkräutern aus dem Garten Gottes begeben, erweisen Sie Ihrer Gesundheit bereits einen großen Dienst. Denn Sie bewegen sich, abseits von Ballungszentren, dicht befahrenen Straßen, in der freien Natur. Mit der Zeit werden Sie feststellen, wie wohltuend Ihr Körper dies empfindet und wie stark sein Verlangen nach diesen ausgedehnten Spaziergängen ist. Wer sich ganz neu mit den Heilkräutern beschäftigt, sollte sich zunächst auf die Erforschung der Natur beschränken. Suchen Sie an den eingangs beschriebenen Stellen nach den Heilpflanzen, bestimmen Sie die Pflanzen und lernen Sie auf diese Weise Ihre nähere Umgebung kennen. Wer sich auf sein eigenes Urteilsvermögen nicht verlassen will, sollte an Kräuterwanderungen und Exkursionen unter fachkundiger Leitung teilnehmen, um seine praktischen Erfahrungen zu sammeln. Dabei geht es nicht so sehr um eine Gefährdung der eigenen Gesundheit, bei Pilzwanderungen trifft das in stärkerem Maße zu, als um den Schutz der Natur. Viele Heilpflanzen stehen unter Naturschutz, manche Kräuter, den heilsamen zum Verwechseln ähnlich, sind nutzlos und sollten nicht grundlos gepflückt werden. Erst wenn Sie die nötige Sicherheit in der Bestimmung der Pflanzen besitzen, sollten Sie zum Sammeln aufbrechen.

Sammeln der Heilkräuter

Frische Kräuter, deren Heilkraft die von getrockneten übersteigt, findet man von Ende Februar bis Ende November. Während eines milden Winters findet man sogar Spitz- und Breitwegerich, Labkraut und Schöllkraut frisch in der Natur. Nach Möglichkeit sollte man die Kräuter an einem sonnigen Tag pflücken, nicht nur weil dann ein Spaziergang auch mehr Freude macht, sondern weil die Heilkraft der Pflanze dann am größten ist. Achten Sie außerdem darauf, daß die Pflanzen an wenig verschmutzten Stellen und abseits von verkehrsreichen Straßen und Industrieanlagen gewachsen sind. Die Pflanzen werden mindestens zwei Fingerbreit über dem Boden abgeschnitten, nicht mit den Wurzeln herausgerissen! Am besten eignet sich zum Sammeln ein Weidenkorb. Ungeeignet sind Plastiktüten. Und noch eine Bitte: **Halten Sie beim Sammeln Maß!**

Aufbewahren der Kräuter

Soweit möglich, verwendet man die Kräuter frisch. Aus dem, hoffentlich maßvollen, Überschuß legt man einen Vorrat an. Die Kräuter werden klein geschnitten und ungewaschen – deshalb das Aufsuchen von wenig verschmutzten Stellen in der Natur – getrocknet. Dazu legt man die Kräuter auf saubere Tücher oder Packpapier und läßt sie an einer schattigen, luftigen Stelle trocknen. Sind die Kräuter strohtrocken, füllt man sie in Pappkartons, Papiertüten oder dunkle Gläser. Blechdosen, Plastikbehälter und -tüten sind ungeeignet. Für die Teezubereitung eignen sich getrocknete Kräuter ein ganzes Jahr. Restbestände, die noch länger lagern, eignen sich auf alle Fälle noch für Kräuterbäder.

Wichtiger Hinweis!

Sollten die nachfolgenden Rezepte, Tees, Essenzen und Bäder nicht anschlagen, sollte man einen Pendler oder Rutengänger zuziehen, der die Wohnung und den Arbeitsplatz nach geopathischen Feldern absucht. Mit seiner Hilfe können strahlungsfreie Stellen gefunden werden, auf die man z. B. Bett oder Schreibtisch stellt, um den Patienten dieser negativen Strahlung nicht länger auszusetzen.

I. Die Heilkräuter aus dem Garten Gottes

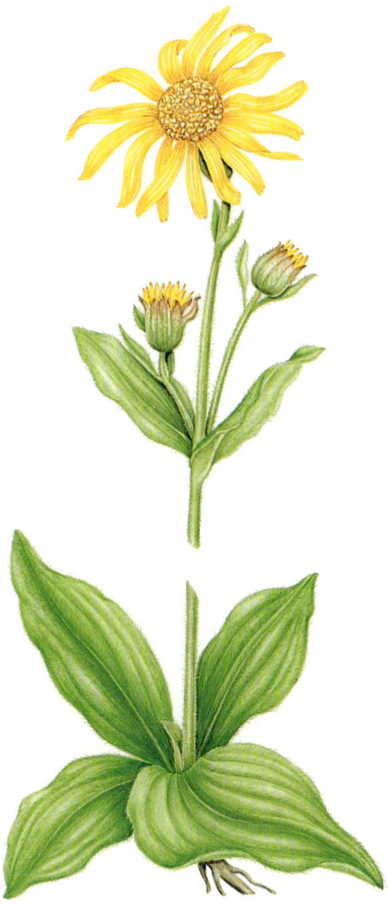

Arnika
Arnica montana

Im Volksmund wird die Arnika auch Bergwohlsein genannt. Aus einer Rosette von kurzen, am Boden sitzenden, leicht behaarten Blättern entwickelt sich ein 30 bis 50 cm hoher Blütenstengel, aus dessen Blattansätzen weitere zwei Blütenstengel mit etwas kleineren Blüten kommen. Die orangegelben Blüten, strahlenförmig angeordnet, seidenweich behaart, mit aromatischem Duft, findet man noch in heilen Gebirgsgegenden, auf Wald- und Bergwiesen, auch in Torfmooren und auf feuchten, moorigen Wiesen. Beim Heumähen läßt der Landwirt diese Stellen stehen, von den Weidetieren wird die Pflanze gemieden. In Gegenden, wo die Wiesen mit Kunstdünger behandelt werden, sterben die Pflanzen. Ein Bauer erzählte mir, daß es in seiner Gegend überall Arnika gegeben hätte, heute aber auf Grund der Kunstdüngung nirgends mehr eine Blüte zu finden sei.
Oberflächliche Pflanzenkenner verwechseln sie wegen der ähnlichen, dunkelgelben Blüten mit dem Wiesenbocksbart. Die Blüten der Arnika sind tiefer im Gelb, die äußere Hülle der Kelchblätter ist weich behaart, ihr Duft unvergleichlich aromatisch. Die Blüten enthalten den Bitterstoff Arnicin, ätherisches Öl, daneben Harz und Gerbstoff. Sie blüht von Ende Juni bis Juli, in hohen Gebirgslagen bis August. Man findet sie auf den der Sonne zugewandten Wiesen und Waldrändern. Im Blütenkelch befinden sich häufig schwarze Eier der sogenannten Kirschfliege. Ein Landwirt in meiner sudetendeutschen Heimat erzählte mir, diese Fliege bewahre das Getreide vor Ungeziefer und Mutterkorn. Vor dem Ansetzen der Blütenblätter in Alkohol müssen diese schwarzen Eier entfernt werden.

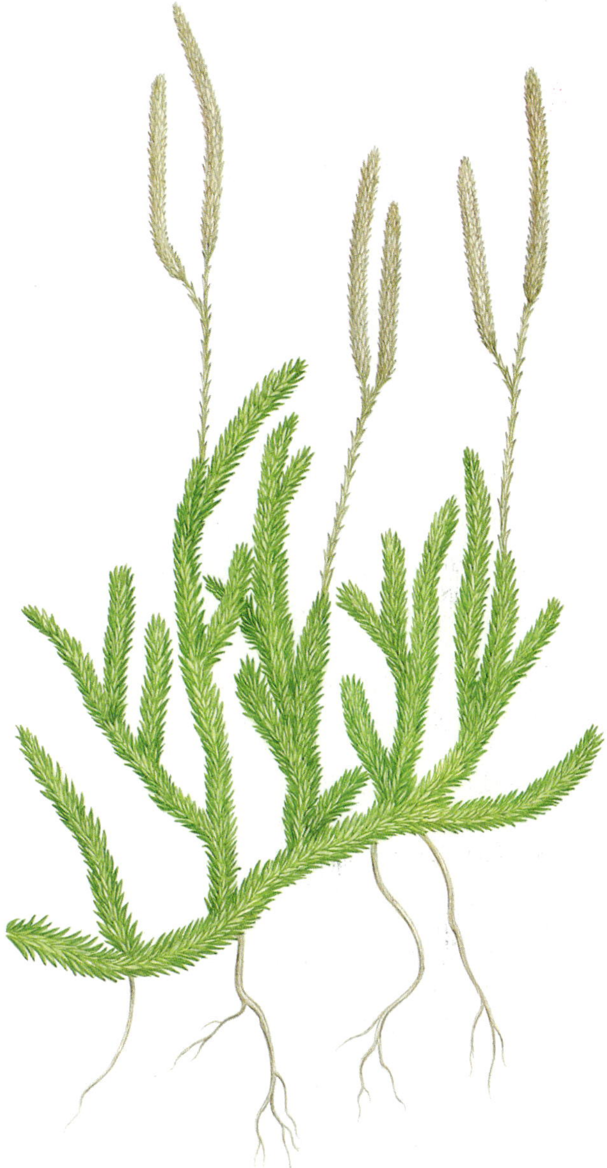

Bärlapp
Lycopodium clavatum

Im Volksmund auch Bärenklaue, Blitzmoos, Erdmoos, Harnkraut, Hexenkraut, Keulenbärlapp, Krampfkraut, Lauskraut, Moosfarn, Schlangenmoos, Streupulvermoos, Trudenfußmoos und Wolfsklaue genannt. Als blätterlose Pflanze ähnelt er einer Moosart, hat 100 bis 150 cm lange, auf dem Boden kriechende Ranken mit weichen, nadelartigen Trieben. Diese Triebe tragen von August an einen etwa 10 bis 15 cm hohen Kolbenstiel, der den gelben Blütenstaub, auch Bärlappmehl, Hexenmehl oder Bärlappsporen genannt, enthält. Bärlapp wird von April an den ganzen Sommer bis Oktober gesammelt, das Bärlappmehl im September. Der Bärlapp ist ab 700 m Seehöhe in hohen, trockenen Nadelwäldern zu finden, er breitet sich jedoch zumeist auf kalkarmen, vorwiegend sandigen Böden, nördlichen Berghängen, Waldhängen oder -rändern aus.

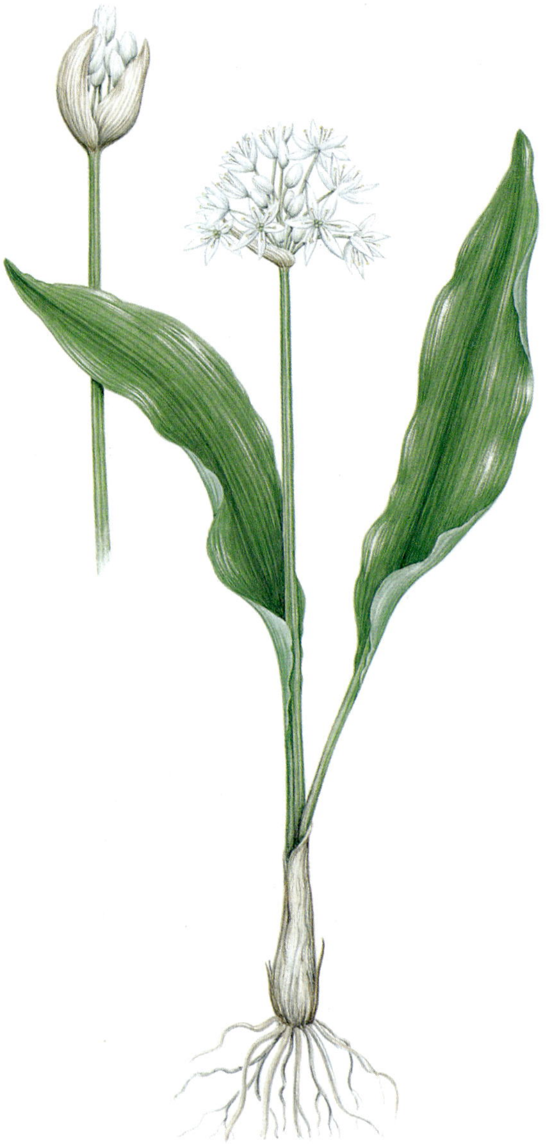

Bärlauch
Allium ursinum

Im Volksmund auch Waldknoblauch genannt. Bärlauch ist schattenliebend, wächst in feuchten Auen, an schattigen Bachufern und im Unterholz. Als erstes Frühlingsgrün breitet er sich wie ein hellgrüner Blätterteppich aus. Die Blätter ähneln dem giftigen Maiglöckchen und der giftigen Herbstzeitlose. Letztere bringt im Frühjahr ihre Blätter und ihre Blüten erst im Herbst hervor. Aber durch seinen feinen Knoblauchgeruch ist der Bärlauch nicht zu verwechseln. Erst Ende April, Anfang Mai sprießt aus der knoblauchähnlichen Wurzelknolle eine hübsche, hochstengelige, weiße Dolde, ähnlich einer runden Blütenquaste, hervor.
Man sieht es dem Bärlauch an, daß gewaltige Kräfte in ihm schlummern. Es geht die Mär, daß sich die Bären nach ihrem Winterschlaf ihr Blut und den Stoffwechsel mit Bärlauch reinigen. Der Knoblauch hat im wesentlichen die gleichen blutreinigenden Eigenschaften, jedoch ist Bärlauch milder und noch heilkräftiger.

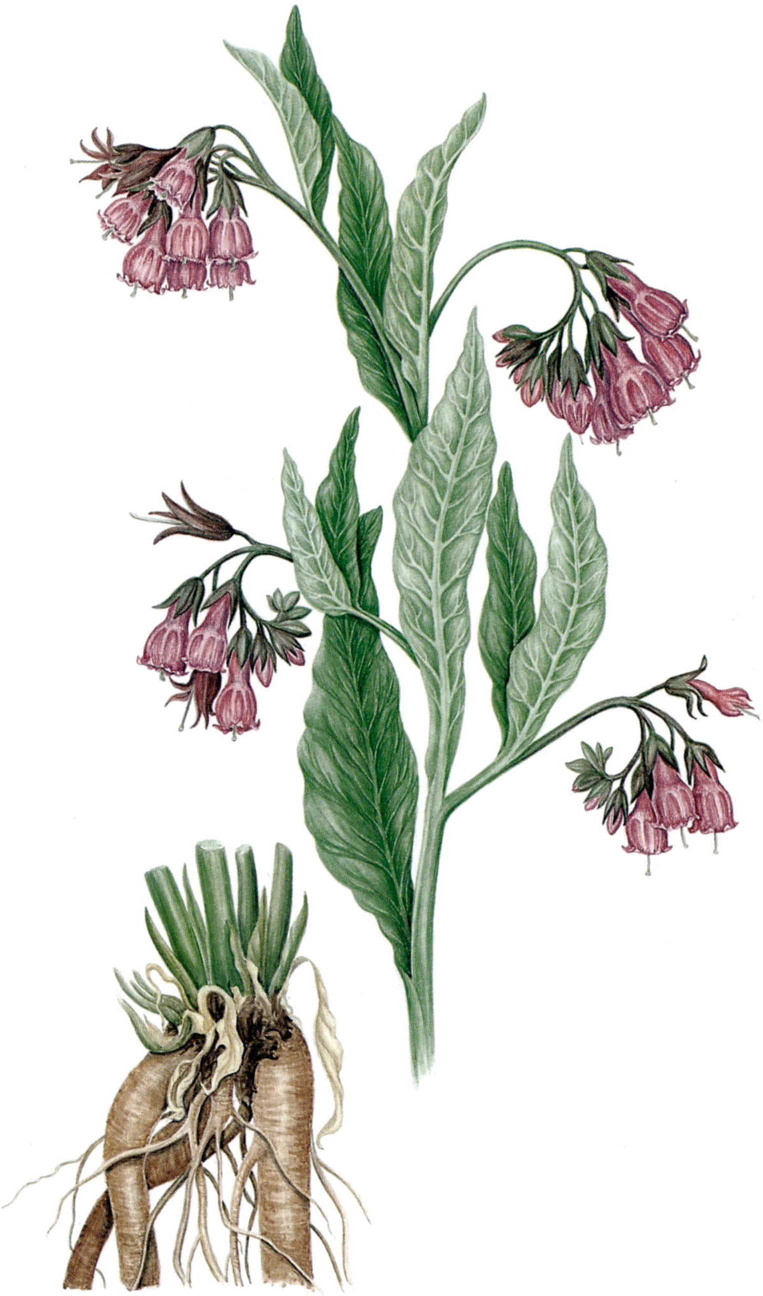

Beinwurz
Symphytum officinale

Im Volksmund auch Beinwell, Beinwurzel, Heilwurzel, Schmalzwurzel, Schmerzwurz und Schwarzwurzel genannt. Die Beinwurz wächst auf feuchten Äckern, nassen Wiesen, in Gräben, auf feuchtem Brachland, an Bächen, Wassergräben, Teichen und Waldrändern. Sie wird bis zu 60 cm hoch, der fingerdicke, behaarte, rauhe Stengel kommt aus einer Blattrosette, deren lanzenartige, hellgrüne Blätter, bis zu 15 cm lang, ebenfalls rauh und beharrt sind und spitz enden. Die Wurzel, die bis 30 cm tief in die Erde geht, ist mitunter doppeldaumendick, sehr schleimig und greift sich fett und schmierig an. Sie ist spröde und läßt sich unwahrscheinlich leicht brechen. Die Wurzel wird im Frühjahr oder Herbst gegraben. Die glöckchenartigen Blüten, die sich leicht der Erde zuneigen, sind rosa bis zartblau oder auch gelblich bis weiß, Blütezeit Mai bis Juni – August. Die Pflanze wurde bereits im Mittelalter sehr geschätzt. Das »Bein« im Namen der Pflanze bezieht sich auf die Heilanwendung bei allen erkrankten oder verletzten Knochen. Beinwurz steht auch heute, von den Blättern angefangen, in höchster Wertschätzung.

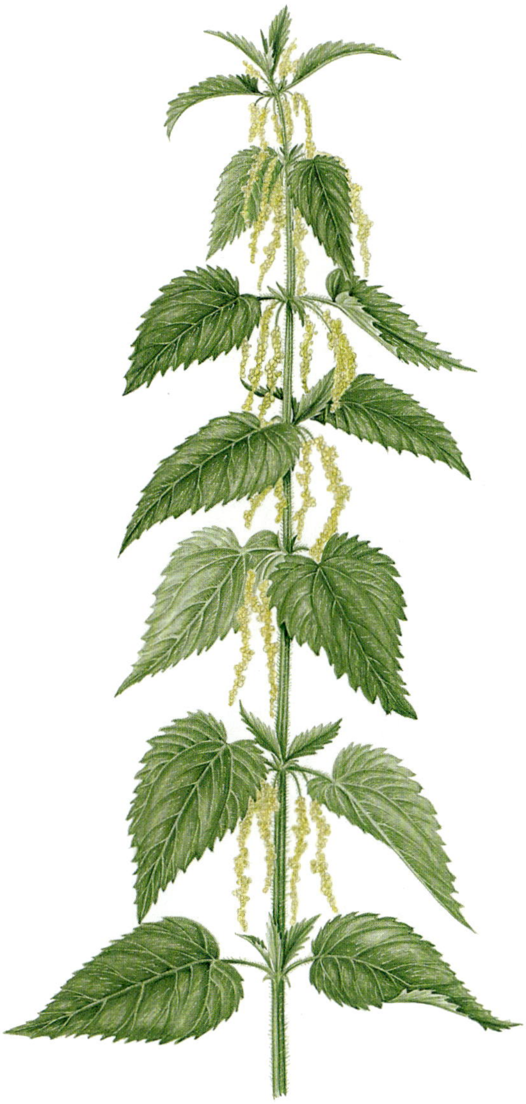

Brennessel
Urtica urens

Die Brennessel wächst an Mauern, Hecken, Zäunen, im dichten Gebüsch, auf Ödland, Schutthalden, Wegrändern, sie blüht von Juli bis September. Wo Brennesseln besonders üppig wachsen, liegen geballte Strahlungsverhältnisse des Bodens vor. Sie gehört zu den Nesselgewächsen. Es gibt die Große Brennessel und die Kleine Gartennessel. Beide sind heilkräftig, die kleine Pflanze brennt stärker. Ein vielverzweigter, stark verästelter, gelbfarbener Wurzelstock treibt hohe, vierkantige Stengel und länglich gesägte Blätter mit Borsten bzw. Brennhaaren. Zerreißt man den Stengel, zeigen sich lange bastähnliche Fasern, aus denen man in früherer Zeit einen leinwandähnlichen Stoff, das sogenannte Nesseltuch, hergestellt hat. Heilkräftig sind Blätter, Stengel, Blüten und Wurzeln, letztere müssen vor der Blüte ausgegraben werden. Die Große Brennessel wird 100 bis 150 cm, die Kleine Gartennessel bis 40 cm hoch, beide sind einjährig. Die großen Pflanzen tragen entweder männliche oder weibliche Blüten, die vom Wind bestäubt werden. Die Kleine Gartennessel (urtica urens) hat männliche und weibliche Blüten an einer Pflanze. Bei der kleinen Nessel fehlt der Wurzelstock.
Die Brennessel gehört zu jenen Pflanzen, die jeder vom Kindesalter an durch ihre brennenden Eigenschaften kennt. Sie hat sich über die ganze Erde verbreitet, sie fehlt jedoch im südlichen Afrika und in den Polargebieten.

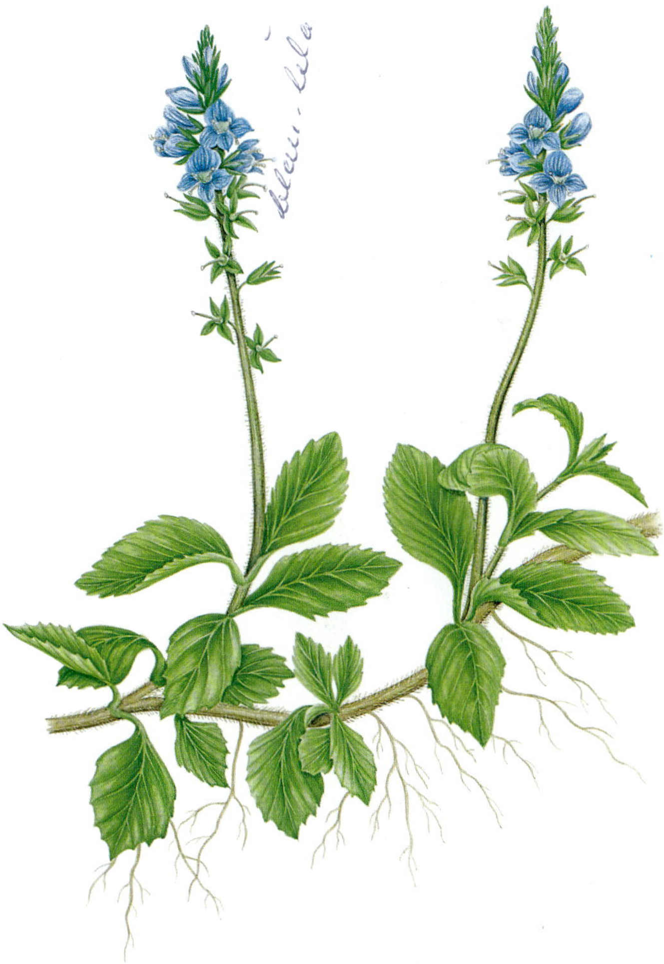

Ehrenpreis
Veronica officinalis

Im Volksmund Ehrenkranz, Grundheil, Heil aller Welt, Köhlerkraut, Männertreu, Viehkraut, Waldehrenpreis, Wundkraut genannt. Er liebt trockenen Boden, wächst auf Wiesen, Hängen, Weg- und Waldrändern, Triften und Kahlschlägen.
Der Stengel ist ca. 30 cm hoch, die Blätter sind etwas silberweiß angehaucht, die Blütenähre ist lichtblau, ähnlich dem Vergißmeinnicht. Im Wuchs hat der Ehrenpreis etwas Kriechendes, an die Erde sich Anschmiegendes. Man sammelt von Mai bis August das ganze blühende Kraut: Stengel, Blätter, Blüten. Am kräftigsten ist der Waldehrenpreis, besonders wenn er unter Eichen wächst. Der Echte Ehrenpreis überwintert in grünem Zustand.

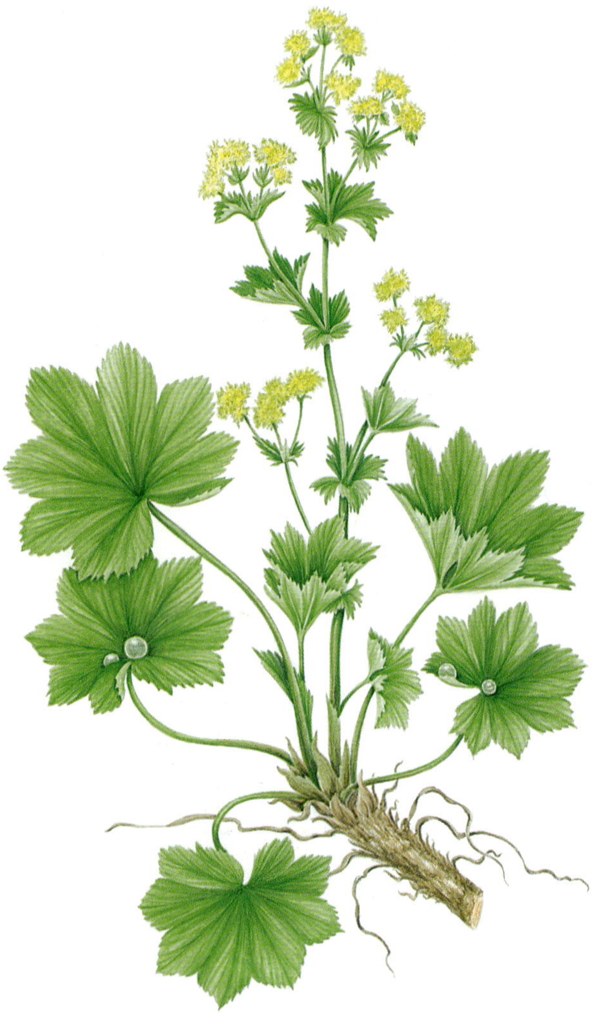

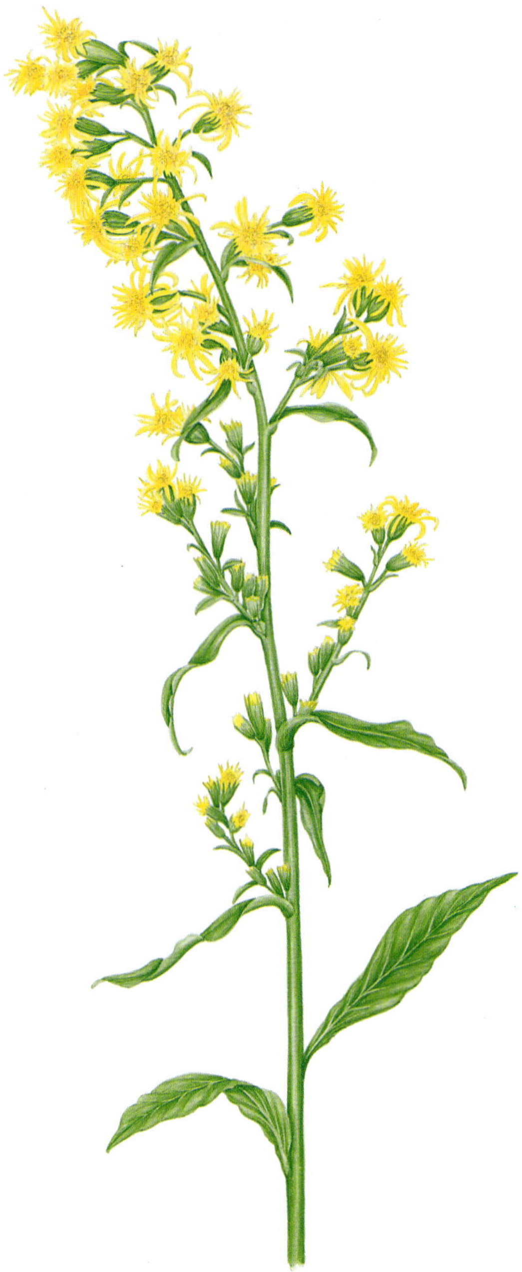

Frauenmantel
Alchemilla vulgaris

Im Volksmund auch Frauenhilf, Herrgottsmäntelein, Mantelkraut, Marienkraut, Muttergottesmänteli, Taumantelkraut, Taurosenkraut, Taubecher, Tränenschön genannt. Die Pflanze wird auf feuchten Wiesen und Weiden, besonders in Gebirgsgegenden gefunden. In ca. 700 m Seehöhe stehen die Wiesen voller Frauenmantel. Die Blätter sind nierenförmig, fünf- bis neunlappig, die Blüten sind unansehnlich, sie ähneln grünlichgelben Rispen. In der Morgensonne funkeln die Tautropfen in den Blättern wie in einer schüsselähnlichen Schale. Die Pflanze überwintert in grünem Zustand und ist im zeitigen Frühjahr wieder zu finden. Zur Verwendung kommt das ganze blühende Kraut. In der Antike galt der Frauenmantel als heilige Pflanze, der man heute radioaktive Kräfte zuschreibt.
Wer sich rote Wangen wünscht, der probiere es einmal mit Frauenmantel-Tee. Besonders der Schweizer Kräuterpfarrer Künzle setzt sich für diese Pflanze sehr ein. »Jede Kindbetterin«, sagt er, »sollte 8 bis 10 Tage vor der Geburt fleißig von diesem Kraut trinken, manche Kinder hätten dann noch ihre Mutter und mancher geschlagene Witwer seine Frau, wenn diese Gottesgabe den Frauen besser bekannt gewesen wäre.«

Goldrute
Solidago virgo aurea

Im Volksmund auch Allermacht-Heilkraut, Goldraute, Gülden-Wundkraut, Heilwundkraut, St.-Peter-Stab genannt. Die Goldrute kommt zumeist in gebirgigen Gegenden an Waldrändern, abgeholzten Waldplätzen und Wiesenhängen vor. Der buschige Stengel erreicht eine Höhe von ungefähr 80 cm, mit goldgelben Blütenähren besetzt. Blüten und Blätter sind kühlend, und es geht eine sichtbare Beruhigung von dieser Pflanze aus. Allein der Anblick der Goldrute in der Landschaft wirkt beruhigend. Im Volksglauben meint man, daß ein Beruhigungsengel unmittelbar neben der Pflanze steht. Ihr Geruch ist von einer balsamischen Milde und unterscheidet sich wesentlich von der verwilderten Kanadischen Goldrute (solidago canadiensis), die weitaus höher wächst, Waldränder, Seeufer und freie Plätze weithin überwuchert. Während unsere Goldrute in gewisser Hinsicht der Kleinen Königskerze ähnelt, ist die Kanadische Goldrute mit fächerartigen, spitz zulaufenden gelben Blütenrispen ausgestattet.

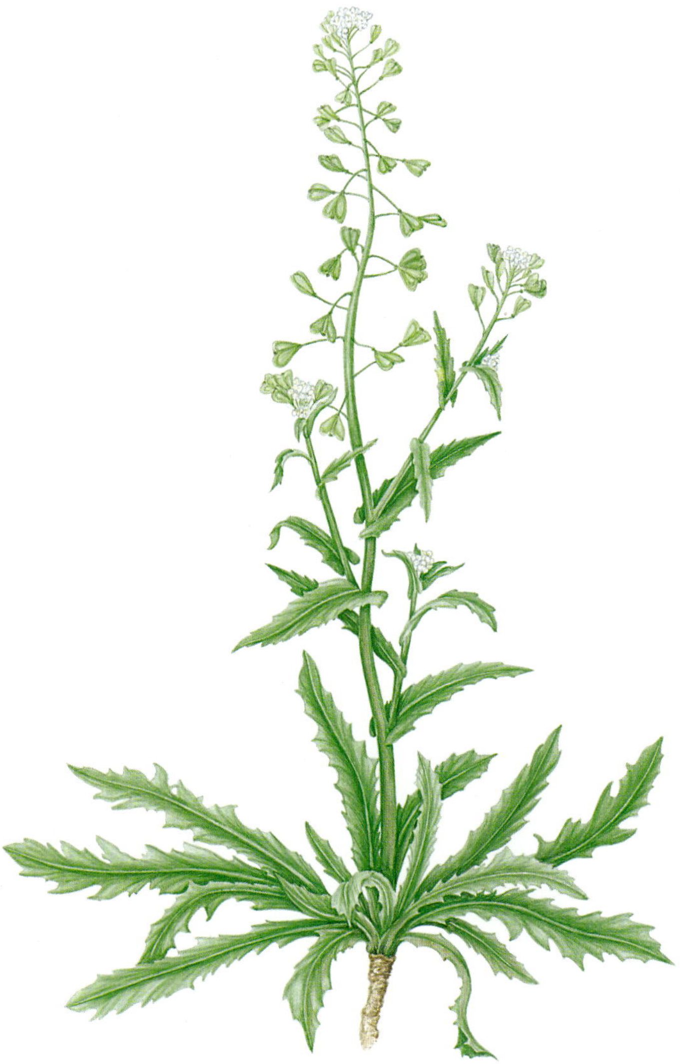

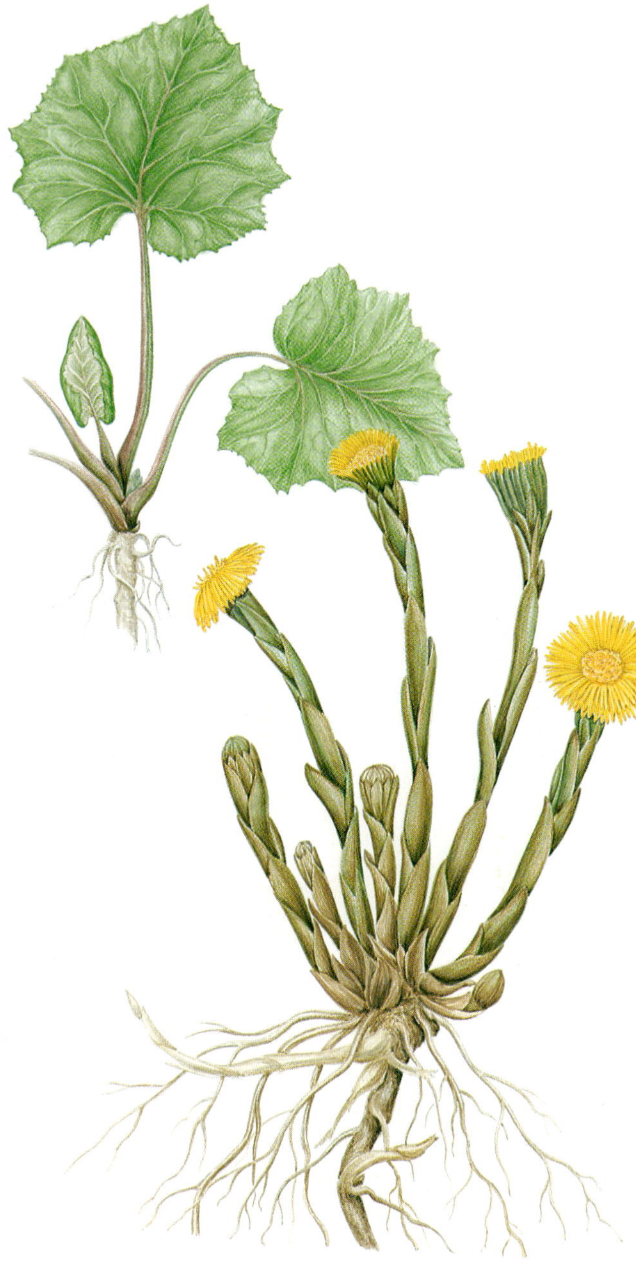

Hirtentäschel
Capsella bursa pastoris

Im Volksmund auch Blutkraut, Gänsekresse, Muttergottesbrot und Täschelkraut genannt. Wir finden das Hirtentäschel als Kreuzblütengewächs in Kraut- und Kartoffeläckern, an Wegrändern, auf Brachböden, frischen Aufschüttungen und zwischen Steinen. Aus dem Wurzelstock der tiefgehenden Pfahlwurzel entwickelt sich eine dem Löwenzahn ähnliche Blattrosette, die sich dem Erdboden flach angleicht. Den 20 bis 40 cm hohen Stengel bedecken herzförmige Täschchen, ährenförmig angeordnet, bis zur kleinen, weißen, unscheinbaren Blüte. Die Täschel sind Leckerbissen für das Hühnervolk. Das ganze Kraut wird im Frühjahr geerntet, es ist von gleichmäßiger hellgrüner Farbe. In der sommerlichen Hitze vergeht die Pflanze und ist erst im Herbst wieder zu finden. In dieser Zeit wird sie gern von einer Pilzkrankheit befallen; es wird abgeraten, die kranke Pflanze für den Wintervorrat zu sammeln. Beim Trocknen darf sie sich nicht verändern, sie muß gleichmäßig grün bleiben, sonst ist sie unbrauchbar.
Die Pflanze überwintert, sie ruht nur bei längerer Frostperiode. Sie ist auf der ganzen Erde verbreitet und war bereits im Altertum als blutstillende Pflanze bekannt, sie gehört auch heute noch zu den besten blutstillenden Heilpflanzen, sie wird als unübertrefflich bei allen Blutungen gelobt. Bei zu großen Teegaben und zu oft benützt, beeinflußt sie das Gedächtnis nachteilig. Deshalb ist die äußere Anwendung als Essenz von größerem Nutzen.

Huflattich
Tussilago farfara

Im Volksmund auch Ackerlattich, Brandlattich, Brustlattich, Eselshuf, Märzenblume, Roßhuf genannt. Die hufähnliche Blattform gab der Pflanze den Namen. Wir finden den Huflattich, ein Korbblütengewächs, als eine der ersten goldgelben Blüten auf lehmigem Boden, in Sand- und Kiesgruben, an Wegen und Rändern. Sie öffnen ihre Kelche bei Sonneneinwirkung, schließen sie jedoch sofort bei bewölktem Himmel. Die Blätter, an der Unterseite silbrig, kommen um drei, vier Wochen später als die Blüte. Aus einem ergiebigen Wurzelstock, der sich immer wieder durch Ausläufer fortsetzt, steigt mit der ersten Frühlingssonne die goldgelbe Blüte mit dem schuppigen Stengel ans Licht. Sie ähnelt den Löwenzahnblüten, sind jedoch bedeutend kleiner. Beim Sammeln der Blätter ist darauf zu achten, daß sie nicht mit den Blättern der Pestwurz (Großer Huflattich) verwechselt werden. Die Ärzte der Antike erkannten die große Heilkraft gegen Husten und Krankheiten der Lunge. In dieser Zeit wurden getrocknete Huflattichblätter zu Heilzwekken als Tabak in der Pfeife geraucht.

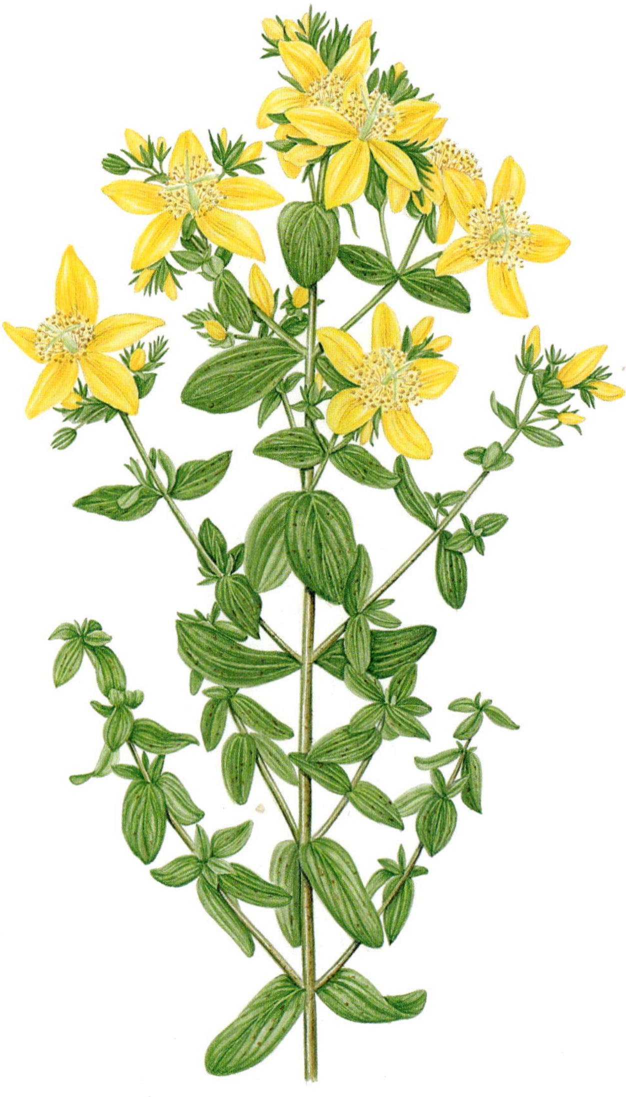

Johanniskraut
Hypericum perforatum

Im Volksmund auch Christi Wundenkraut, Gottesgnadenkraut, Herrgottsblut, Johannisblut, Liebfrauengras und Wundkraut genannt. Man findet es auf trockenen Böschungen, verwildertem Boden, an Waldrändern und -blößen, in aufgelassenen Kiesgruben und auf Brachland. Eine 60 bis 70 cm hohe aufrechte Pflanze mit kleinen stengellosen Blättchen und verästelten Trieben, an deren Spitzen goldgelbe Blütendolden stehen. Sie entfalten sich zur Zeit der stärksten Lichtstrahlung, der Sonnenwende. Die Pflanze scheint förmlich von Licht durchtränkt. Hält man Blätter und Blüten gegen das Licht, erkennt man eine Menge durchsichtige Punkte, so als ob sie durchstochen wären. Diese Punkte rühren von durchscheinenden Öldrüsen her.
Die Pflanze wird auch deshalb Johannisblut genannt, weil man den Eindruck hat, als ob Blüten und Knospen Blutstropfen enthalten. Bei Zerreibung der Blüten zwischen den Fingern zeigt sich ein roter Farbstoff. Gesammelt wird das ganze Kraut, Blüten, Stengel und Blätter, zur Ölbereitung nimmt man Blüten und Knospen.
Die Beliebtheit der Pflanze reicht bis in die Antike zurück. Auch Paracelsus hat das Johanniskraut und seine Heilkraft sehr geschätzt. Er spricht mit Verehrung von ihm, man solle es, meinte er, in der Blütezeit nicht nur unter dem Barettlein, sondern am Busen, in den Händen tragen, solle es zur Nacht unter die Kissen tun, da Gott ein großes Geheimnis in das Kraut gelegt hat.

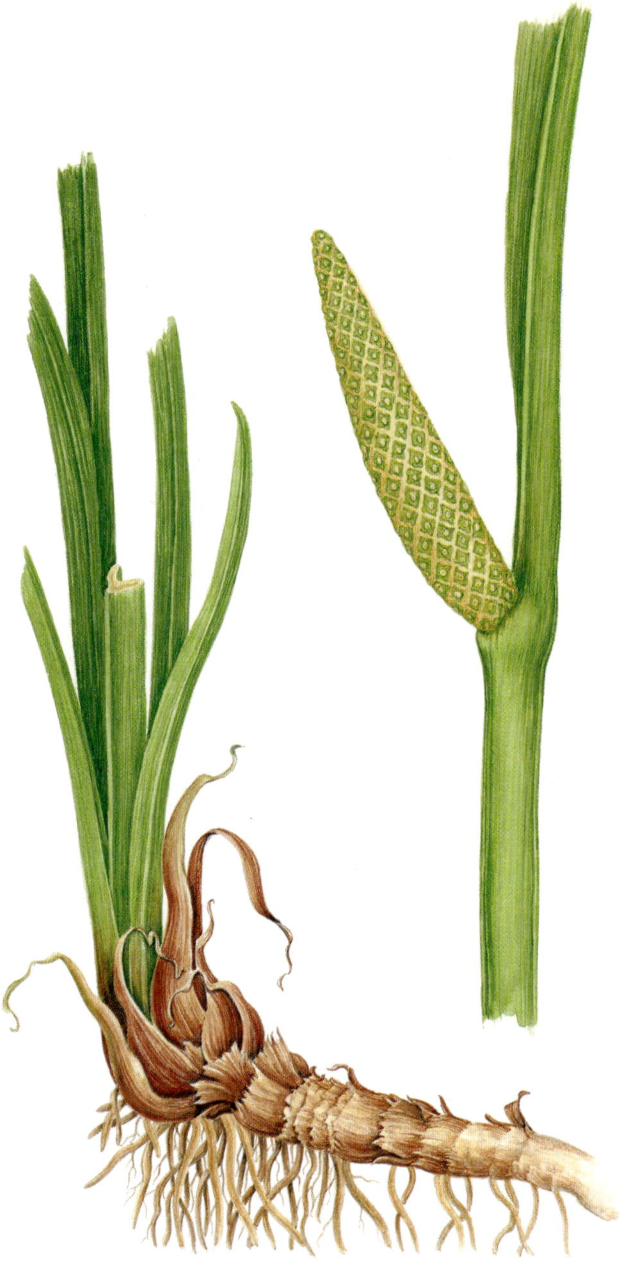

Kalmus
Acorus calamus

Im Volksmund auch Ackerwurzel, Gewürzkalmus, Magenwurzel, Mutterkraut, Teichlilie, Deutscher Zitwer genannt. Kalmus ist eine schilfartige Wasserpflanze, wächst an Teichen, stillen Gewässern, Seen und an sumpfigen Stellen, die immer feucht bleiben. Die Wurzeln fußen direkt im Gewässer, sie sind weiß, im frischen Zustand daumendick, oft bis zu 100 cm lang. Sie haben einen aromatischen Geruch, der auf nervenbelebende Wirkung hindeutet. Am Wurzelstock stehen schwertförmige Blätter, die bis 120 cm lang werden. An dem grünen Schaft setzen sich im Juli und August gekrümmte, bräunlichgelbe Kolben an. Die Blätter ähneln Schilf, Iris-Pflanzen und Schwertlilien. Es wird nur die Wurzel genommen, die im zeitigen Frühjahr oder im Herbst ausgegraben, gewaschen und geputzt, von Nebenwurzeln befreit, zerkleinert und getrocknet wird. Kalmus gehört zu den aromatischen Bitter- und Magenmitteln, er ist auch als Deutscher Ingwer bekannt. Früher wurde er, ähnlich dem echten Ingwer, überzuckert genossen. Man nimmt Kalmuspulver, aus der Wurzel gewonnen, auch als Badezusatz. Kalmus ist winterhart.

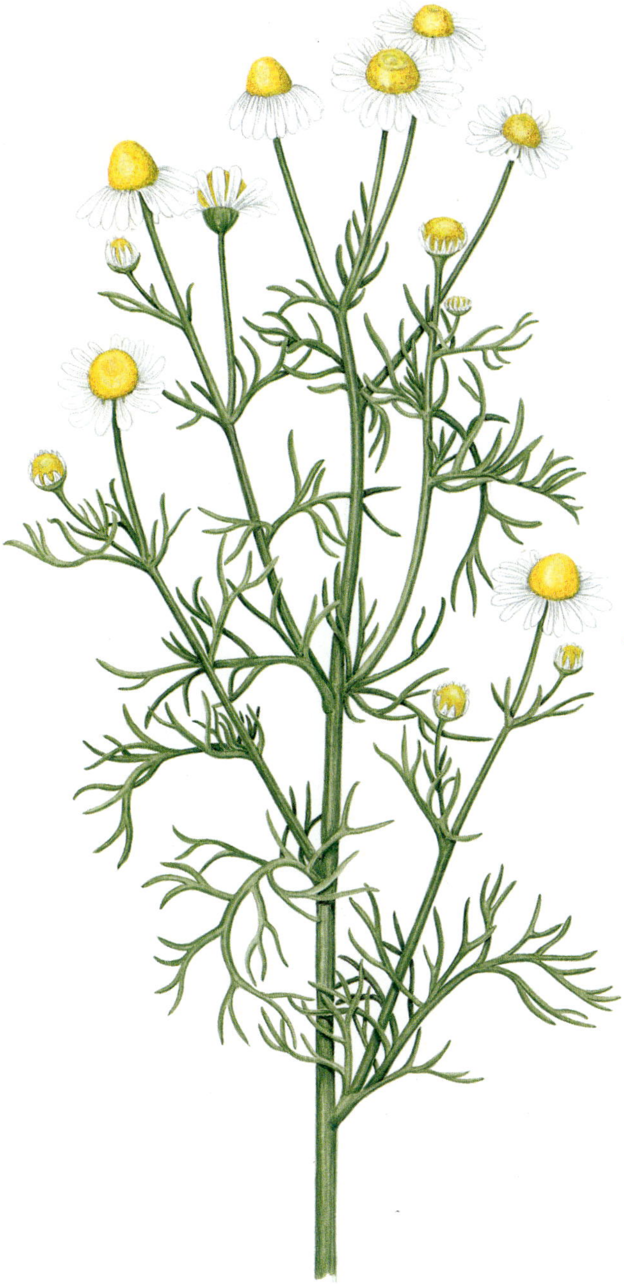

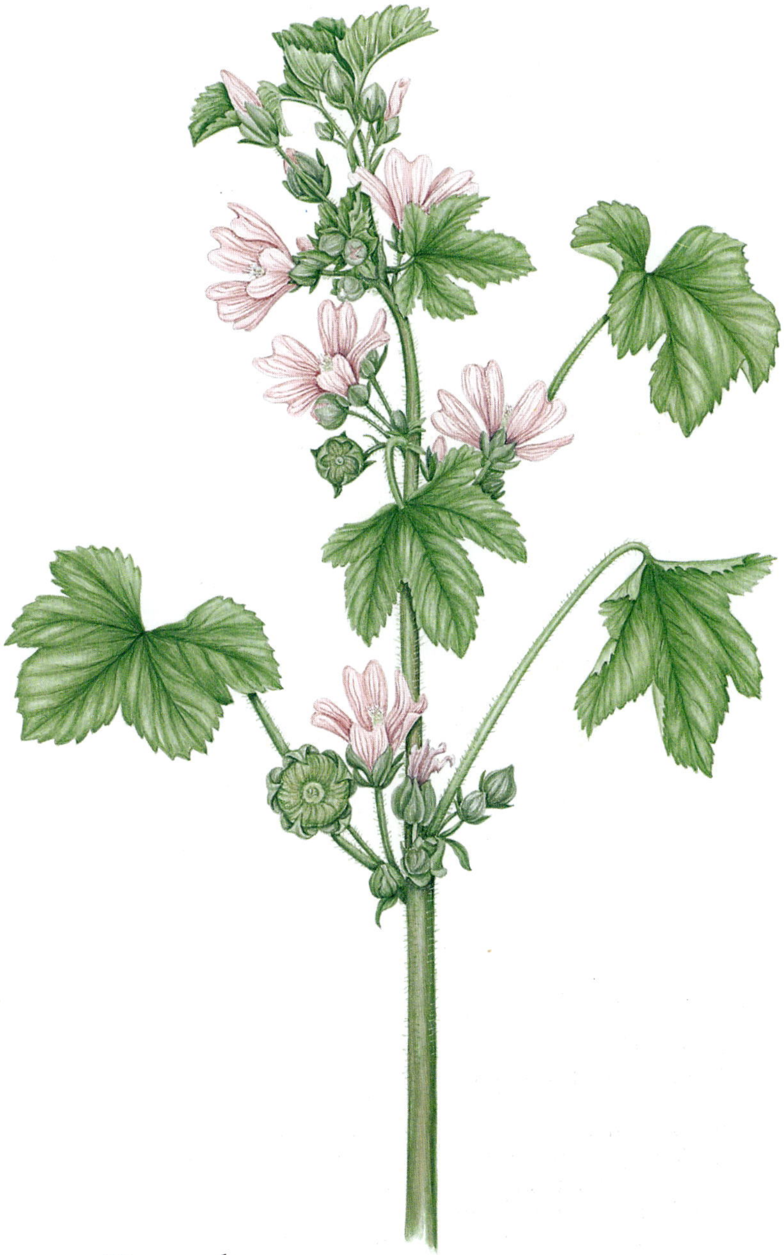

Käsepappel
Malva neglecta

Auch Malve, Feldmalve, Gänsepappel, Hasenpappel, Käslikraut, Käskraut, Roßpappel, Schwellkraut genannt. Sie wächst in Stallnähe, bei Komposthaufen, Gebäuden und an unbebauten Plätzen. Die faserige Wurzel ist etwas süßlich und treibt einen 30 bis 60 cm langen, sich niederbiegenden Stengel, mit langgestielten, rundlichen Blättern. An den Stengeln sitzen kleine, tütenähnliche weißrosa Blütchen, aus denen runde, käseartige grünliche Früchte werden. Die Wilde Malve (Malva sylvestris), auch Hanfpappel genannt, wird bis zu 150 cm hoch, die grasgrünen Laubblätter sind drei- bis siebenlappig, die Blüten sitzen büschelförmig in hellem Rosa in den Blattachsen. Sie sind ebenfalls heilkräftig, können jedoch der Käsepappel nicht gleichgesetzt werden; diese überragt an Heilkraft die verschiedenen anderen Malven-Arten, zu den auch Eibisch und Stockrose gehören. In der lateinischen Bezeichnung Malva neglecta kündet sich ihre Heilkraft: weich, erweichend, an. Geerntet werden Stengel, Blätter und Blüten von Mai bis Oktober. Die Wurzel verwendet man gegen Keuchhusten.

Kamille
Matricaria chamomille

Im Volksmund Feldkamille und Mutterkraut genannt. Die Kamille, aus der Familie der Korbblütler, wächst auf Äckern, hier besonders in Getreide-, Kartoffel- und Rübenäckern, an Wegrändern, auf Schuttplätzen und Brachböden, wo sie vor allem lehmigen Boden vorzieht. Die Pflanze mit ihren verästelten Stengeln wird bis zu 50 cm hoch und trägt schmale, gefiederte Blätter. Blütezeit von Juli bis September. Die Blütenköpfe besitzen einen Hohlraum, damit unterscheidet sich die Echte Kamille von den anderen Kamillen-Arten. Gesammelt werden die Blüten ohne Stengel bei Mittagssonne, da sich dann die Heilkraft des ätherischen Öles verdoppelt. Der aromatische Geruch der Blütenköpfe fördert eine beruhigende Wirkung. Eine Abart ist die Gartenkamille, die bei uns überall gezüchtet wird.

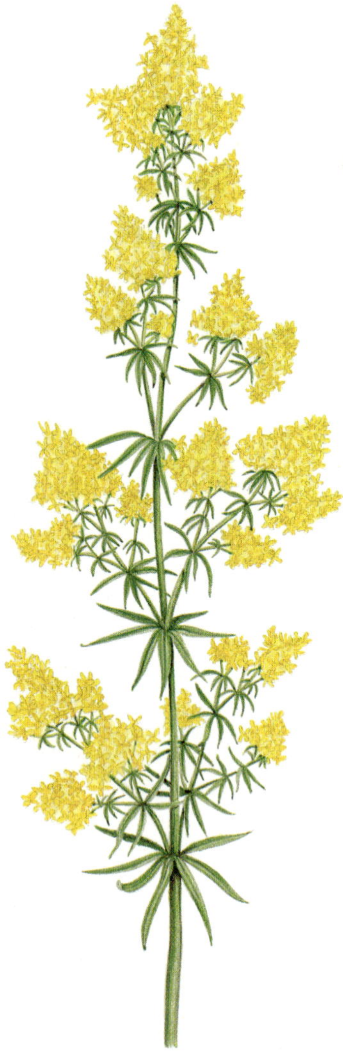

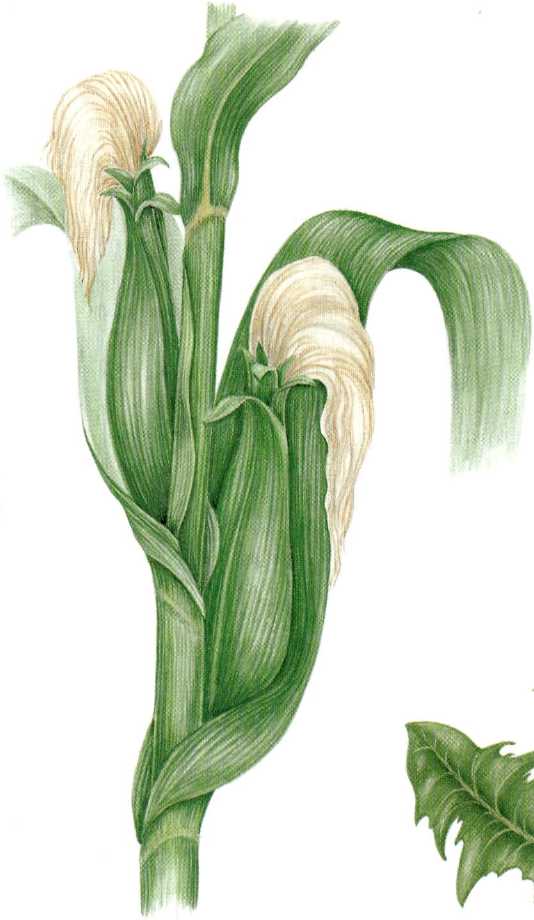

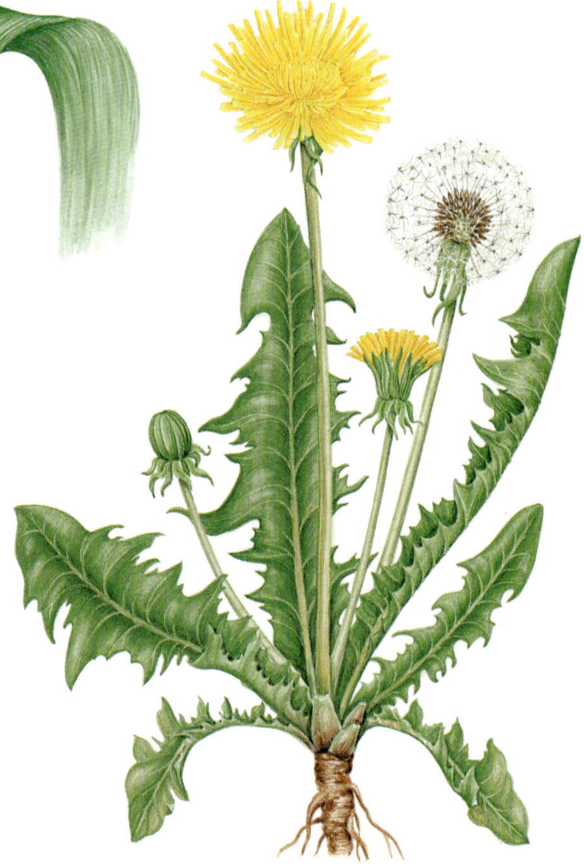

Labkraut
Galium verum

Im Volksmund auch Unser-Frauen-Bettstroh, Waldstroh, Wegstroh genannt. Labkraut wächst an Hecken, Zäunen, Waldrändern, auf Wiesen, Hängen und Rainen. Das Klettenlabkraut (Galium aparine) blüht den ganzen Sommer und wächst in Äckern, Waldungen und an Zäunen, das Wahre Labkraut (Galium verum) mit den goldgelben duftenden Blütenstengeln und das Weiße Labkraut (Galium mollugo) mit gelblichweißen, zarten Blüten, ähnlich dem Schleierkraut, nur kompakter in der Art, mit honigartigem herben Duft. Das Goldgelbe Labkraut ist heilkräftiger als das Weiße, jedoch auch das Weiße in seiner Heilkraft ist unübertroffen. Man kann beide, sowohl das Goldgelbe als auch das Weiße Labkraut als zuverlässigstes Heilmittel ansehen. Der Wurzelstock treibt aufrechte, zart beblätterte Blütenstengel und Schößlinge, die das ganze Jahr über, also auch im schneelosen Winter, zu finden sind. Die Blätter sind eirund, treiben rund um den Stengel, ähnlich nach Waldmeisterart, nur sind sie weitaus kleiner. Das frische Kraut wurde den Frauen in schwerer Stunde ins Bett gelegt, um die Geburt zu erleichtern. Im rheinischen Volksgut geht die Sage, täglich vom Labkraut getrunken, kann die Sterbestunde weit hinausgezogen werden.
Da im Volksmund seit jeher die Ansicht verbreitet war, daß Labkraut eine beträchtliche, krebsbekämpfende Wirkung hätte, ist es verwunderlich, daß es trotz dieser hohen Eigenschaften in unserer heutigen Zeit fast völlig in Vergessenheit geraten ist.

Löwenzahn
Taraxacum officinale

Im Volksmund auch Augenwurz, Bitterblume, Butterblume, Eierblume, Klettenährlein-Kraut, Laternenblume, Maiblume, Pusteblume und Saublume genannt. Der Löwenzahn, der Familie der Korbblütler zugehörig, gedeiht auf allen Wiesen und Wegen. Er besteht aus einer gezackten und gezahnten Blattrosette, aus der ein ca. 20 cm hoher, milchhaltiger, röhrenförmiger Stengel treibt, auf dem ein leuchtend gelber Blütenkopf sitzt. Aus den Blüten bildet sich eine weißliche, runde Federnkrone. Die Frühlingswurzel ist heilkräftiger als die im Herbst.
Welch ein Anblick, eine blühende Löwenzahnwiese, auf der millionenfach Löwenzahnknospen ihre Blüten öffnen! Nicht nur fürs Auge, auch für die Seele ein Lichtblick! Der Saft der ganzen Pflanze gehört zu den blutreinigenden Frühlingskuren. Der berühmte Tabernämontanus (1731) nennt den Saft der Wurzel und des Stengels für die Augen wundertätig, er macht sie hell und nimmt die unangenehmen Augenflecken, wäre also »eine gebenedeyte Artzney«.

Mais (Abb. Mitte)
Zea Mays

Die Maisgriffel, die an der Spitze des reifen Kolbens sitzen, werden im Volksmund Maisbart genannt. Solange die Körner noch milchig sind, wird die Maisgriffel oder der Maisbart gepflückt.

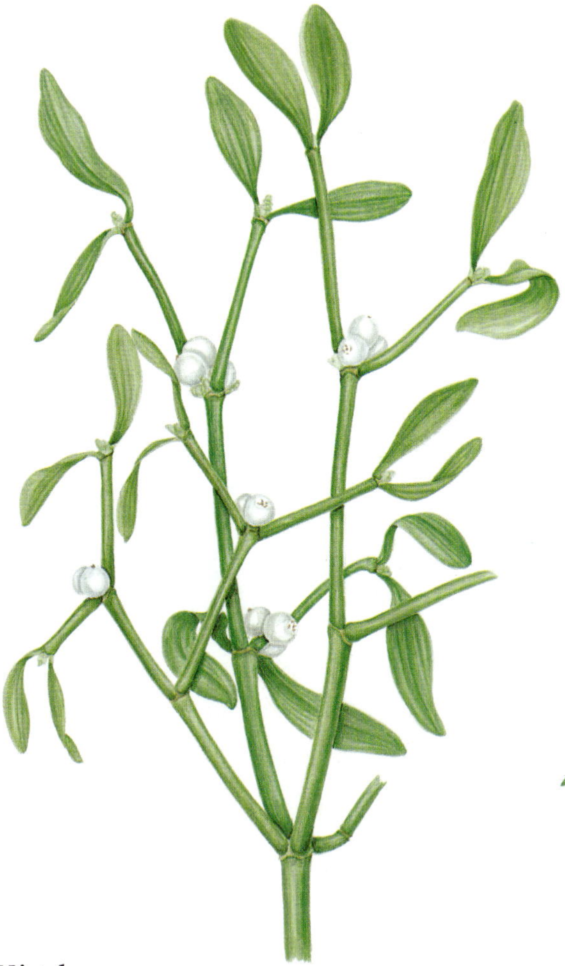

Mistel
Viscum album

Im Volksmund auch Albrute, Donarbesen, Drudenbusch, Heiligholz, Hexenbesen, Kreuzholz und Vogelleimholz genannt. Dieser kugelförmige Schmarotzer wächst auf Eichen, Pappeln, Tannen und Apfelbäumen, mitunter auch auf Linden und Weiden. Die Pflanze ist stark verästelt, trägt im Winter sattgrüne, lederartige, im Sommer gelbliche Blätter. Die Beeren sitzen unmittelbar wie Perlen in den Blattspitzen, sind weiß, beim Zerdrükken klebrig und ziehen dabei lange Fäden. Ihre Verbreitung geschieht durch Vögel, die die klebrigen, giftigen und ungenießbaren Beeren an den Ästen abstreifen. Die Mistel kann man mit keiner anderen Pflanze verwechseln. Die Mistel ist von Anfang Oktober bis Anfang Dezember und in den Monaten März, April heilkräftig. Verspätet sich im März das Frühjahr mit Kälte und Frost, ist die Mistel erst im April und Anfang Mai heilkräftig. Die Mistel wurde in früherer Zeit als Zauberpflanze angesehen. Sie galt den Priestern in vorchristlicher Zeit als heilige Pflanze mit großer Heilkraft, die jedes Übel beseitigen konnte. In geheimnisvoller Lebensweise, nicht von der Erde ernährt und ohne Samen entstanden, grünt sie in Frost und Kälte fort. Nach altem Volksglauben schlägt niemals ein Blitz in den Baum, der die Mistel beherbergt. Im Herbst entwickeln sich die Blüten, aus denen sich allmählich die Beeren entwickeln. Sie werden besonders gern von Amseln und Drosseln aufgepickt, jedoch auch die Zugvögel sind im Winter bei klirrender Kälte keine Kostverächter.
Die Medizin setzt in den letzten Jahren die Mistel als geschwulsthemmendes Präparat vorbeugend gegen Krebs ein.

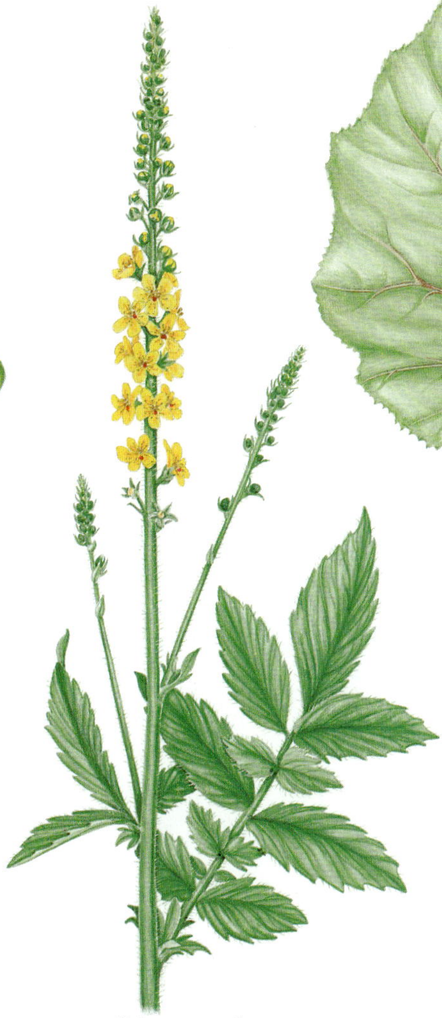

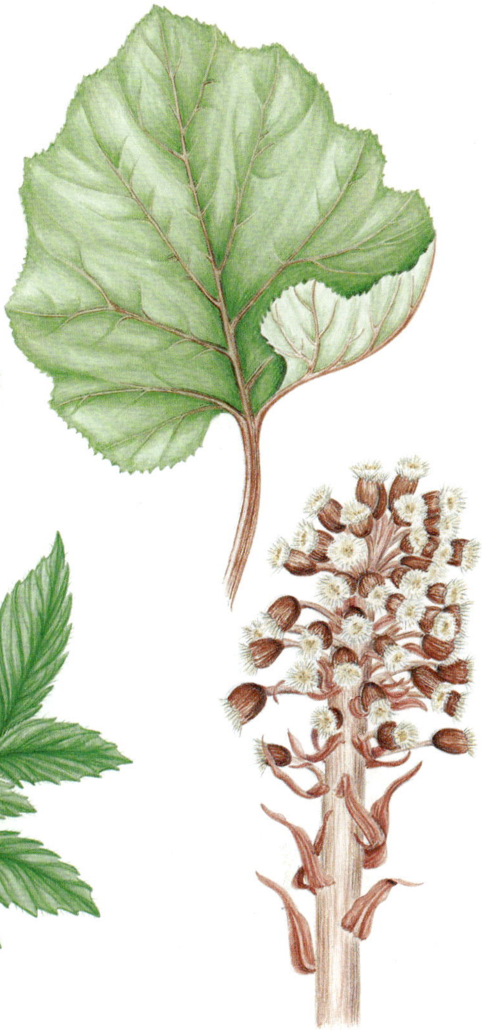

Odermennig
Agrimonia eupatoria

Der Volksmund gab der beliebten Pflanze, die zur Familie der Rosengewächse gehört, auch die Namen Ackermennig, Heil aller Welt, Klettenkraut, König aller Kräuter, Königskraut, Steinwurzel. Odermennig wächst an sonnigen, mageren, meist lehmigen Stellen auf Böschungen, Waldrändern, bei Ruinen, auf Triften, in lichten Gehölzen, auf Weiden und Magerwiesen. Die Pflanze wird bis 90 cm hoch, die kleinen, gelben Blüten mit dem roten Farbfleck darin sind ährenförmig um den Stengel angeordnet, die Blätter sind grob gezähnt, dunkelgrün, unterseits heller grün und rauhhaarig. Blütezeit Juli bis September. Man verwendet die ganze Pflanze, die von Juli bis August gesammelt wird. Man schneidet sie über dem Erdboden ab, sie wird klein geschnitten und in dünner Schicht getrocknet. Sie hat einen würzigherben Geruch und einen etwas bitteren Geschmack. Beim Trocknen sollte sie die Farbe der Blüten und Blätter bewahren.

Pestwurz (Abb. rechts)
Petasites officinalis

Im Volksmund auch Großer Huflattich, Hutplagen, Pestilenzwurz, Schweißlattich genannt, wächst an Waldrändern und Flußufern, Bächen und feuchten Wiesenrändern. Die Pestwurz ist eine Frühlingspflanze, die rötlichgelben Blütenkolben kommen vor den Blättern, die auf der Unterseite filzig sind. Die Blätter werden hutbreit und als Abschirmung gegen heiße Sonnenstrahlen benützt. Sie sind großartig bei Verstauchungen und Verrenkungen und werden hier als Auflage verwendet. Die Wurzel muß vor der Blüte gesammelt werden.

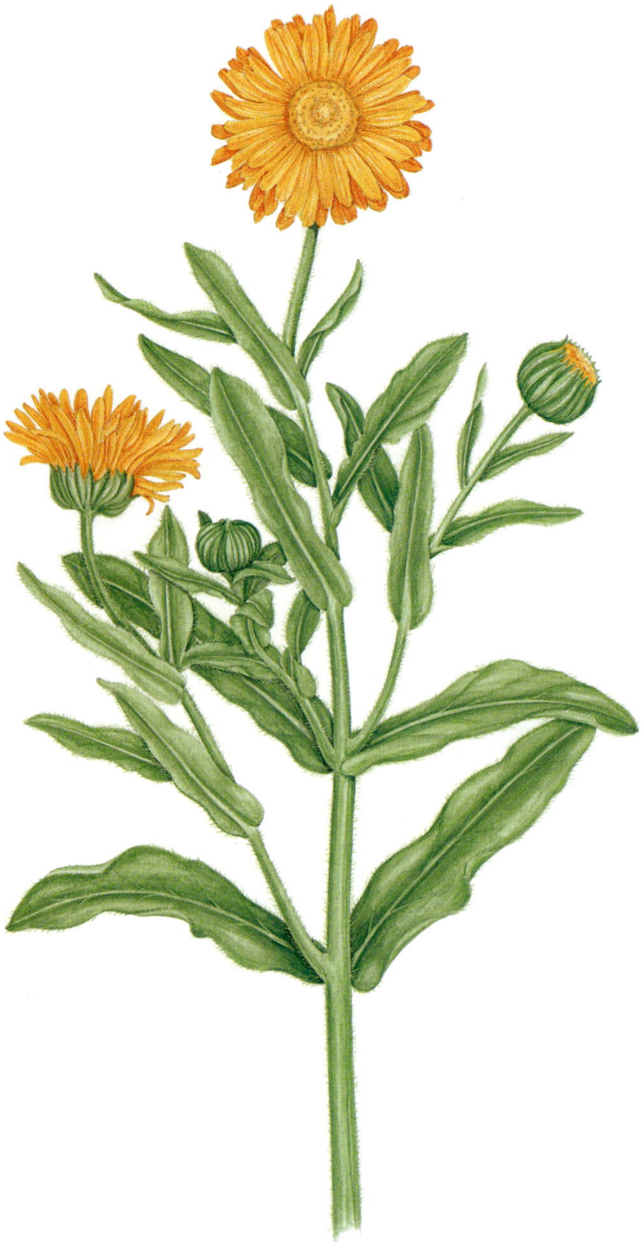

Ringelblume
Calendula officinalis

Im Volksmund auch Goldblume, Regenblume, Ringelrose, Studentenblume, Totenblume und Warzenblume genannt. Die Ringelblume, die zur Familie der Korbblütler gehört, wird im Garten angebaut, man findet sie auch auf Friedhöfen und verwildert auf Schutthalden. Die Pflanze wird bis zu 60 cm hoch, mit dicken, fleischigen und saftigen Stengeln und länglichen, unzerteilten, leicht behaarten Blättern. Die hellgelben bis dunkelorangen Blütenköpfe verbreiten in der Sonne einen herben, ganz eigenartigen Duft. Die Pflanze ist leicht klebrig und fühlt sich ölig an. Den Namen trägt die Blume von ihrem geschlossenen Samenring. Im Volksglauben gilt die Ringelblume als sicherstes Barometer. Öffnen sich morgens die Blütenköpfe nicht, kommt mit Sicherheit Regen. Sind sie jedoch vor sieben Uhr früh geöffnet, steht unweigerlich ein schöner Tag in Aussicht. Der Kneipp-Arzt Dr. Bohn vertritt den Standpunkt, daß es durch die Ringelblume Hilfe bei Krebs gäbe.

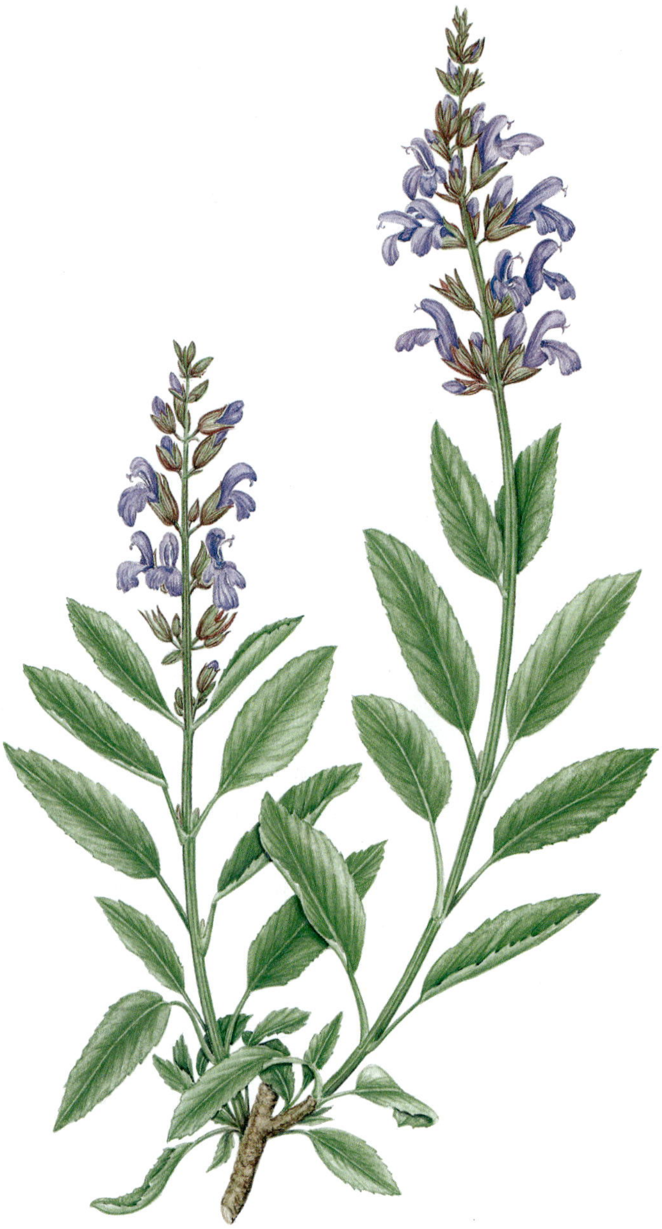

Salbei
Salvia officinalis

Im Volksmund auch Gartensalbei, Geschmackblatt, Königssalbei, Muskatenkraut genannt. Bei uns wächst diese Heilpflanze nur in Gärten. Sie kommt von den steinigen Böden in Dalmatien und Herzegowina. Der Salbei kann bis zu einem hohen Strauch heranwachsen, ist verästelt, mit ovalen, filzigen, etwas gezähnten Blättern bewachsen, die silbrig angehaucht scheinen. Die Pflanze hat einen starken, sehr angenehm herben Geruch, der beruhigend auf den Menschen wirkt. Rachenförmige, hell- bis dunkelviolette Blütenrispen zieren im Juni und Juli den Strauch. Man verwendet den ganzen Sommer über bis in den Herbst die Blätter, die man auch in der Küche als Würze öfters verwenden sollte. Im Altertum galt Salbei als geheiligtes Kraut. Man rühmte die Pflanze, sie brächte jedermann, der sie fleißig benütze, ein patriarchalisches Alter.
In unseren Gegenden leuchten im Sommer auf Hängen und Böschungen wunderbar blaue Blütenrispen, die Herz und Seele erfreuen. Hier haben wir es mit dem **Wiesensalbei** zu tun, der wenig Heilkräfte in sich trägt, den auch nichts Gemeinsames mit dem Gartensalbei verbindet. Lediglich an die Herstellung von Salbei-Essig sei hier erinnert, mit dem man über längere Zeit hindurch Bettlägerige wohltuend massiert und ein Aufliegen verhindert.

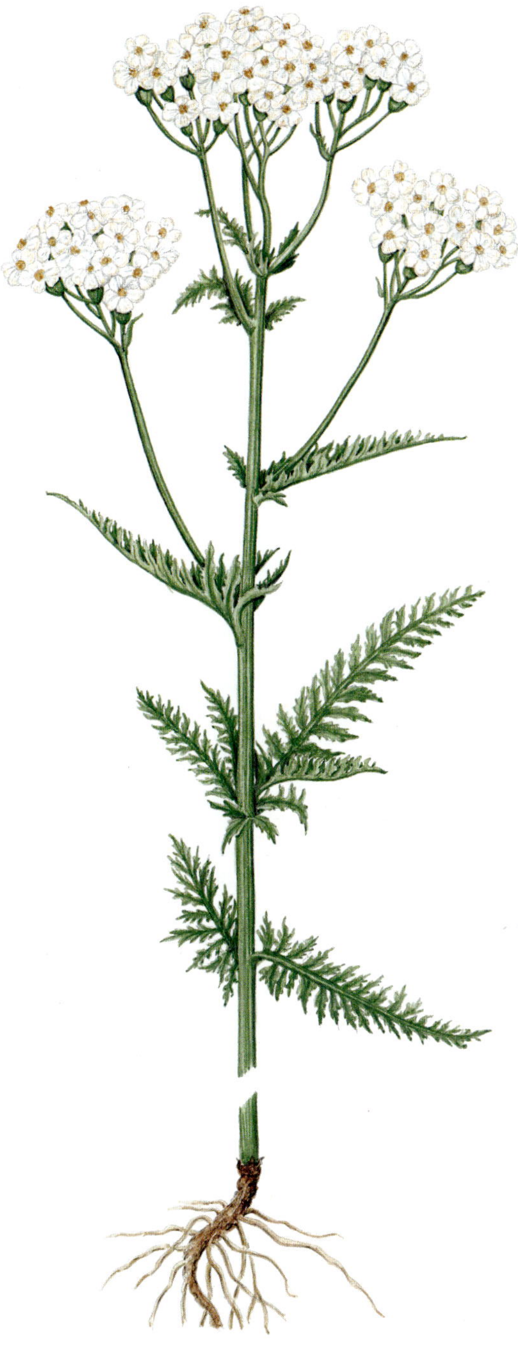

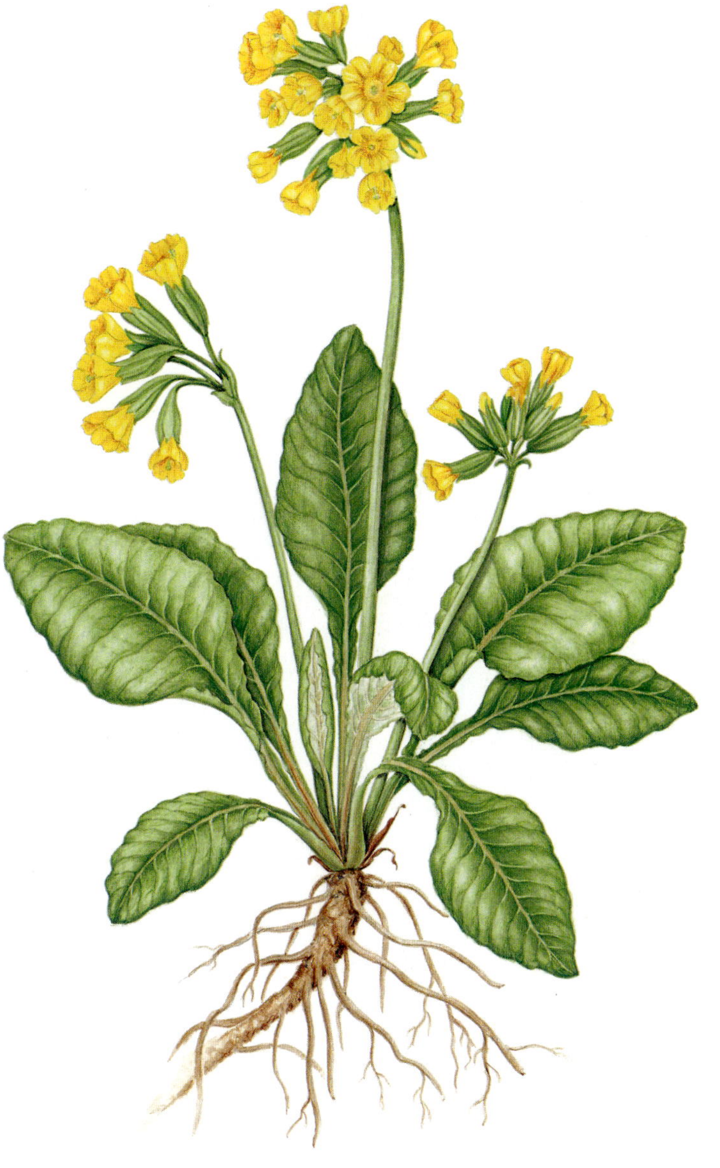

Schafgarbe
Achillea millefolium

Im Volksmund auch Allheilkraut, Herrgottrückenkraut, Katzenschwanz, Rippenkraut und Tausendblatt genannt. Schafgarbe wächst an Wegen und Rainen, auf Wiesen, Hügeln und Hängen, auf Böschungen und Bergabhängen. Sie wird 30 bis 40 cm hoch, blüht weiß und rötlich, vom Juni bis in den September. Der Volksname »Heil aller Schäden« deutet auf eine Pflanze, die bei den meisten Krankheiten mit Erfolg eingesetzt wird. Sie gehört zu den ältesten Heilkräutern und wurde zu jeder Zeit auch von den Ärzten sehr hoch geschätzt. Es heißt, daß sie alle Säfte reguliert. Wie sehr die Schafgarbe das Prädikat »Heil aller Schäden« verdient, erkennt man allein aus der Tatsache, daß sie blutbildend auf das Knochenmark einwirkt. Der Österreicher nennt sie auch »Bauchwehkräutl«, denn sie heilt Durchfall und Ruhr. Man sammelt Blüten und Blätter, letztere im zeitigen Frühjahr, die man feingehackt als Küchen- und Salatwürze einsetzt.

Schlüsselblume
Primula officinalis

Im Volksmund auch Echte Himmelschlüssel, Echte Primel, Geschwulstkraut, Gichtblume, Herzkraut, Krätzenkraut, Osterblume genannt. Die Ähnlichkeit der Blütenkrone mit einem mittelalterlichen Hohlschlüssel oder auch mit einem Schlüsselbund trug der Pflanze den Namen Schlüsselblume ein. Die Schlüsselblume mit ihren gelben Blüten gehört neben Huflattich und Veilchen zu den ersten Frühlingsboten, die wir Menschen mit Freude wahrnehmen, denn sie kündet das Erwachen der Natur an und verspricht Sonne und schöne Tage. Früher waren die Wiesen übersät mit lichtgelben Schlüsselblumen, heute jedoch hat der Kunstdünger sie von dort weggeräumt. Die Schlüsselblume wächst auch gern in lichten Auwäldern, Gräben, an Bachufern und unter Obstbäumen. Mit kräftigem Wurzelstock überwintert die grüne Blattrosette. Geerntet wird die ganze Blütendolde. Der Schweizer Pfarrer Künzle liebte gar sehr seine Schlüsseli und meinte, »sie seien alle heilsam, sei es auf Wiesen und in Wäldern, in den Bergen, ob blaß oder gelb, doch die dunkelgelben, stark wohlriechenden sind am heilkräftigsten«. Die Schlüsselblume gehört mit zu den ersten Helfern der erwachenden Natur.

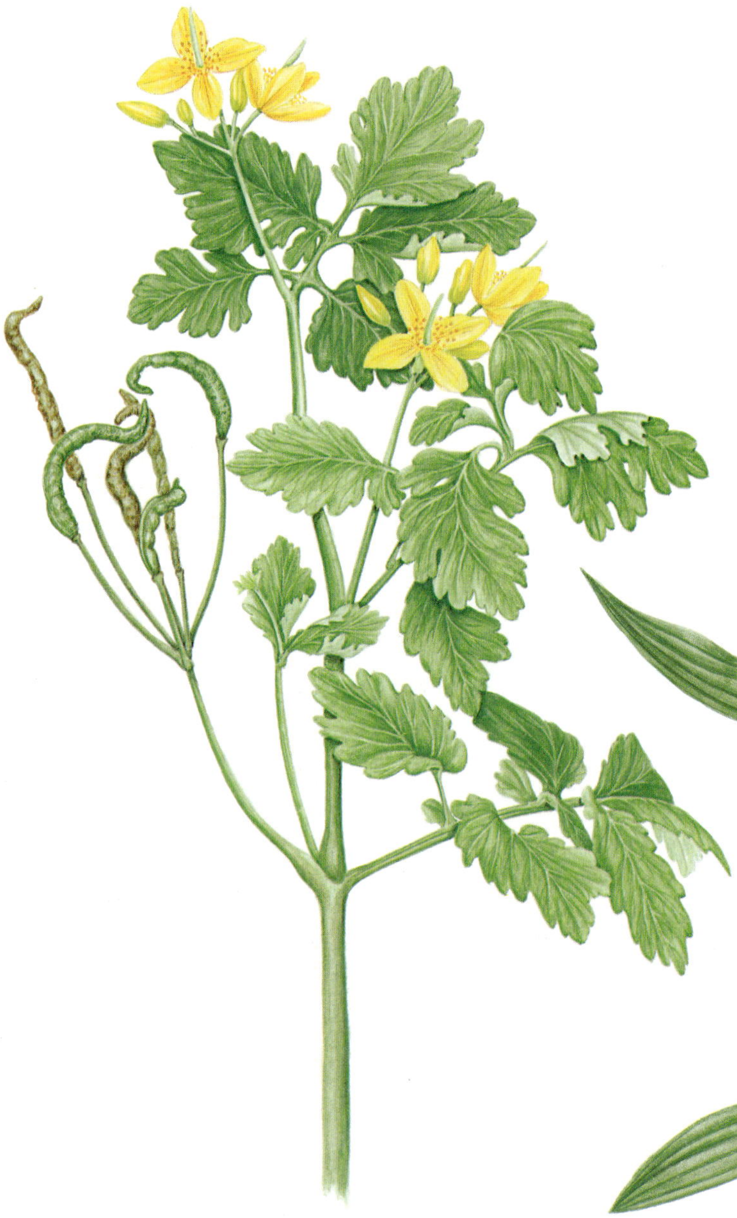

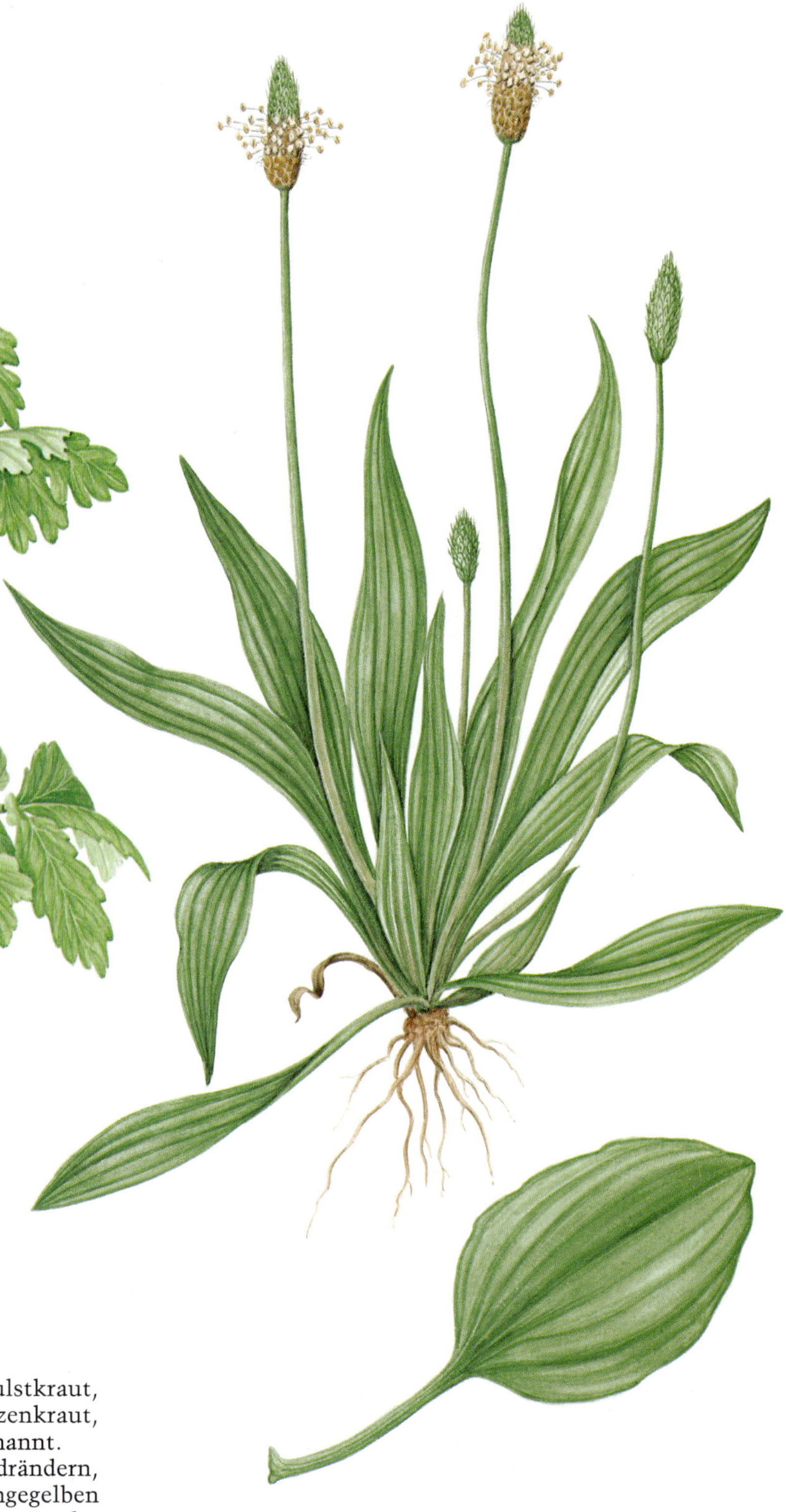

Schöllkraut
Chelidonium majus

Im Volksmund auch Augenkraut, Geschwulstkraut, Goldwurz, Gottesgabe, Herrgottsblatt, Krätzenkraut, Marienkraut, Schwalbenwurz, Warzenkraut genannt.
Das Schöllkraut wächst an sonnigen Waldrändern, Hecken, Mauern und Zäunen. Aus einem orangegelben Wurzelstock kommen bis zu 80 cm hohe, verästelte Stengel, die orangegelben Saft enthalten. Die Blätter gleichen der Form nach Eichenblättern. Die Pflanze blüht ab Mai. Schneidet man dem im Garten heimisch gewordenen Schöllkraut beim Verblühen die Samenschoten ab, hat man den ganzen Sommer blühendes Kraut. Die Blüte ist hell- bis orangegelb und besteht aus vier Blättchen. Man sammelt die Wurzel im Frühjahr und Herbst, das Kraut während der Blütezeit, den ganzen Sommer lang. In alten Kräuterbüchern, vor allem bei Tabernämontanus (1731), findet man den Hinweis, daß Schwalben zum Schöllkraut fliegen, kleine Blattstückchen für ihre Schwalbenkinder mitnehmen und damit ihre blinden Augen bestreichen. Deshalb die Volksnamen Augen- und Schwalbenwurz.

Spitzwegerich
Plantago lanceolata

Im Volksmund auch Wegblätter sowie Wegetritt genannt. Der Spitz- sowie der Breitwegerich, die der gleichen Familie angehören, sind auf Wegen, Wiesen, Rändern und Weiden anzutreffen. Es gibt kaum einen Feld- oder Wiesenweg, den sie nicht einsäumen. Man verwendet von beiden Pflanzen die Blätter, die während der Blütezeit gesammelt werden. Der Blütenstiel überragt die Blätter, trägt eine ährenförmige Blüte bzw. einen runden Blütenkopf. Die Blätter vom Breitwegerich sind breit, die vom Spitzwegerich länglich-lanzettartig. Beide Arten sind winterhart und bleiben auch im Winter grün.

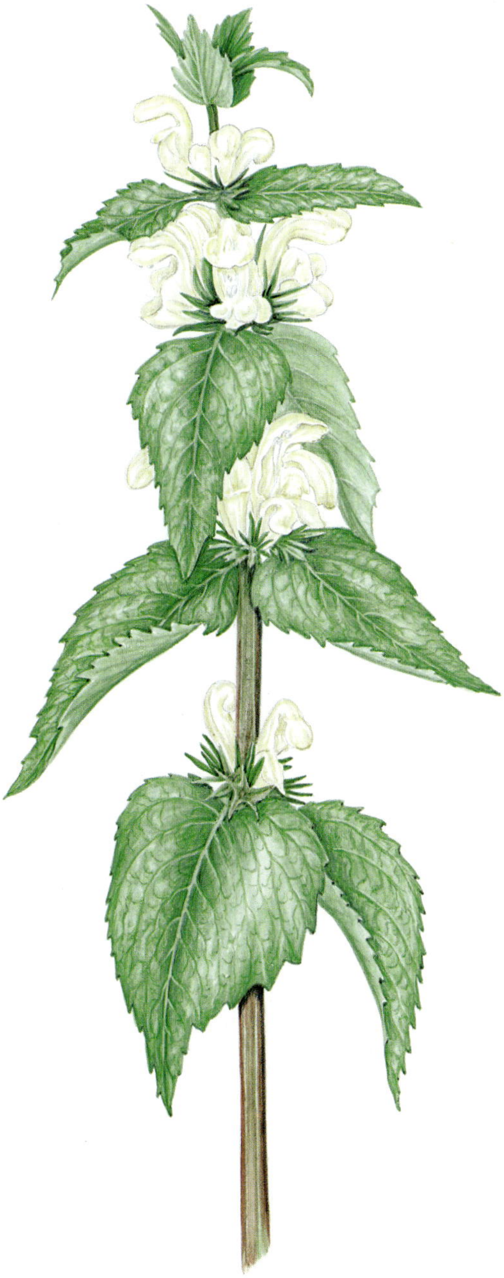

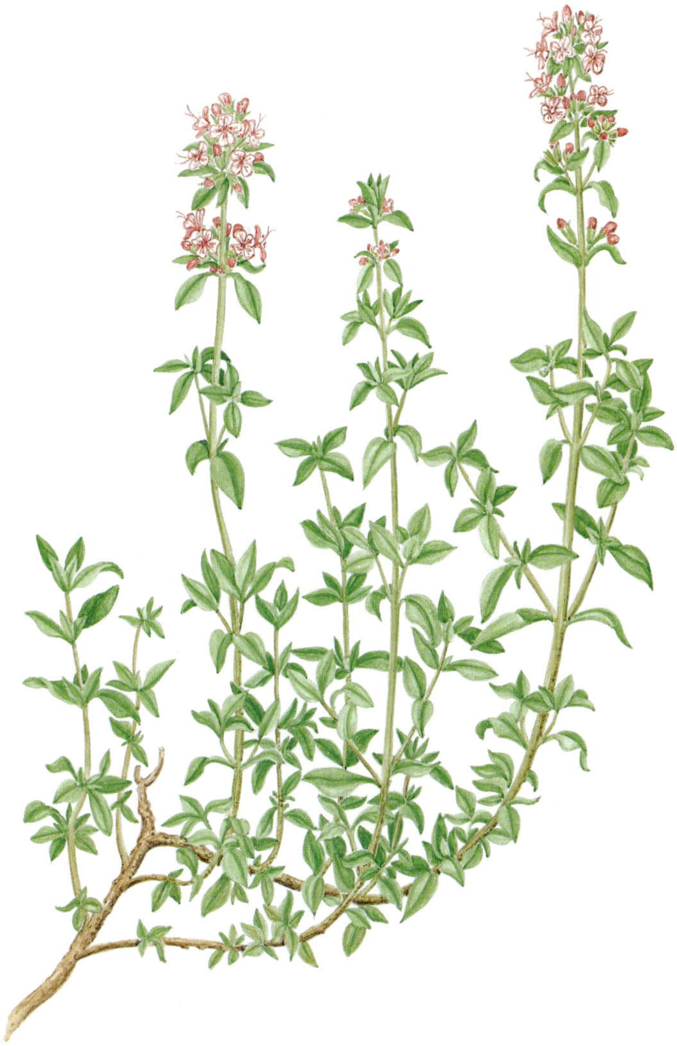

Thymian
Thymus serpyllum

Im Volksmund auch Feldthymian, Feldkümmel, Immenkraut, Marienbettstroh, Kranzelkraut, Quendel, Wilder Thymian genannt. Thymian gehört zur Familie der Lippenblütengewächse. Man findet ihn auf Feldrainen, auf sonnigen Wiesen und Hängen, an Waldrändern, zwischen Steinen und über Ameisenhaufen. Thymian braucht Sonne und Wärme, er holt sich durch seinen niedrigen Wuchs und die enge Bodenberührung die ausstrahlende Bodenwärme. Aus den am Boden liegenden holzigen Stengeln wachsen aufrechte, bis zu 30 cm hohe Triebe. An den Stengeln sitzen kleine ovale Blättchen, die in noch kleinere, duftende hell- bis dunkelviolette Blüten übergehen. Die Pflanze ist von Juni bis August blühfreudig, mit würzigem Aroma. Thymian blüht in polsterähnlichem Wuchs, sehr besucht von Bienen, Hummeln und anderen Insekten, so daß er dem Auge sehr ansprechend erscheint. Man sammelt das ganze blühende Kraut. Als begeisterte Freundin dieser herrlichen, duftenden Pflanze, die in verschiedenen Gegenden der Muttergottes geweiht ist und deren geflochtene Kränzlein in vielen Gegenden Österreichs zu Fronleichnam gesegnet werden, kenne und liebe ich den vielseitig verwendbaren Thymian sowohl als Küchengewürzkräutlein als auch als Heilpflanze; als solche wird sie seit dem Mittelalter eingesetzt.

Taubnessel
Lamium album

Im Volksmund auch Bienensaug, Goldnessel, Nessel, Zauberkraut genannt. Die Weiße Taubnessel, die in die Familie der Lippenblütengewächse gehört, findet man dort, wo auch die Brennessel vorkommt. Sie ähnelt ihr in Wuchs und Blatt, nur hat die Taubnessel weichere Formen. Sie wird 20 bis 30 cm hoch, zeigt weiße Rachenblüten, die quirlartig mit den Blättern um den Stengel wachsen. Die Blüten haben einen schwach honigartigen Geruch. Sie blüht auf Abhängen, Bahndämmen, an Wiesenrändern, Hecken, Rainen, Zäunen und Wegen.
Die Gelbe Taubnessel (Lamium galeobdolon) unterscheidet sich nur durch die gelbe Blüte, hat den gleichen quirlartigen Blatt- und Blütenansatz. Die gelbe Nessel findet man mehr in lichten Auwäldern, Bodensenkungen und Böschungen. Während die weiße Nessel die Sonne sucht, liebt die gelbe Taubnessel schattige Stellen.
Gesammelt werden von beiden Arten die quirlartigen Blüten und Blätter. Die Heilwirkung hält sich bei beiden Pflanzen die Waage. Im Mittelalter wurden die weißen Blüten zum Gelbfärben der Haare verwendet.

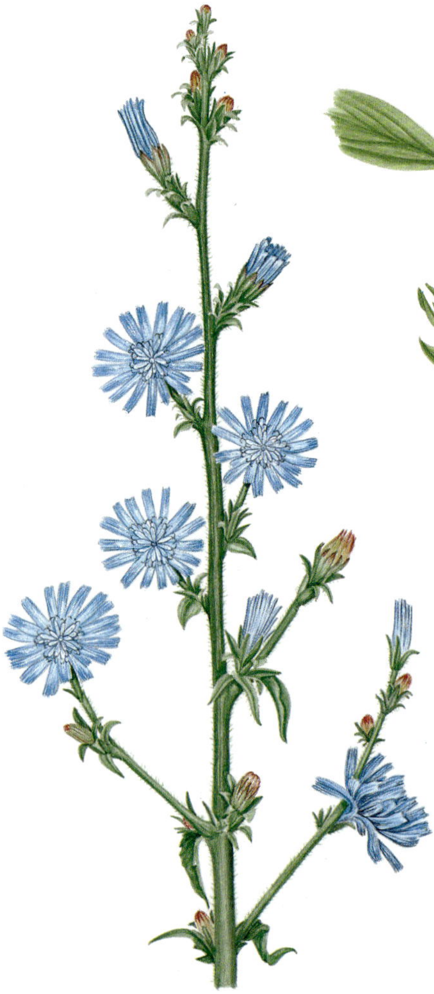

Wegwarte
Cichorium intybus

Auch Wegleuchte, Blaue Sonnenwende, Sonnenkraut, Wilde Zichorie und Armersünderblume genannt, wächst an Wegrändern, Feldrainen, in Hecken und auf Brachäkkern, wo immer es lehmigen Boden gibt. Aus einer Rosette grobgezähnter Blätter wächst ein hoher, ziemlich harter und kahler, ästig verzweigter Stengel mit kleinen, rauhhaarigen Blättchen und leuchtend großen, blauen Blütchen, die wie Sterne den kahlen Stengel zieren. Die blaublühende Pflanze ist mir aus meinen Kindertagen her vertraut. Sie verknüpft mich mit den schönsten Kindheits- und Jugenderinnerungen. Es zog mich magnetisch zu den blauen Blütensternen hin, ich streichelte sie und hatte das überaus warme Gefühl, es müsse eine Schar dem Menschen wohlgesinnter Engel in ihr leben, die vor allem spielenden Kindern Liebe entgegenbringen. Auch glaubensmäßig wäre sie zu rühmen. Unser Herr, als er in Gestalt eines geringen Mannes auf Erden ging, hat ein unbarmherziges Mägdlein um eine Erquickung gebeten. Wie eine schlesische Sage berichtet, hat das Mägdlein, das nach seinem Liebsten Ausschau hielt, ihn unfreundlich abgewiesen. Als später der Liebste des Weges kam, fand er statt des schönen Mädchens eine hohe, hartstengelige Pflanze, die den Liebsten jedoch mit ihren großen blauen Augen gar traurig ansah. Das stolze Mädchen muß lebenslang am Wegrand warten, bis der Herr der Welt einst wiederkommt. Der Volksglauben sah in der Wegwarte noch mehr verwandelte harte Menschen, deshalb auch der Volksname Armersünderblume. Die Blüten der Wegwarte öffnen sich nur bei Sonnenschein, andernfalls bleiben sie geschlossen, deshalb der Name Sonnenkraut.

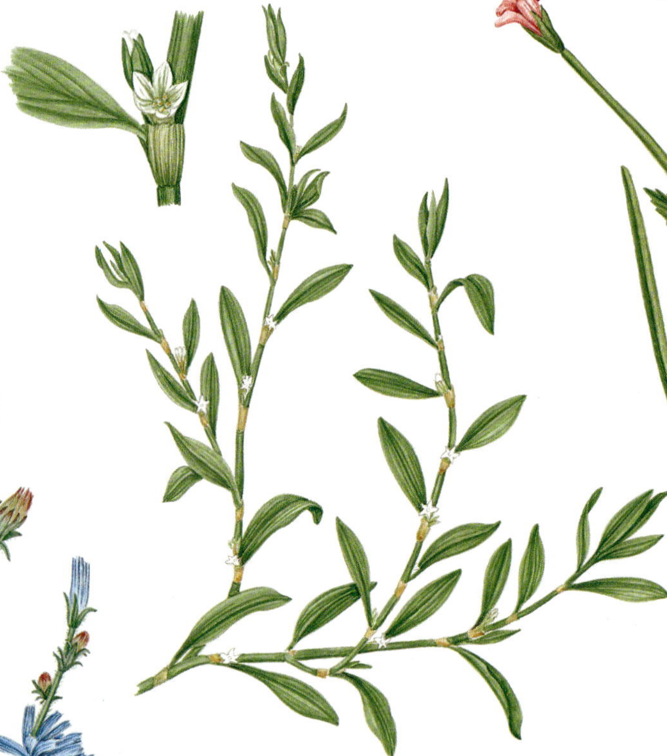

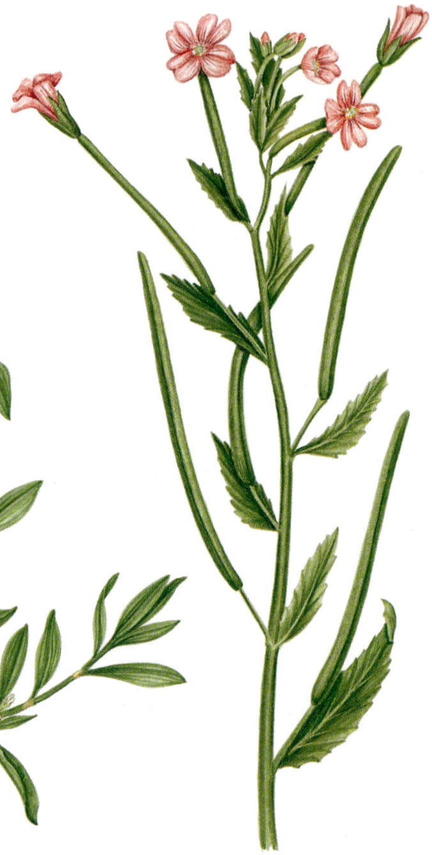

Vogelknöterich
Polygonum aviculare

Auch Tausendknotenkraut, Blutkraut, Wegetritt, Vogelgras und Hansel am Weg genannt. Es wächst zwischen Pflastersteinen, an Wegrändern, auf Ödland und Friedhöfen und wo sonst unfruchtbarer Boden zu finden ist. Der Vogelknöterich ist eine zumeist am Boden kriechende Pflanze mit verästelten, dünnen Stengelchen, an denen bis zur Spitze winzige, stengellose Blätter und an den Blattansätzen winzige weißrote Blütchen sitzen.

Weidenröschen, Kleinblütiges (Abb. rechts)
Epilobium parviflorum

Das Kleinblütige Weidenröschen zählt neunerlei heilkräftige Arten. Es unterscheidet sich vom Großblütigen mit seinen zart spitz zulaufenden Blättern und kleinen, unscheinbaren weißen, zartrosa und rosaroten Blüten. Sie sitzen an einem länglichen Fruchtknoten, der bereit ist, sich in Mengen auszusamen. In einem solchen Falle wird der Samen mit einer Art Baumwolle umgeben. Bei den Kleinblütigen Weidenröschen handelt es sich um das rosarote, das dunkelgrüne, das lanzettblättrige, das Bach-, das Hügel-, das Sumpf-, das Kies-, das Berg- und das Alpenweidenröschen. Obwohl es sich hier durchwegs um Kleinblütige Weidenröschen handelt, kann die verästelte Pflanze mitunter bis zu 80 cm hoch werden. Man sammelt vom Frühjahr an Blätter und Blüten, auch die Stengel, soweit sie noch nicht verholzt sind.
Das zottige oder rauhhaarige Weidenröschen, das eine strauchähnliche Größe erreicht, fast zehnmal so große Blüten wie das Kleinblütige Weidenröschen hervorbringt, ist nicht heilkräftig. Ebenso ohne Heilkraft ist das Waldweidenröschen, fast 160 bis 170 cm hoch, das an Waldrändern und Schlägen seine schimmernden rotvioletten Blüten entfaltet und sie weithin leuchten läßt. Die Blätter kann man in den ersten Frühlingstagen zu einem Mischsalat nehmen.

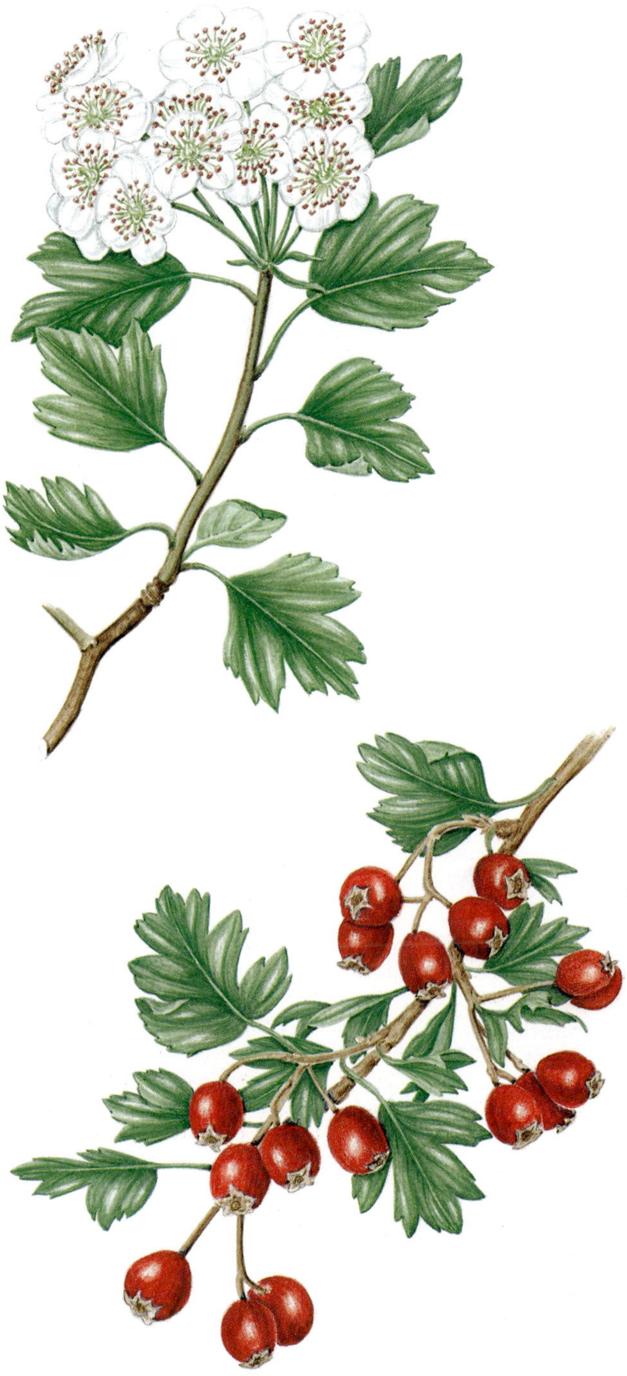

Weißdorn
Crataegus monogyna

Im Volksmund auch Eingriffiger Weißdorn, Hagedorn, Mehlbeere, Mehlfaßl oder Mehlbeerbaum genannt. Ein dorniger, mittelgroßer Strauch oder als Baum bis 7 m hoch. Die Blätter, drei- bis fünflappig, beiderseitig glänzend, die weißen Blüten stehen in doldenförmigen Trauben und riechen eigenartig, die Früchte sind rot und mehlig. Weißdorn wächst in Gebüschen, Laub- und Nadelwäldern, an Hecken und Zäunen. Eine Legende erzählt, daß aus dem Wanderstab des heiligen Josef der Weißdornstrauch entstanden ist. Im Frühjahr erfreuen uns die weißleuchtenden Blütensterne und im Herbst die weithin leuchtenden roten Früchte, kleinen Fäßchen ähnlich, im Volksmund daher auch Mehlfäßchen genannt.

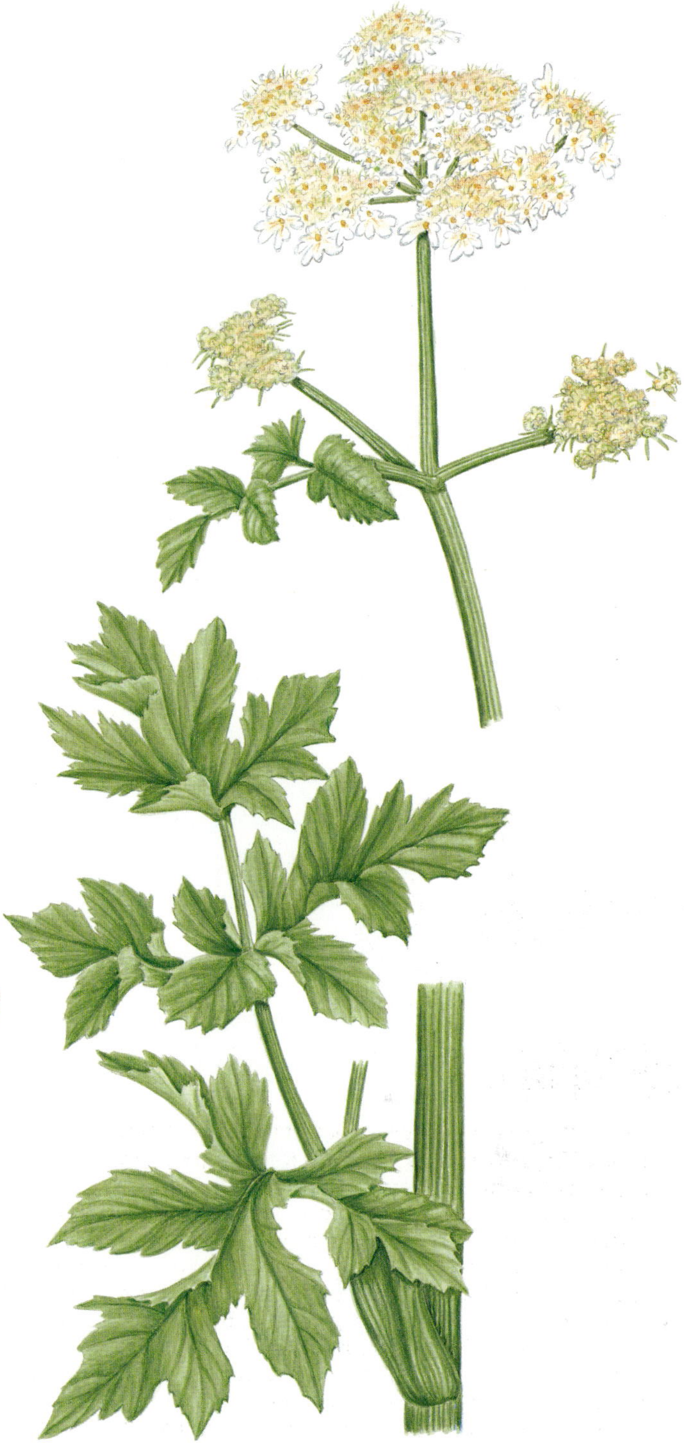

Wiesenbärenklau
Heracleum sphondylium

Im Volksmund auch Scharling und Bärentatze genannt. Die 60 bis 120 cm hohe Doldenpflanze hat kantig gefurchte, hohle Stengel, gelappte, sehr rauhhaarige Blätter, die einer Klaue oder Tatze ähneln. Man findet sie überall, auf Wiesen, Weiden, Rainen und Böschungen, an Waldrändern und Ufern, in lichten Laub-, Misch- und Auwäldern. Die Pflanze trägt große flache, mitunter leicht abgerundete gelblichweiße oder grünlichgelbe, oft leicht hellrosa überzogene Dolden. Sie sticht auf Wiesen und Rainen durch ihren kräftigen, überragenden Wuchs hervor. Die hohlen Stengel, die den Geruch und Geschmack einer Möhre haben, werden klein geschnitten und mit den jungen Blättern und Sprossen im Frühjahr zu Mischsalaten gegeben.

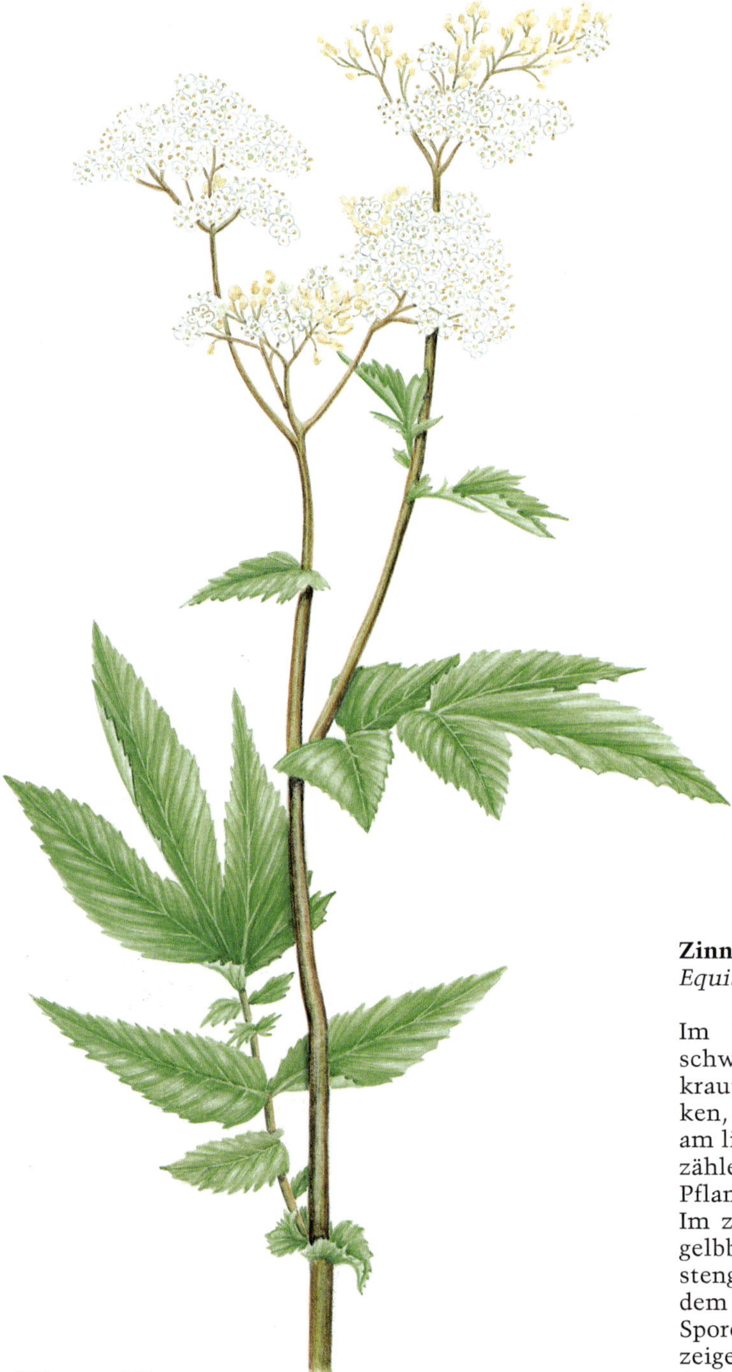

Wiesengeißbart
Filipendula ulmaria

Im Volksmund auch Mädisüß, Bienenkraut, Bockskraut, Krampfkraut, Wiesenkönigin und Ziegenbartkraut genannt. Er wächst auf feuchten, sumpfigen Wiesen und Waldrändern, an Bachufern in feuchten Gräben, auf Ried- und Moorböden, siedelt sich jedoch sehr gern zwischen Himbeeren an, wenn sie an feuchten Plätzen wachsen. Die Pflanze wird bis 200 cm hoch, sie blüht von Juli bis August, oft bis in den September hinein. Die Blüten sind von gelblichweißer Farbe und haben einen süßlichen, fast betörenden, bittermandelartigen Geruch, den man von weitem wahrnimmt. Da die Heilkraft der Blüten und Wurzeln sich gleichermaßen die Waage hält, werden hauptsächlich die wohlriechenden Blüten als Teeaufguß benützt. Sie wirken harntreibend und gelten als fieberwidrig und schweißtreibend.

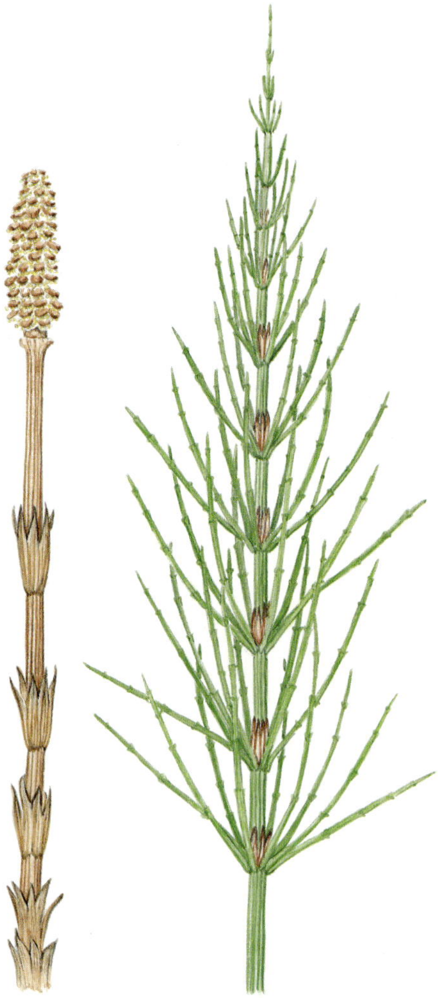

Zinnkraut
Equisetum arvense

Im Volksmund auch Ackerschachtelhalm, Katzenschwanz, Pferdeschwanz und Tannkraut genannt. Zinnkraut wächst auf feuchten Sandböden, Äckern, Waldekken, Bachufern, Wiesenböschungen und Bahndämmen, am liebsten auf lehmigen Böden. Der bei uns neun Arten zählende Ackerschachtelhalm gehört zu den blütenlosen Pflanzen. Sie vermehren sich mit unscheinbaren Sporen. Im zeitigen Frühjahr zeigen sich die bleistiftähnlichen, gelbbraunen, ca. 15 bis 20 cm hohen, schuppigen Fruchtstengel, die einem kleinen, braunen Hütchen ähneln, aus dem sich die Sporen bilden. Der Wind verstreut diese Sporen, der Stengel verschwindet wiederum. Jetzt erst zeigen sich die grünen Halme des Zinnkrauts. Ende April, Anfang Mai erscheint ein unfruchtbarer Stengel, der zwischen 40 und 60 cm hoch wird, mit regelmäßigen Astquirlen, kleinen, grünen Tannenbäumchen ähnlich oder einem Pferdeschwanz gleich, blätterlos, der mit seinen tiefreichenden Wurzeln den Ackerboden aussaugt. Deshalb ist das Zinnkraut dem Landwirt ein lästiges Unkraut. Heilkräftig sind die unfruchtbaren Sommerwedel. Interessanterweise bekommen Pferde und Rinder vom Zinnkraut krankhafte Störungen. Der hohe Schachtelhalm mit fingerdicken Stengeln aus sumpfigen Auen, Wiesen und Almböden ist giftig, darf innerlich als Tee nicht verwendet werden, sondern nur äußerlich als Badezusatz. In früheren Jahren hat man das Zinngeschirr mit dem Kraut geputzt, deshalb der Name Zinnkraut. In der Heilkunde nimmt das Zinnkraut eine bedeutende Rolle ein. Auch die wissenschaftliche Medizin spendet der Pflanze höchstes Lob. Man sammelt nur zwei Drittel der Pflanze, ein Drittel läßt man über dem Boden stehen.

II. Vorbeugen ist besser als heilen

Dieser geflügelte Satz ist uns allen bekannt und wird doch nur von den wenigsten beachtet. Gesundheit empfinden viele Menschen nicht als ein Geschenk, als eines der wichtigsten Güter, die der Mensch besitzen kann, sondern als eine selbstverständliche Voraussetzung. Beruf, Geld und Prestige haben oft einen viel höheren Stellenwert, scheinen für viele das einzig Erstrebsame zu sein. Daß zur Erreichung all dieser verständlichen »Äußerlichkeiten« aber auch und gerade ein gesunder Körper gehört, wird den meisten erst klar, wenn Krankheiten signalisieren, da stimmt etwas nicht. Doch dazu sollten wir es gar nicht erst kommen lassen.

Die Heilkräuter aus dem Garten Gottes sind eine großartige Gabe und Gnade für uns Menschen. Ihre Heilkraft ist universell, erschöpft sich nicht alleine im Besiegen von Krankheiten, sondern fördert und stärkt die Abwehrkräfte unseres Körpers und schützt uns damit vor allen möglichen Krankheiten.

Auf den nachfolgenden Seiten habe ich Heilkräuter-Rezepte zusammengestellt, mit denen wir unserem Körper zukommen lassen, was für jeden Autobesitzer schon längst zur Selbstverständlichkeit gehört, nämlich einen regelmäßigen Kundendienst. Wer diese Ratschläge befolgt, erspart sich viele »Reparaturen«, die mehr Zeit und Geduld erfordern als eine rechtzeitige Vorsorge.

Für viele Leser, die sich etwas skeptisch und vorsichtig den Heilkräutern nähern, sind diese Rezepte ein ideales Mittel, mehr Zutrauen zu ihrer Wirksamkeit zu finden. Wer die befreiende, erleichternde Wirkung einer Kräuter-Entschlackungskur im Frühjahr am eigenen Körper erfahren hat, der wird dank seiner eigenen Erkenntnisse ein natürlicheres Verhältnis zu unseren Heilpflanzen entwickeln.

Bärlauch

Die blutreinigende Wirkung des Bärlauchs und seine reinigende Wirkung auf unser Magen- und Darmsystem sollte man im Frühjahr zu einer Entschlackungskur nutzen. Im April und Mai, bevor der Bärlauch zu blühen beginnt, sammelt man seine frischen, grünen Blätter und verzehrt sie roh.

Gewaschen und kleingeschnitten streut man Bärlauch über alle Speisen, die man mit frischem Grün verfeinert und dekoriert. Mit Bärlauchblättern kann man auch einen Salat zubereiten oder Spinat kochen.

Brennessel

Die vielfach unterschätzte Brennessel zählt zu den wichtigsten Heilpflanzen aus dem Garten Gottes. Ihre blutbildende und blutreinigende Heilkraft sollte man sich ebenfalls alljährlich mit einer Frühjahrs-Kur zunutze machen.

Im Frühjahr sammelt man die jungen Triebe und beginnt eine vierwöchige Tee-Kur. Man trinkt morgens auf nüchternen Magen schluckweise eine Tasse Tee und weitere zwei Tassen über den restlichen Tag verteilt. Dabei kommt ein gehäufter Teelöffel Brennessel auf eine Tasse, mit heißem Wasser abbrühen, eine halbe Minute ziehen lassen, abseihen und schluckweise trinken.

Diese Frühjahrs-Kur kann man im Herbst noch einmal wiederholen, wenn die jungen Triebe erneut herausgekommen sind.

Als vorbeugende Maßnahme trinkt man das ganze Jahr über täglich eine Tasse Brennessel-Tee. Dazu legt man sich im Frühjahr und im Herbst einen entsprechend großen Vorrat an getrockneten Brennesseln an.

Johanniskraut

Das Johanniskraut wird viel gerühmt für seine Heilkraft bei nervlichen und seelischen Schwierigkeiten. Für junge Mädchen in der Pubertätszeit stellt das Erreichen der Geschlechtsreife nicht selten großen nervlichen Streß dar. Psychische Gereiztheit, unruhiger Schlaf und Störungen in der Periode sind oft das Resultat. Ich empfehle daher heranwachsenden jungen Mädchen über einen längeren Zeitraum hinweg täglich zwei Tassen Johanniskraut-Tee.

Ein gehäufter Teelöffel Johanniskraut, mit heißem Wasser abbrühen, eine halbe Minute ziehen lassen und schluckweise über den Tag verteilt zwei Tassen Tee trinken.

Löwenzahn

Wenn der Löwenzahn in Blüte steht, sollte man eine Zwei-Wochen-Kur mit frischen Löwenzahnstengeln starten.
Man sammelt täglich 10 Stengel samt Blüte, wäscht sie, entfernt den Blütenkopf und zerkaut die rohen Stengel langsam im Mund. Abgespannte und müde Menschen werden während der Kur eine rasche Belebung der Lebensgeister feststellen.

Mistel

Die Mistel hat ihre größte Bedeutung als Heilpflanze durch ihre blutdruckregulierenden und kreislaufördernden Eigenschaften. Ich rate jedermann zu einer alljährlichen, sechswöchigen Mistel-Teekur. Drei Wochen trinkt man täglich drei Tassen, zwei Wochen lang zwei Tassen und in der letzten Woche reduziert man den Konsum auf eine Tasse Mistel-Tee pro Tag. Nach dieser Kur haben sich Blutdruck und Kreislauf wieder normalisiert.
12 Stunden weicht man einen gehäuften Teelöffel Mistel pro Tasse in kaltem Wasser ein. Anschließend wird der Kaltansatz angewärmt und abgeseiht. Praktischerweise füllt man die Tagesration Mistel-Tee in eine angewärmte Thermoskanne, ansonsten muß man den leicht ausgekühlten Tee vor dem Trinken in einem heißen Wasserbad erwärmen.
Wer Blutdruck und Kreislauf mit Hilfe der Mistel fördern will, sollte das ganze Jahre über täglich eine Tasse Mistel-Tee konstant weitertrinken.

Schafgarbe

Schon Pfarrer Kneipp schrieb einst, viel Unheil bliebe den Frauen erspart, würden sie ab und zu einmal nach Schafgarbe greifen!
Die Heilkraft der Schafgarbe sollte sich jede Frau regelmäßig zunutze machen. Ganz gleich ob es Unregelmäßigkeiten bei der monatlichen Periode zu beheben gilt oder die Unpäßlichkeiten während der Wechseljahre. Über das ganze Jahr verteilt sollte man immer wieder eine Tasse Schafgarben-Tee schluckweise pro Tag trinken.
Dabei kommt ein gehäufter Teelöffel Schafgarbe auf eine Tasse, mit heißem Wasser abbrühen, eine halbe Minute ziehen lassen, abseihen und schluckweise trinken.

Spitzwegerich

Ein aus frischen Spitzwegerichblättern hergestellter Sirup wirkt blutreinigend und sollte täglich vor jeder Mahlzeit eingenommen werden. Erwachsene nehmen einen Eßlöffel, Kinder einen Teelöffel.
Es gibt zwei Rezepte zur Herstellung des Spitzwegerich-Sirups:
1. Man dreht vier gehäufte Handvoll frisch gewaschene Spitzwegerichblätter durch den Fleischwolf. Diesen Blätterbrei streckt man mit einem Schuß Wasser, damit er etwas dünnflüssiger wird, gibt 250 g Bienenhonig und 300 g Rohzucker dazu. Auf kleiner Flamme, unter ständigem Rühren, erwärmt man diese Mischung bis kurz vor dem Kochen. Haben sich Blätter, Honig und Zucker zu einer dickflüssigen Masse verbunden, füllt man sie heiß in saubere Gläser und stellt den Sirup in den Kühlschrank.
2. Man füllt eine Lage frisch gepflückte und gewaschene Spitzwegerichblätter in ein geeignetes Ton- oder Glasgefäß, darüber eine Lage Rohrzucker, wieder eine Lage Blätter, bis das Gefäß voll ist, läßt die Schichten in sich setzen und füllt nach. Ist das Gefäß gefüllt, wird es mit mehreren Frischhaltefolien luftdicht verschlossen und an einer geschützten Stelle im Garten vergraben. Vor dem Zuschaufeln des Lochs wird das Gefäß mit einem Holzbrett abgedeckt. In der gleichmäßigen Erdwärme beginnt die Zucker-Spitzwegerich-Mischung zu gären. Nach acht Wochen gräbt man das Gefäß aus, kocht den entstandenen Sirup auf und füllt ihn abgekühlt in Flaschen.

Thymian

Täglich morgens eine Tasse Thymian-Tee, als Kaffeersatz, wirkt nach meiner Erfahrung wahre Wunder. Man fühlt sich frisch, strapaziert seinen Magen nicht, der oft lästige Husten am Morgen verschwindet, kurzum man fühlt sich fit für den ganzen Tag.
Ein gehäufter Teelöffel Thymian pro Tasse, mit heißem Wasser abbrühen, eine halbe Minute ziehen lassen, abseihen und schluckweise trinken.

Zinnkraut

Jeder Mensch, der die Vierzig überschritten hat, sollte sich an meinen Rat halten und täglich eine Tasse Zinnkraut-Tee trinken. Auf diese Weise schützt man sich vor Gicht und

Rheuma, Abnützungserscheinungen, die mit dem Älterwerden einhergehen.
Ein gehäufter Teelöffel Zinnkraut pro Tasse, mit heißem Wasser abbrühen, eine halbe Minute ziehen lassen, abseihen und schluckweise eine Tasse Tee pro Tag trinken.

Kleiner Schwedenbitter

Als Vorsorgemaßnahme gegen Schmerzen und Erkrankungen jeglicher Art nimmt man täglich morgens und abends einen Teelöffel Kleinen Schwedenbitter mit etwas Wasser oder Tee verdünnt zu sich.
Der Kleine Schwedenbitter ist ein wahres Lebenselixier, ein unentbehrlicher Beschützer unserer Gesundheit, der in keiner Hausapotheke fehlen sollte. Das Rezept wurde von dem bekannten schwedischen Arzt Dr. Samst überliefert, dessen ganze Familie dank der Schwedenkräuter ein hohes Lebensalter erreichte.
Die Kräutermischung besteht aus: 10g Aloe, 10g Angelikawurzel, 5g Eberwurzwurzel, 10g Manna, 5g Myrrhe, 10g Natur-Kampfer, 10g Rhabarberwurzel, 0,2g Safran, 10g Sennesblätter, 10g Theriak venezian, 10g Zitwerwurzel.
Diese Käuter füllt man in eine Flasche und übergießt sie mit 1,5 Liter 38- bis 40%igem Kornbranntwein. Unter täglichem Schütteln bleibt der Aufguß mindestens 14 Tage in der Wärme stehen. Für den täglichen Gebrauch seiht man kleinere Mengen in geeignete Behälter ab, die kühl aufbewahrt werden sollten. Mit fortschreitender Lagerung reift die Heilkraft des Kleinen Schwedenbitters.

Frühlings-Tee

Wegen seiner blutreinigenden Wirkung empfehle ich im Frühjahr über einen längeren Zeitraum, solange die beschriebenen Kräuter frisch gepflückt werden können, folgenden Frühlings-Tee:
Man mischt 15g Brennesselblätter, 50g junge Knospen vom Holunder, 15g Löwenzahnwurzeln und 50g Schlüsselblumenblüten.
Ein gehäufter Teelöffel der oben beschriebenen Kräutermischung pro Tasse, mit heißem Wasser abbrühen, eine halbe Minute ziehen lassen, abseihen und schluckweise zwei Tassen am Tag trinken. Empfindliche Gaumen können den Tee mit etwas Honig süßen.

Jahres-Misch-Tee

Mit Beginn des Frühjahrs sollte man in die Natur hinausgehen und mit dem Sammeln von Kräutern beginnen. Den Anfang machen die ersten Blüten des Huflattichs, Schlußlicht sind die Rosenblätter, die man im Herbst sammelt. Die nachfolgenden Kräuter werden in der aufgezeigten Reihenfolge gesammelt und getrocknet und bilden im Herbst einen gesundheitsfördernden Misch-Tee, von dem man täglich eine Tasse zum Abendessen trinkt. Ein gehäufter Teelöffel der Kräutermischung auf eine Tasse, mit heißem Wasser abbrühen, eine halbe Minute ziehen lassen, abseihen und schluckweise trinken.

Die Mischung besteht zu gleichen Teilen aus:
Huflattichblüten, später Huflattichblätter
Schlüsselblumenköpfe
Veilchenblätter und -blüten
Lungenkrautköpfe
Sauerkleeblüten
Gundelrebeblütenköpfe (davon nur wenige zum Würzen)
Brennesseltriebe
Frauenmantelblätter und -blüten
Ehrenpreisblätter, -blüten und -stengel
Erdbeerblätter
Brombeertriebe
Himbeertriebe
Holunderknospen, später Holunderblüten
Gänseblümchen
Lindenblüten, nach Möglichkeit in der Sonne gepflückt
Kamille, möglichst in der Sonne gepflückt
Wiesengeißbartblüten
Ringelblumenblüten
Waldmeisterblätter, -blüten und -stengel
Thymianblätter, -blüten und -stengel
Melisseblätter, -blüten und -stengel
Pfefferminzeblätter, -blüten und -stengel
Schafgarbe, nach Möglichkeit in der Sonne gepflückt und nur halb soviel von der Menge der übrigen Blätter
Königskerzenblüten, nach Möglichkeit in der Sonne gepflückt
Johanniskrautblüten, nach Möglichkeit in der Sonne gepflückt
Majoranblätter und -blüten (Wilder Majoran oder Dost)
Kleinblütiges Weidenröschen, davon Blätter, Blüten und Stengel
Fichtenspitzen
Labkrautblätter, -blüten und -stengel
Rosenblätter, alle Farben, doch nur verwenden, wenn Rosen biologisch gedüngt wurden

III. Heilkräuter können nur heilen, nicht schaden

Unsere Heilkräuter wachsen seit Menschengedenken im Garten Gottes. Mit der Zeit sind sie leider in Vergessenheit geraten. Schuld an dieser Entwicklung sind die Menschen selbst. Sie wurden rastlos, ungeduldig, durch die Erfolge in Forschung und Wissenschaft übermütig, durch die technische Entwicklung immer stärker von der Natur getrennt und schrecklich bequem. Der Fortschritt hat uns und unsere Welt verändert, und diese Entwicklung war nicht nur positiv.
Streß, Überfluß und Maßlosigkeit wurden zu Urhebern neuer Krankheiten. Kranksein wurde für viele Menschen zum allesbeherrschenden Lebensinhalt, weil Krankheiten Fürsorge, Anteilnahme, Liebe und Zuneigung bewirken, Erfahrungen, auf die ein Gesunder, vor allem in den anonymen Großstädten, vergebens warten muß. Wartezimmer von Ärzten haben teilweise die Funktion von gesellschaftlichen Treffs übernommen, die früher selbstverständlich zum täglichen Leben gehörten. Und bei all diesen Veränderungen vollzog sich auch ein Wandel im Umgang mit der eigenen Gesundheit.
Viele haben jedes Maß, auch bei der Einnahme von Medikamenten, verloren. Selbst kleinste Beschwerden werden mit massiven Medikamenten behandelt, zum Nachdenken hat kaum einer Zeit, wichtig ist nur das schnelle Resultat. Nicht umsonst warnen die Ärzte vor den Auswirkungen einer immer stärker um sich greifenden Tablettensucht. Wenn die Menschen öfter zu den Heilkräutern greifen würden, anstatt sofort in die Apotheke zu laufen und sich die »bequemen« Pillen zu kaufen, wäre einer meiner sehnlichsten Wünsche erfüllt.
Im nachfolgenden Kapitel finden Sie einfache Krankheiten, die Sie mit den Heilkräutern aus dem Garten Gottes genauso wirkungsvoll und ohne jegliche Nebenfolgen bekämpfen können wie mit den rezeptfreien Medikamenten aus der Apotheke.

Abgespanntsein

Kleiner Schwedenbitter

Wer sich abgespannt, erschöpft und ausgelaugt fühlt, oft eine Begleiterscheinung langer Reisen und anstrengender Konferenzen, kann mit Hilfe der Schwedenkräuter schnell neue Lebensgeister wecken. Ein Schuß Kleiner Schwedenbitter, mit etwas Wasser verdünnt, auf die Schläfen, die Stirn, über die geschlossenen Augenlider und hinter die Ohren gestrichen, führt rasch zu einer Besserung des Allgemeinbefindens. Ein Fläschchen Kleiner Schwedenbitter sollte deshalb in Reisegepäck und Aktenkoffer nicht fehlen.

Sitzbäder

Die gleiche Menge Goldrute und Melisse gemischt, Zinnkraut und Thymian sind der ideale Badezusatz bei Abgespanntsein. 12 Stunden weicht man 100 g der Kräuter in einem 5-Liter-Eimer mit kaltem Wasser ein. Anschließend wird der Kaltansatz erwärmt und abgeseiht dem Badewasser zugegossen. Die Wanne darf dabei nur so viel Wasser fassen, daß die Nieren des Badenden bedeckt sind. Die Badedauer beträgt 20 Minuten. Anschließend nicht abtrocknen, sondern in einen Bademantel gehüllt im Bett eine Stunde nachschwitzen.

Akne

Brennessel

Die Brennessel ist die beste blutreinigende und gleichzeitig blutbildende Heilpflanze aus dem Garten Gottes. Neben einer schonenden Ernährung trinkt man täglich 1 Liter Brennessel-Tee im Kampf gegen diese Pubertätskrankheit. Auf eine Tasse Tee kommt ein gehäufter Teelöffel Kräuter, abbrühen und eine halbe Minute ziehen lassen, bis der Tee eine hellgrüne Färbung zeigt.

Löwenzahn

Ein gehäufter Teelöffel Löwenzahnwurzeln wird für 12 Stunden in $^1/_4$ Liter kaltem Wasser eingeweicht. Anschließend wird der Kaltansatz angewärmt, die Wurzeln abgeseiht und der Tee, je zur Hälfte, eine halbe Stunde vor und nach dem Frühstück schluckweise getrunken.

Meerrettich-Essig-Maske

Frisch geriebener Meerrettich wird in eine Flasche gefüllt und mit Wein- oder Obstessig übergossen, bis er von der Flüssigkeit überdeckt wird. 10 Tage bleibt der Ansatz in der Wärme stehen. Danach wird die Essenz morgens und abends auf das nasse Gesicht aufgetragen, 10 Minuten einwirken lassen und mit klarem Wasser, erst heiß, dann kalt, abspülen.

Walnuß

Ein gehäufter Teelöffel kleingeschnittener Walnußblätter wird in 1/4 Liter kaltem Wasser 12 Stunden eingeweicht. Anschließend wird der Absud erwärmt, abgeseiht und dem Wasser für die Gesichtswäsche zugegossen.

Allgemeinschwäche

Zinnkraut

Einen gehäuften Teelöffel Zinnkraut pro Tasse mit heißem Wasser abbrühen, eine halbe Minute ziehen lassen und schluckweise trinken. Man sollte täglich mindestens eine Tasse Zinnkraut-Tee trinken.

Altersflecken

Hauswurz-Saft

Man schneidet die Blätter der Hauswurz der Länge nach auseinander und bestreicht die Altersflecken mit dem austretenden Saft.

Praktische Tips

Eine Krankheit kommt selten allein. Bei einer starken Erkältung quälen einen Husten, Schnupfen und Heiserkeit meist zur gleichen Zeit. Sie brauchen jetzt nicht pro Tag einen eigenen Husten-, einen eigenen Schnupfen- und einen eigenen Heiserkeits-Tee trinken, sondern können die angezeigten Kräuter zu gleichen Teilen mischen und sich daraus einen Tee brühen, den Sie über den Tag verteilt trinken.

Genauso verfährt man, wenn man die Heilkräuter zur Vorsorge gegen mögliche Erkrankungen einsetzt. In Grippezeiten etwa nimmt man mit dem Tee vorsorglich einige Tropfen Kleinen Schwedenbitter ein. Bei der Teemischung brauchen Sie sich keinen Einschränkungen zu unterwerfen, selbst wenn die verwendeten Kräuter die unterschiedlichsten Krankheiten bekämpfen sollen. Unsere Heilkräuter aus dem Garten Gottes suchen sich selbst ihren Weg im menschlichen Körper, genau dorthin, wo sie gebraucht werden. Und ihre Heilkräfte stehen auch nicht in Konkurrenz zueinander, können sich also in ihrer Wirkung auch nicht gegenseitig aufheben, wenn sie gleichzeitig eingenommen werden. Auch die vorgeschlagenen Teemengen sind völlig unbedenklich, wenn man weiß, daß die Niere pro Tag ca. 2 Liter Flüssigkeit benötigt. Deshalb aber jetzt Kräutertees in rauhen Mengen zu trinken, wäre das andere zu vermeidende Extrem. Heilkräuter wollen mit Maß angewendet werden. Mengenmäßig mehr Kräuter in Tee, Voll- oder Sitzbad bringen nicht mehr Heilung. Viel wichtiger ist die Änderung der gefühlsmäßigen Einstellung auf die Heilwirkung unserer Kräuter. Beschäftigen Sie sich mehr mit Ihrem Körper, horchen Sie in sich hinein, öffnen Sie sich der Heilwirkung, anstatt sich seelisch und geistig völlig von der Krankheit beherrschen zu lassen. Glauben Sie mir, Ihre innere, gefühlsmäßige Haltung ist genauso wichtig für den Heilerfolg wie die richtige Dosierung und Anwendung der Heilkräuter.

Die Gewichtsangaben bei den Rezepten beziehen sich stets auf getrocknete Kräuter, die Sie in Apotheken, Heilkräutergeschäften und Reformhäusern kaufen können. Wer sich die Mühe macht, frische Heilkräuter zu sammeln – deren Heilkraft die von getrockneten Kräutern übertrifft –, nimmt anstatt des als Dosierung angegebenen gehäuften Teelöffels soviel frische Kräuter, wie die Finger einer Hand fassen können. Dabei spielt es keine Rolle, ob eine größere Hand ein paar Blätter mehr greift. Viel wichtiger ist ein genaues Befolgen der Zubereitungshinweise. Beim Teebrühen niemals die Kräuter aufkochen, weil dabei alle Wirkstoffe vernichtet werden. Und im Anschluß an ein Voll- oder Sitzbad gehört das Nachschwitzen unbedingt zur Gewährleistung des angestrebten Heilerfolgs.

Labkraut-Salbe

Diese Salbe ist ebenfalls ein hervorragendes Mittel gegen Altersflecken.

In einer Pfanne erhitzt man 500 g reines Schweinefett und schüttet vier gehäufte Handvoll Labkraut in das Fett. Das Ganze kurz aufschäumen lassen, gut umrühren und von der Herdplatte nehmen. Zugedeckt läßt man die Pfanne über Nacht auskühlen. Am nächsten Tag wird die Pfanne erneut erwärmt, bis das Fett flüssig genug ist, um durch ein sauberes Leinentuch passiert zu werden. Die im Tuch zurückbleibenden Kräuter kräftig auspressen und die so gewonnene Salbe in verschließbare Gläser abfüllen. Die Salbe soll im Kühlschrank aufbewahrt werden.

Labkraut-Waschung

Mit Labkraut-Absud nimmt man Waschungen vor.

Zwei gehäufte Teelöffel Labkraut werden mit $^1/_2$ Liter heißem Wasser abgebrüht, eine halbe Minute ziehen lassen, abseihen und mit dem Absud die betroffene Hautpartie täglich waschen.

Ringelblumen-Saft

In einem Entsafter gewinnt man aus den frischen Stengeln der Ringelblume einen Saft, mit dem die Altersflecken mehrmals täglich eingestrichen werden.

Zedern-Essenz

Man füllt die gewaschenen und kleingeschnittenen Blätter der Zeder (auch Lebensbaum genannt) in eine Flasche, übergießt sie mit 38- bis 40%igem Kornbranntwein (der Branntwein muß die Blätter bedecken) und läßt die Flasche mindestens zwei Wochen in der Wärme stehen. Mit dieser Essenz werden die Altersflecken mehrmals am Tag betupft.

Kleiner Schwedenbitter

Die Altersflecken betupft man mehrmals täglich mit unverdünntem Kleinem Schwedenbitter.

Altersjucken

Ehrenpreis

Ein gehäufter Teelöffel Ehrenpreis pro Tasse, mit heißem Wasser abbrühen, eine halbe Minute ziehen lassen, abseihen und schluckweise täglich zwei Tassen Tee trinken.

Schafgarbe

Ein gehäufter Teelöffel Schafgarbe pro Tasse, mit heißem Wasser abbrühen, eine halbe Minute ziehen lassen, abseihen und schluckweise täglich zwei bis drei Tassen Tee trinken.

Angstgefühle

Mistel

Ein gehäufter Teelöffel Mistel wird 12 Stunden in $^1/_4$ Liter Wasser eingeweicht, anschließend leicht angewärmt, abgeseiht und schluckweise bis zu drei Tassen am Tag getrunken.

Weißdorn

Ein gehäufter Teelöffel Weißdorn (verwendet werden Blätter und Blüten) pro Tasse, mit heißem Wasser abbrühen, eine halbe Minute ziehen lassen, abseihen und schluckweise über den Tag verteilt zwei Tassen Tee trinken.

Weißdorn-Essenz

Man füllt frisch gepflückte Blüten und Beeren, von beiden die gleiche Menge, in eine Flasche und übergießt sie mit 38- bis 40%igem Kornbranntwein. Die Flasche muß mindestens zwei Wochen in der Wärme stehenbleiben. Von der so gewonnenen Essenz nimmt man täglich 4 bis 10 Tropfen ein.

Appetitlosigkeit

Kalmus

Ein gestrichener Teelöffel Kalmuswurzel wird 12 Stunden in $^1/_4$ Liter Wasser eingeweicht (reicht für eine Tasse), anschließend leicht angewärmt, abgeseiht und schluckweise getrunken. Regelmäßig eine Tasse am Tag getrunken, bringt den verlorenen Appetit zurück. Daneben nimmt man wöchentlich ein Kalmuswurzel-Vollbad.

Kalmus-Vollbad

Rund 200 g Kalmuswurzel werden 12 Stunden in 5 Liter kaltem Wasser eingeweicht. Anschließend wird der Kaltansatz erwärmt und dem Badewasser zugefügt. In der Badewanne darf nur so viel Wasser sein, daß das Herz des Badenden außerhalb des Wassers bleibt. Die Badedauer beträgt 20 Minuten. Anschließend nicht abtrocknen, sondern einen Bademantel überziehen und im Bett eine Stunde nachschwitzen.

Salbei

Ein gehäufter Teelöffel Salbei pro Tasse, abbrühen und eine halbe Minute ziehen lassen. Tagsüber schluckweise zwei Tassen Tee genügen.

Schafgarbe

Ein gehäufter Teelöffel Schafgarbe pro Tasse, abbrühen, eine halbe Minute ziehen lassen und so heiß wie möglich täglich zwei Tassen Tee trinken.

Thymian-Vollbad

Ein Eimer (Fassungsvermögen 6 bis 8 Liter) frische oder 200 g getrocknete Kräuter werden 12 Stunden in kaltem Wasser eingelegt. Bei Kindern reicht eine, je nach Konstitution, kleinere Menge. Anschließend wird der Kaltansatz erwärmt und dem Badewasser zugegossen. Das Herz des Badenden muß dabei außerhalb des Wassers liegen. Badedauer 20 Minuten, anschließend nicht abtrocknen, sondern im Bademantel im Bett eine Stunde nachschwitzen.

Wegwarte

Ein gehäufter Teelöffel Wegwarte pro Tasse, mit heißem Wasser abbrühen, eine halbe Minute ziehen lassen, abseihen und schluckweise eine Tasse am Morgen trinken.

Weißdorn

Ein gehäufter Teelöffel Weißdorn (verwendet werden Blätter und Blüten) pro Tasse, mit heißem Wasser abbrühen, eine halbe Minute ziehen lassen, abseihen und schluckweise über den Tag verteilt zwei Tassen Tee trinken.

Weißdorn-Essenz

Man füllt frisch gepflückte Blüten und Beeren, von beiden die gleiche Menge, in eine Flasche und übergießt sie mit 38- bis 40%igem Kornbranntwein. Die Flasche muß mindestens zwei Wochen in der Wärme stehenbleiben. Von der so gewonnenen Essenz nimmt man täglich 4 bis 10 Tropfen ein.

Kleiner Schwedenbitter

Einen Teelöffel Kleinen Schwedenbitter auf eine halbe Tasse Kräutertee und je zur Hälfte eine halbe Stunde vor und nach den Mahlzeiten trinken.

Arbeitsunlust

Mistel

Ein gehäufter Teelöffel Mistel wird 12 Stunden in 1/4 Liter kaltem Wasser eingeweicht, leicht angewärmt, abgeseiht und schluckweise getrunken. Täglich drei Tassen Mistel-Tee normalisieren Herz und Kreislauf und erhöhen gleichzeitig den Arbeitseifer.

Ärger

Goldrute

Ein gehäufter Teelöffel Goldrute pro Tasse, mit heißem Wasser abbrühen, eine halbe Minute ziehen lassen, abseihen und schluckweise zwei bis drei Tassen Tee am Tag trinken.

Kamille

Ein gehäufter Teelöffel Kamille auf eine Tasse, mit heißem Wasser abbrühen, eine halbe Minute ziehen lassen und schluckweise trinken.
Wann immer sich Ärger anbahnt, bevor Herz und Kreislauf darauf antworten können, sollte man sich eine Tasse Kamillen-Tee brühen.

Kamillen-Vollbad

Ein Kamillen-Wannenbad wirkt sehr beruhigend auf das gesamte Nervensystem. Für ein Bad benötigt man vier Handvoll Kamillenblüten, die man mit heißem Wasser abbrüht, einige Minuten ziehen läßt und abgeseiht dem Badewasser zugießt.
Nur so viel Wasser einlassen, daß das Herz des Badenden außerhalb des Wassers bleibt. Badedauer 20 Minuten, danach nicht abtrocknen, sondern in einen Bademantel gehüllt eine Stunde im Bett nachschwitzen.

Atemnot

Bärlauch-Wein

Atembeschwerden und Atemnot werden sehr häufig durch Brustverschleimung hervorgerufen, die durch den Bärlauch-Wein gelöst werden kann.
Eine Handvoll kleingeschnittener Bärlauchblätter wird in 1/4 Liter Weißwein kurz aufgekocht, abgeseiht, mit Honig oder Sirup nach Geschmack gesüßt und tagsüber schluckweise getrunken.

Huflattich-Inhalation

Einen gehäuften Eßlöffel Huflattichblüten und -blätter mit heißem Wasser abbrühen und die Dämpfe unter einem Tuch einatmen. Diese Inhalation wird mehrmals am Tag wiederholt.

Mistel

Ein gehäufter Teelöffel Mistel wird 12 Stunden in 1/4 Liter Wasser eingeweicht, anschließend leicht angewärmt und abgeseiht. Schluckweise bis zu drei Tassen am Tag trinken.

Pestwurz

Ein gestrichener Teelöffel Pestwurzwurzeln wird 12 Stunden in 1/4 Liter Wasser (Menge entspricht einer Tasse) eingeweicht, dann angewärmt, abgeseiht und schluckweise getrunken. Von diesem schweißtreibenden Tee sollte man pro Tag nicht mehr als zwei Tassen trinken.

Augenschmerzen

Arnika-Essenz

Täglich sollte man sich mehrmals die geschlossenen Augenlider und Augenwinkel mit einigen Tropfen der Arnika-Essenz einstreichen. Die Blütenblätter der Arnika werden aus den grünen Hüllkelchen herausgedreht und in eine Flasche gefüllt. Ist diese bis zu zwei Drittel angefüllt, gießt man 38- bis 40%igen Kornbranntwein darüber und läßt die Flasche mindestens zwei Wochen in der Wärme stehen. Einen Teil der fertigen Essenz seiht man ab, den anderen Teil läßt man weiter auf den Blütenblättern stehen. Nach der ersten Abfüllung in kleinere Fläschchen kann man die große Flasche noch einmal mit Alkohol auffüllen.
Der Arnika-Ansatz mit 75%igem Weingeist aus der Apotheke muß zur Hälfte mit abgekochtem, ausgekühltem Wasser verdünnt werden, um Hautentzündungen und -verletzungen vorzubeugen. Unverdünnt kann diese Arnika-Essenz zu Hautverätzungen führen.

Kalmus-Saft

Mit dem frischgepreßten Saft der Kalmuswurzel stärkt man schwache Augen. Die Wurzeln werden gründlich gewaschen und ohne Abtrocknen in der Küchenmaschine entsaftet. Den gewonnen Kalmuswurzel-Saft streicht man sich öfter über die geschlossenen Augenlider, läßt ihn einige Minuten einwirken und spült ihn dann mit klarem Wasser ab.

Kamillen-Auflage

Einen gehäuften Eßlöffel Kamille übergießt man mit 1/4 Liter kochender Milch, läßt das Ganze eine halbe Minute ziehen, abseihen und abkühlen. In der handwarmen Milch tränkt man ein sauberes Leinentuch und legt es über die geschlossenen Augenlider.

Schafgarbe

Bei tränenden Augen und stechendem Schmerz in den Augen hilft ein Schafgarben-Tee.
Ein gehäufter Teelöffel Schafgarbe pro Tasse, mit heißem Wasser abbrühen, eine halbe Minute ziehen lassen, abseihen und schluckweise bis zu zwei Tassen Tee am Tag trinken.

Kleiner Schwedenbitter

Ähnlich wie die Arnika-Essenz wirkt auch der Kleine Schwedenbitter. Damit bestreicht man morgens und abends die Augenlider. Ein paar Tropfen auf den Zeigefinger geben und bei geschlossenen Augenlidern gleichzeitig zu den Augenwinkeln streichen.

Kleiner-Schwedenbitter-Umschlag

Überanstrengte Augen erfahren Linderung durch einen Schwedenbitter-Umschlag. Täglich sollte man sich zwei mit Kleinem Schwedenbitter getränkte Wattebäusche auf die geschlossenen Augen legen und eine Stunde einwirken lassen.

Augenschwäche

Arnika-Essenz

Mehrmals täglich die geschlossenen Augenlider und Augenwinkel mit Arnika-Essenz eingestrichen, stärkt die Sehkraft.
Die Blütenblätter der Arnika werden aus den grünen Hüllkelchen herausgedreht und in eine Flasche gefüllt. Ist sie bis zu zwei Drittel angefüllt, gießt man 38- bis 40%igen Kornbranntwein darüber und läßt die Flasche mindestens zwei Wochen in der Wärme stehen. Einen Teil der fertigen Essenz seiht man ab, den anderen Teil läßt man weiter auf den Blütenblättern stehen. Nach der ersten Abfüllung in kleinere Fläschchen kann man die große Flasche noch einmal mit Alkohol auffüllen.
Der Arnika-Ansatz mit 75%igem Weingeist aus der Apotheke muß zur Hälfte mit abgekochtem, ausgekühltem Wasser verdünnt werden, um Hautentzündungen und -verletzungen vorzubeugen. Unverdünnt kann diese Arnika-Essenz zu Hautverätzungen führen.

Kalmus-Saft

Frische Kalmuswurzeln werden mit einer Bürste gewaschen und feucht in einem Entsafter ausgepreßt. Mit dem frischgepreßten Saft streicht man öfter über die geschlossenen Augenlider und läßt den Saft einige Minuten einwirken. Anschließend werden die Augenlider mit kaltem Wasser abgewaschen. Nach einiger Zeit wird man eine Stärkung der nachlassenden Sehkraft feststellen können.

Schöllkraut-Saft

Der frische Saft des Schöllkrautblattes stärkt die Sehkraft unserer Augen.
Man nimmt ein frisch gepflücktes Blatt des Schöllkrauts, wäscht es und zerreibt den Blattstengel zwischen den Fingern, die man etwas anfeuchtet. Mit der austretenden Flüssigkeit streicht man sich über die geschlossenen Augenlider zu den Augenwinkeln.
Ganz wichtig: Der dickflüssige Saft aus den Blütenstengeln darf für die Behandlung des Auges nicht verwendet werden!

Schöllkraut-Auflage

Zur Behebung der Sehschwäche empfiehlt sich über Nacht auch eine Auflage von frischen, gewaschenen Schöllkrautblättern, die auf die geschlossenen Augen gelegt und mit einem Tuch verbunden werden.

Ausfluß

Schafgarben-Sitzbad

Schafgarben-Sitzbäder heilen Ausfluß, oft auch Weißfluß genannt.
100 g Schafgarbe, verwendet wird das ganze Kraut, wird 12 Stunden in einem 5-Liter-Eimer kaltem Wasser eingeweicht. Danach wird der Kaltansatz erwärmt, abgeseiht und dem Badewasser zugegossen. Die Wanne muß dabei so viel Wasser fassen, daß die Nieren des Badenden bedeckt sind. Die Badedauer beträgt 20 Minuten. Anschließend nicht abtrocknen, sondern in einen Bademantel gehüllt im Bett noch eine Stunde nachschwitzen.

Schafgarbe

Neben den Sitzbädern trinkt man täglich zwei Tassen Schafgarben-Tee.
Ein gehäufter Teelöffel Schafgarbe pro Tasse, mit heißem Wasser abbrühen, ein halbe Minute ziehen lassen, abseihen und schluckweise trinken.

Ausschlag

Kamillen-Umschlag

Hautausschläge behandelt man erfolgreich mit Waschungen und Umschlägen der Kamille.
Ein gehäufter Eßlöffel Kamille wird mit 1/4 Liter kochender Milch abgebrüht, eine halbe Minute ziehen lassen, abseihen und abkühlen lassen. In der handwarmen Milch tränkt man ein sauberes Tuch und legt es als warmen Umschlag auf die betroffene Hautpartie.

Kamillen-Waschung

Für Waschungen brüht man eine Handvoll Kamillenblüten mit 1 Liter heißem Wasser ab, läßt eine halbe Minute ziehen, seiht den Absud ab, und sobald das Wasser auf eine erträgliche Temperatur abgekühlt ist, wäscht man die betroffenen Hautpartien damit.

Löwenzahn

Solange der Löwenzahn in Blüte steht, sollte man täglich bis zu 10 frische Stengel roh essen. Man sammelt die Löwenzahnstengel samt Blüten, wäscht sie, entfernt die Blütenköpfe und zerkaut den Stengel sorgfältig.

Spitzwegerich

Ein gehäufter Teelöffel Spitz- oder Breitwegerich pro Tasse, mit heißem Wasser abbrühen, eine halbe Minute ziehen lassen, abseihen und schluckweise pro Tag zwei Tassen Tee trinken.

Walnuß

Waschungen mit Walnußblättern heilen selbst eitrige Ausschläge.
Zwei gehäufte Teelöffel kleingeschnittener Walnußblätter werden in $^1/_2$ Liter kaltem Wasser 12 Stunden eingeweicht. Anschließend wird der Kaltansatz erwärmt und abgeseiht dem Waschwasser zugegossen.

Kleiner Schwedenbitter

Man träufelt Kleinen Schwedenbitter auf einen geeignet großen Wattebausch und betupft die vom Ausschlag befallene Hautpartie mehrmals täglich.

Behaarung

Schöllkraut-Saft

Eine Nierenstörung ist bei Frauen meist die Ursache für Gesichtshaare und eine starke Behaarung von Armen und Beinen.
Mit einem Haushaltsentsafter preßt man Frischsaft aus den Blättern, Blüten und Stengeln des Schöllkrauts und bestreicht damit die stark behaarten Stellen. Der aufgetragene Frischsaft muß einige Stunden einziehen. Danach wäscht man sich mit milder Seife und pflegt die Haut anschließend mit Ringelblumen-Salbe, Johannisöl oder Kamillenöl.

Brennessel

Parallel zu der Behandlung mit dem frischen Schöllkraut-Saft sollte man eine Brennessel-Teekur einleiten. Pro Tag trinkt man mindestens drei bis vier Tassen über den Tag verteilt. Ein gehäufter Teelöffel Brennessel pro Tasse, mit heißem Wasser abbrühen, eine halbe Minute ziehen lassen, abseihen und schluckweise trinken.

Johannisöl

Frisch gepflückte Blüten und Knospen vom Johanniskraut füllt man in eine Flasche und übergießt sie mit Öl. Die Flasche stellt man mindestens drei Wochen in die Wärme, bis das Öl eine rote Farbe zeigt. Mit dem so gewonnenen Johannisöl reibt man den ganzen Körper ein.

Kamillenöl

Frisch gepflückte Kamillenblüten füllt man in eine Flasche und übergießt sie mit Öl. Verschlossen stellt man die Flasche drei Wochen in die Wärme. Mit dem so gewonnenen Kamillenöl reibt man den ganzen Körper ein.

Ringelblumen-Salbe

Die Ringelblumen-Salbe kann man selbst ganz einfach herstellen: In einer Pfanne erhitzt man 250 g reines Schweinefett und schüttet zwei gehäufte Handvoll Ringelblumen (Blätter, Blüten und Stengel) in das heiße Fett. Man läßt das Ganze noch einmal aufschäumen, rührt kräftig um und nimmt die Pfanne vom Herd. Zugedeckt über Nacht auskühlen lassen. Am nächsten Tag wird die Pfanne noch einmal leicht erwärmt, ihr Inhalt wird durch ein sauberes Leinentuch passiert, die Blätter, Blüten und Stengel werden ausgepreßt und die so gewonnene Salbe in verschließbare Gefäße abgefüllt.

Zinnkraut-Sitzbad

Zinnkraut-Sitzbäder fördern die Durchblutung der Nieren und sollten einmal pro Woche neben dem Schöllkraut-Saft und der Brennessel-Teekur angewendet werden.
12 Stunden weicht man 100 g Zinnkraut in einem 5-Liter-Eimer mit kaltem Wasser ein. Anschließend wird der Kaltansatz erwärmt und abgeseiht dem Badewasser zugegossen. Die Wanne muß dabei so viel Wasser fassen, daß die Nieren des Badenden bedeckt sind. Die Badedauer beträgt 20 Minuten. Anschließend nicht abtrocknen, sondern in einen Bademantel gehüllt im Bett eine Stunde nachschwitzen.

Beklemmungen

Bärlauch-Essenz

Leider verlieren die Bärlauchblätter im getrockneten Zustand ihre Heilkraft. Um auf die Heilpflanze außerhalb der Frühjahrszeit nicht verzichten zu müssen, setzt man eine Bärlauch-Essenz an. Kleingeschnittene Bärlauchblätter und -zwiebeln werden in eine dunkle

Glasflasche gefüllt, mit 38- bis 40%igem Kornbranntwein übergossen und mindestens zwei Wochen in die Wärme gestellt. Von dieser Essenz nimmt man täglich bis zu viermal jeweils 10 bis 12 Tropfen, mit etwas Wasser verdünnt oder dem Kräutertee beigemengt.

Benommenheit

Kleiner Schwedenbitter

Ein Schuß Kleiner Schwedenbitter, mit etwas Wasser verdünnt, auf Schläfen, Stirn, über die geschlossenen Augenlider und hinter die Ohren gestrichen, führt rasch zur Belebung des Allgemeinbefindens.

Bettnässen

Johanniskraut

Einen gehäuften Teelöffel Johanniskraut pro Tasse, mit heißem Wasser abbrühen, eine halbe Minute ziehen lassen und schluckweise zwei bis drei Tassen am Tag trinken.

Johanniskraut-Sitzbad

12 Stunden wird ein Eimer frisches – oder 100 g getrocknetes – Johanniskraut, verwendbar sind Blätter, Blüten und Stengel, in kaltem Wasser eingeweicht.
Zum Bad wird der Kaltansatz erwärmt und in das Badewasser gegossen. Die Badewanne sollte so viel Wasser fassen, daß die Nieren bedeckt sind. Die Badedauer beträgt 20 Minuten. Nach dem Bad nicht abtrocknen, sondern in einen Bademantel gehüllt im Bett eine Stunde nachschwitzen.

Schafgarben-Sitzbad

12 Stunden lang wird 100 g Schafgarbe, verwendet wird das ganze Kraut, in kaltem Wasser eingeweicht. Für das Bad wird der Kaltansatz erwärmt und in das Badewasser gegossen. Die Badewanne sollte so viel Wasser fassen, daß die Nieren bedeckt sind. Die Badedauer beträgt 20 Minuten. Nach dem Bad nicht abtrocknen, sondern in einen Bademantel gehüllt im Bett eine Stunde nachschwitzen.

Vogelknöterich

12 Stunden weicht man einen gehäuften Teelöffel Vogelknöterichwurzeln in einer Tasse mit kaltem Wasser ein. Danach wird der Kaltansatz erwärmt und abgeseiht. Über den Tag verteilt trinkt man schluckweise vier Tassen. Praktischerweise füllt man seine Tagesration in eine angewärmte Thermoskanne.

Misch-Tee

Ein gehäufter Teelöffel Johanniskraut und Zinnkraut, zu gleichen Teilen gemischt, auf eine Tasse, abbrühen, eine halbe Minute ziehen lassen und schluckweise ein bis zwei Tassen am Tag trinken. Am Abend empfiehlt es sich, nur trockene Kost zu essen.

Bienenstich

Hier empfehle ich die gleichen Heilkräuterrezepte wie bei Insektenstichen.

Bisse

Spitzwegerich-Auflage

Als Sofortmaßnahme etwa bei einem Hundebiß hilft eine Blätter-Auflage mit frischem Spitz- oder Breitwegerich. Wenn Not am Mann ist, einfach ein Blatt zwischen den Fingern zerreiben und den Blätterbrei auf die Wunde streichen. Besser ist es natürlich, sofern die Umstände es erlauben, die frischen Spitz- oder Breitwegerichblätter zu waschen und mit einem Nudelholz auf einem Holzbrett zu zerquetschen. Der so gewonnene Blätterbrei wird auf die Wunde aufgetragen.
Es versteht sich von selbst, daß nach der Einleitung der ersten Sofortmaßnahmen umgehend ein Arzt aufgesucht werden muß.

Wiesengeißbart

Ein gehäufter Teelöffel kleingeschnittene Wiesengeißbartblüten pro Tasse, mit heißem Wasser abbrühen, eine halbe Minute ziehen lassen, abseihen und schluckweise zwei bis drei Tassen am Tag trinken.

Kleiner Schwedenbitter

Kleinen Schwedenbitter wendet man bei Bissen innerlich und äußerlich an. Pro Tag nimmt man, je nach Schwere der Verletzung, drei Teelöffel bzw. drei Eßlöffel Kleinen Schwedenbitter, mit etwas Wasser oder Kräutertee verdünnt. Äußerlich betupft man die Wunde

mehrmals täglich mit einem mit Kleinem Schwedenbitter beträufelten Wattebausch.
Nach der alten Handschrift des Dr. Samst heilt die Wunde nicht nur schneller, wenn man sie mehrmals täglich mit Kleinem Schwedenbitter betupft, sondern es bleiben auch keinerlei Narben zurück.

Blähungen

Kamille

Ein gehäufter Teelöffel Kamille auf eine Tasse, mit heißem Wasser abbrühen, eine halbe Minute ziehen lassen und schluckweise trinken.

Salbei

Ein gehäufter Teelöffel Salbei auf eine Tasse, mit heißem Wasser abbrühen, eine halbe Minute ziehen lassen und schluckweise pro Tag zwei Tassen trinken.

Schafgarbe

Ein gehäufter Teelöffel Schafgarbe auf eine Tasse, mit heißem Wasser abbrühen, eine halbe Minute ziehen lassen und schluckweise trinken.

Blasen (Füße)

Pestwurz

Zur Vermeidung und Ausheilung von Fußblasen legt man sich ein frischgepflücktes Blatt der Pestwurz in den Schuh.

Spitzwegerich

Frische Wegerichblätter, die man sich in die Schuhe legt, verhindern Blasenbildung an den Füßen und trocknen durch Laufen oder Wandern bereits entstandene Blasen aus.

Blasenleiden

Goldrute

Ein gehäufter Teelöffel Goldrute auf eine Tasse, mit heißem Wasser abbrühen, eine halbe Minute ziehen lassen und schluckweise drei bis vier Tassen pro Tag trinken.

Odermennig

Ein gehäufter Teelöffel Odermennig auf eine Tasse, mit heißem Wasser abbrühen, eine halbe Minute ziehen lassen und schluckweise, über den Tag verteilt, drei Tassen Tee pro Tag trinken.

Misch-Tee

Ein gehäufter Teelöffel Spitzwegerich und Thymian, zu gleichen Teilen gemischt, auf eine Tasse, mit heißem Wasser abbrühen, eine halbe Minute ziehen lassen und schluckweise trinken.

Bleichsucht

Bärwurz-Essenz

Von der in jeder Apotheke erhältlichen Essenz täglich 10 Tropfen mit etwas Wasser einnehmen.

Brennessel

Dank ihrer blutbildenden Heilwirkung beseitigt die Brennessel Bleichsucht.
Ein gehäufter Teelöffel Brennessel pro Tasse, mit heißem Wasser abbrühen, eine halbe Minute ziehen lassen, abseihen und schluckweise bis zu vier Tassen pro Tag trinken.

Frauenmantel

Ein gehäufter Teelöffel Frauenmantel pro Tasse, mit heißem Wasser abbrühen, eine halbe Minute ziehen lassen, abseihen und schluckweise über den Tag verteilt bis zu drei Tassen Tee trinken.

Kalmus

12 Stunden weicht man einen gestrichenen Teelöffel Kalmuswurzel in einer Tasse mit kaltem Wasser ein. Danach wird der Kaltansatz erwärmt und abgeseiht. Über den Tag verteilt trinkt man sechs Schluck, das entspricht einer Tasse Tee. Praktischerweise füllt man den Tee in eine angewärmte Thermoskanne.

Labkraut

Ein gehäufter Teelöffel Labkraut pro Tasse, mit heißem Wasser abbrühen, eine halbe

Minute ziehen lassen, abseihen und schluckweise am Tag zwei bis drei Tassen Tee trinken.

Blutarmut

Brennessel

Bei Blutarmut ist die Brennessel, aufgrund ihrer blutbildenden Heilkräfte, unerläßlich.
Ein gehäufter Teelöffel Brennessel pro Tasse, mit heißem Wasser abbrühen, eine halbe Minute ziehen lassen, abseihen und schluckweise pro Tag bis zu vier Tassen Tee trinken.

Frauenmantel

Ein gehäufter Teelöffel Frauenmantel pro Tasse, mit heißem Wasser abbrühen, eine halbe Minute ziehen lassen, abseihen und schluckweise über den Tag verteilt bis zu drei Tassen Tee trinken.

Odermennig

Ein gehäufter Teelöffel Odermennig pro Tasse, mit heißem Wasser abbrühen, eine halbe Minute ziehen lassen, abseihen und schluckweise bis zu zwei Tassen pro Tag trinken.

Kleiner Schwedenbitter

Mit einem der obengenannten Kräutertees nimmt man täglich einen Eßlöffel Kleinen Schwedenbitter ein. Der Kleine Schwedenbitter wird mit einer halben Tasse Kräutertee vermischt und je zur Hälfte vor und nach dem Frühstück getrunken.

Blutbildung

Brennessel

Die Brennessel, eine vielfach unterschätzte Heilpflanze, wirkt nicht nur blutreinigend, sondern auch blutbildend.
Ein gehäufter Teelöffel Brennessel pro Tasse, mit heißem Wasser abbrühen, eine halbe Minute ziehen lassen, abseihen und schluckweise bis zu vier Tassen pro Tag trinken.

Schafgarbe

Ein gehäufter Teelöffel Schafgarbe pro Tasse, mit heißem Wasser abbrühen, eine halbe Minute ziehen lassen, abseihen und schluckweise über den Tag verteilt bis zu drei Tassen Tee trinken.

Schöllkraut

Ein gestrichener Teelöffel Schöllkraut pro Tasse, mit heißem Wasser abbrühen, eine halbe Minute ziehen lassen, abseihen und schluckweise bis zu zwei Tassen pro Tag trinken.

Wegwarte

Ein gehäufter Teelöffel Wegwarte pro Tasse, mit heißem Wasser abbrühen, eine halbe Minute ziehen lassen, abseihen und schluckweise eine Tasse am Morgen trinken.

Blutdruck (hoch)

Bärlapp-Kissen

Zu hoher Blutdruck kann von einer Überfunktion der Nieren kommen. Ich selbst litt unter Bluthochdruck und verschaffte mir mit einem Bärlapp-Kissen, das ich mir auf die Nierengegend legte, Erleichterung. Man füllt einen Kissenbezug mit 100 bis 300 g getrocknetem Bärlapp, je nach Größe der zu behandelnden Körperpartie, und liegt über Nacht auf diesem »Heilkissen«. Noch wirkungsvoller ist natürlich ein Kissen mit frischem Bärlapp, das man sich auch vorsorglich auf die Nieren legen kann, um Blutdruckveränderungen vorzubeugen.

Hirtentäschel

Ein gehäufter Teelöffel Hirtentäschel auf eine Tasse, mit heißem Wasser abbrühen, eine halbe Minute ziehen lassen und schluckweise täglich zwei Tassen Tee trinken. Das Hirtentäschel ist eine phänomenale Heilpflanze, weil sie nicht nur den hohen Blutdruck senkt, sondern auch den niedrigen hebt.

Mistel

Gleiches gilt für die Mistel, auch sie hilft bei hohem und niedrigem Blutdruck.
Ein gehäufter Teelöffel Mistel wird für 12 Stunden in $^1/_4$ Liter Wasser eingeweicht, das entspricht einer Tasse Tee. Anschließend wird der Kaltauszug leicht angewärmt, abgeseiht und schluckweise getrunken. Im Kampf gegen den hohen Blutdruck trinkt man täglich drei Tassen Mistel-Tee.

Hausmittel

Man tränkt ein kleines, handliches Frotteetuch mit kaltem Wasser, es sollte feucht sein, aber nicht triefen, und legt es sich über Nacht auf das Herz. Darüber kommt eine Plastikfolie und ein trockenes Handtuch als Wärmeschutz.
Ein anderes probates Hausmittel ist Wassertreten. Man beginnt 15mal mit jedem Fuß im kalten Wasser zu treten. Mit der Zeit steigert man dies bis auf 30mal und reduziert dann langsam wieder auf 15mal. Das heißt, täglich 15mal Wassertreten, langsam steigern und nach einer gewissen Zeit wieder reduzieren.
Auch Tautreten, barfuß im taunassen Gras laufen, ist eine großartige Möglichkeit.

Blutdruck (niedrig)

Hirtentäschel

Ein gehäufter Teelöffel Hirtentäschel auf eine Tasse, mit heißem Wasser abbrühen, eine halbe Minute ziehen lassen, abseihen und schluckweise täglich zwei Tassen Tee trinken.

Mistel

Ein gehäufter Teelöffel Mistel wird 12 Stunden in 1/4 Liter Wasser eingeweicht, das entspricht einer Tasse Tee. Anschließend wird der Kaltauszug leicht angewärmt, abgeseiht und schluckweise getrunken. Im Kampf gegen den niedrigen Blutdruck trinkt man täglich drei Tassen Mistel-Tee.

Bluterguß

Arnika-Essenz

Bei einem Bluterguß reibt man die betroffene Stelle mit Arnika-Essenz ein.
Die Blütenblätter der Arnika werden aus den grünen Hüllkelchen herausgedreht und in eine Flasche gefüllt. Ist diese bis zu zwei Drittel angefüllt, gießt man 38- bis 40%igen Kornbranntwein darüber und läßt die Flasche mindestens zwei Wochen in der Wärme stehen. Einen Teil der fertigen Essenz seiht man ab, den anderen Teil läßt man weiter auf den Blütenblättern stehen. Nach der ersten Abfüllung in kleinere Fläschchen kann man die große Flasche noch einmal mit Alkohol auffüllen.
Der Arnika-Ansatz mit 75%igem Weingeist aus der Apotheke muß zur Hälfte mit abgekochtem, ausgekühltem Wasser verdünnt werden, um Hautentzündungen und -verletzungen vorzubeugen. Unverdünnt kann diese Arnika-Essenz zu Hautverätzungen führen.

Beinwurz-Essenz

Blutergüsse heilen schnell aus, wenn sie mit Beinwurz-Essenz eingerieben werden.
Die Wurzeln der Beinwurz werden mit einer Bürste gewaschen, klein geschnitten und in eine Flasche gefüllt. Die Wurzeln werden mit 38- bis 40%igem Kornbranntwein übergossen, und die Flasche wird mindestens zwei Wochen in die Wärme gestellt. Mit der so gewonnenen Beinwurz-Essenz reibt man den Bluterguß mehrmals täglich ein.

Johannisöl

Die frisch gepflückten Blüten und Knospen des Johanniskrauts werden in eine Flasche gefüllt und mit Öl übergossen, bis die Blüten bedeckt sind. Die Flasche stellt man drei Wochen in die Wärme, bis das Öl eine rötliche Farbe zeigt. Die Blutergüsse werden mehrmals täglich mit diesem heilenden Öl eingestrichen.

Ringelblumen-Essenz

Frisch gepflückte Blüten der Ringelblume füllt man locker in eine Flasche und übergießt sie mit 38- bis 40%igem Kornbranntwein. Die Blüten müssen dabei vom Alkohol bedeckt sein. Die Flasche stellt man mindestens zwei Wochen in die Wärme. Die so gewonnene Ringelblumen-Essenz verdünnt man zur Hälfte mit abgekochtem Wasser, weicht darin ein Tuch ein und legt es als Umschlag auf den Bluterguß.

Ringelblumen-Salbe

Die vor dem Schwedenbitter-Umschlag aufzutragende Ringelblumen-Salbe stellt man folgendermaßen her:
In einer Pfanne erhitzt man 250 g reines Schweinefett und schüttet zwei gehäufte Handvoll Ringelblumen (Blätter, Blüten und Stengel) in das heiße Fett. Man läßt das Ganze noch einmal aufschäumen, rührt kräftig um und nimmt die Pfanne vom Herd. Zugedeckt über Nacht auskühlen lassen. Am nächsten Tag wird die Pfanne noch einmal leicht erwärmt, ihr Inhalt wird durch ein sauberes

Leinentuch passiert, die Blätter, Blüten und Stengel werden ausgepreßt und die so gewonnene Salbe in verschließbare Gefäße abgefüllt.

Wiesenbärenklau-Auflage

Frisch gepflückte Blätter des Wiesenbärenklaus werden gewaschen und mit einem Nudelholz auf einem Holzbrett zerquetscht. Der frische Blätterbrei wird auf die erkrankte Stelle aufgelegt und mit einem warmen Tuch abgebunden.
Man kann selbstverständlich auch Auflagen aus ganzen gewaschenen Blättern machen.

Kleiner-Schwedenbitter-Umschlag

Die blutunterlaufende Stelle streicht man zunächst mit Ringelblumen-Salbe ein, damit der Alkohol des Kleinen Schwedenbitters der Haut nicht das Fett entzieht. Man beträufelt einen entsprechend großen Wattebausch mit Kleinem Schwedenbitter und legt ihn auf den Bluterguß. Als Wärmeschutz deckt man den Umschlag mit trockener Watte ab, legt darüber eine Plastikfolie zum Schutz der Kleidung und fixiert den Umschlag mit einem warmen Tuch. Die Schwedenbitter-Auflage läßt man ca. 4 Stunden oder über die ganze Nacht einwirken.
Nach dem Abnehmen des Schwedenbitter-Umschlags pudert man die Haut, um einem möglichen Juckreiz vorzubeugen.

Blutreinigung

Bärlauch

Im Frühjahr sammelt man die frischen Bärlauchblätter, die gewaschen und kleingeschnitten roh verzehrt werden. Vergleichbar mit der Petersilie, streut man Bärlauch auf alle Speisen, die normalerweise mit frischem Grün verfeinert oder dekoriert werden. Mit Bärlauchblättern kann man auch einen Salat zubereiten oder Spinat kochen.

Bärlauch-Essenz

Um sich die Heilkraft des Bärlauchs das ganze Jahr über zu sichern, setzt man Bärlauch-Essenz an.
Man füllt eine Flasche mit kleingeschnittenen Bärlauchblättern, im Herbst mit Bärlauchzwiebeln, übergießt die Kräuter mit 38- bis 40%igem Kornbranntwein und läßt die Flasche mindestens zwei Wochen in der Wärme stehen. Von dieser Bärlauch-Essenz nimmt man täglich viermal 10 bis 15 Tropfen, mit etwas Wasser verdünnt.

Brennessel

Ein gehäufter Teelöffel Brennessel pro Tasse, mit heißem Wasser abbrühen, eine halbe Minute ziehen lassen, abseihen und schluckweise bis zu vier Tassen Tee pro Tag trinken.

Ehrenpreis

Ehrenpreis, mit der gleichen Menge Brennessel gemischt, ergibt einen ausgezeichneten Blutreinigungs-Tee.
Ein gehäufter Teelöffel dieser Kräutermischung pro Tasse, mit heißem Wasser abbrühen, eine halbe Minute ziehen lassen, abseihen und schluckweise bis zu vier Tassen Tee pro Tag trinken.

Löwenzahn

Frisch gegrabene Wurzeln des Löwenzahns, mit einer Bürste gewaschen und roh verzehrt, wirken reinigend auf unser Blut.
Aus den getrockneten Wurzeln kann man auch einen Tee brühen. 12 Stunden lang wird ein gehäufter Teelöffel Löwenzahnwurzeln in einer Tasse mit kaltem Wasser eingeweicht. Danach wird der Kaltansatz angewärmt, abgeseiht und schluckweise eine halbe Stunde vor und nach dem Frühstück getrunken. Praktischerweise füllt man den Tee in eine angewärmte Thermoskanne.

Ringelblume

Ein gehäufter Teelöffel Ringelblumenblüten pro Tasse, mit heißem Wasser abbrühen, eine halbe Minute ziehen lassen, abseihen und schluckweise ein bis zwei Tassen am Tag trinken.

Salbei

Ein gehäufter Teelöffel Salbei pro Tasse, mit heißem Wasser abbrühen, eine halbe Minute ziehen lassen, abseihen und schluckweise tagsüber ein bis zwei Tassen Tee trinken.

Schafgarbe

Ein gehäufter Teelöffel Schafgarbe pro Tasse, mit heißem Wasser abbrühen, eine halbe Minute ziehen lassen, abseihen und schluckweise ein bis zwei Tassen Tee pro Tag trinken.

Schöllkraut

Ein gestrichener Teelöffel Schöllkraut pro Tasse, mit heißem Wasser abbrühen, eine halbe Minute ziehen lassen, abseihen und schluckweise bis zu zwei Tassen pro Tag trinken.

Taubnessel

Ein gehäufter Teelöffel weiße oder gelbe Taubnessel pro Tasse, mit heißem Wasser abbrühen, eine halbe Minute ziehen lassen, abseihen und schluckweise ein bis zwei Tassen pro Tag trinken.

Walnußblätter

Ein gehäufter Teelöffel kleingeschnittene Walnußblätter pro Tasse, mit heißem Wasser abbrühen, eine halbe Minute ziehen lassen, abseihen und schluckweise pro Tag eine Tasse Tee trinken.

Wegwarte

Ein gehäufter Teelöffel Wegwarte pro Tasse, mit heißem Wasser abbrühen, eine halbe Minute ziehen lassen, abseihen und schluckweise eine Tasse am Morgen trinken.

Wiesengeißbart-Essenz

Frisch gepflückte Blüten des Wiesengeißbarts füllt man in eine Flasche und übergießt sie mit 38- bis 40%igem Kornbranntwein. Der Alkohol muß die Blüten bedecken. Die Flasche stellt man mindestens zwei Wochen in die Wärme. Von der Essenz nimmt man täglich 10 bis 15 Tropfen ein.

Misch-Tee

Ein empfehlenswerter blutreinigender Frühlings-Tee besteht aus folgender Kräutermischung:
15g Brennesselblätter, 15g Löwenzahnwurzeln, 50g Knospen des Holunders und 50g Schlüsselblumen.
Ein gehäufter Teelöffel dieser Kräutermischung pro Tasse, mit heißem Wasser abbrühen, eine halbe Minute ziehen lassen, abseihen und tagsüber schluckweise zwei Tassen Tee trinken.
Empfindliche Gaumen können den Tee mit etwas Honig süßen.

Kleiner Schwedenbitter

Pro Tag nimmt man drei Teelöffel Kleinen Schwedenbitter, mit etwas Wasser verdünnt oder in einem der vorher beschriebenen Kräutertees, ein.

Blutstillung

Hirtentäschel

Ein gehäufter Teelöffel Hirtentäschel auf eine Tasse Tee, mit heißem Wasser abbrühen, eine halbe Minute ziehen lassen und schluckweise trinken.

Mistel

Ein gehäufter Teelöffel Mistel wird 12 Stunden in 1/4 Liter Wasser eingeweicht, das entspricht einer Tasse Tee. Anschließend wird der Kaltansatz leicht angewärmt, abgeseiht und schluckweise getrunken. Der Mistel-Tee wirkt blutstillend bei allen inneren Blutungen.
Bei Nasenbluten wird kalter Mistel-Tee in die Nase getröpfelt.

Schafgarbe

Ein gehäufter Teelöffel Schafgarbe auf eine Tasse Tee, mit heißem Wasser abbrühen, eine halbe Minute ziehen lassen und schluckweise trinken. Die Schafgarbe wirkt ebenfalls blutstillend, selbst bei Lungen- und Magenblutungen oder heftig blutenden Hämorrhoiden.

Zinnkraut

Ein gehäufter Teelöffel Zinnkraut auf eine Tasse Tee, mit heißem Wasser abbrühen, eine halbe Minute ziehen lassen und schluckweise trinken. Die blutstillende Wirkung des Zinnkrauts rühmte schon der berühmte Naturarzt Pfarrer Kneipp.

Bronchialkatarrh

Beinwurz

Zwei gehäufte Teelöffel kleingeschnittene Beinwurzwurzeln werden 12 Stunden in 1/4 Liter kaltem Wasser (entspricht einer Tasse Tee) eingeweicht, leicht angewärmt, abgeseiht und schluckweise getrunken. Pro Tag trinkt man zwei bis vier Tassen.

Huflattich-Saft

Im Frühjahr gepflückte frische Blätter des Huflattichs werden gewaschen und mit einem

Küchengerät entsaftet. Zwei bis drei Teelöffel des frischgepreßten Safts trinkt man täglich in einer Tasse Fleischbrühe oder einem Glas warmer Milch.

Huflattich-Sirup

Man füllt eine Lage frisch gepflückte und gewaschene Huflattichblätter in ein geeignetes Ton- oder Glasgefäß, darüber eine Lage Rohzucker, wieder eine Lage Blätter, bis das Gefäß voll ist, läßt die Schichten sich setzen und füllt nach. Anschließend wird das Gefäß mit mehreren Frischhaltefolien luftdicht verschlossen und an einer geschützten Stelle im Garten vergraben. Vor dem Zuschaufeln des Lochs wird das Gefäß mit einem Holzbrett abgedeckt. In der gleichmäßigen Erdwärme beginnt die Zucker-Huflattich-Mischung zu gären. Nach acht Wochen gräbt man das Gefäß aus, kocht den entstandenen Sirup auf und füllt ihn abgekühlt in Flaschen. Man nimmt pro Tag einen Teelöffel pur oder verwendet ihn zum Süßen eines Kräutertees.

Misch-Tee

Ehrenpreis, Huflattichblätter, Lungenkraut und Spitzwegerich werden zu gleichen Teilen gemischt. Pro Tasse nimmt man einen gehäuften Teelöffel der Mischung, mit heißem Wasser abbrühen und eine halbe Minute ziehen lassen. Den etwas bitteren Tee süßt man mit Honig oder löst Kandiszucker im Teewasser auf, bevor die Kräuter abgebrüht werden.

Misch-Tee

Eine Tasse kaltes Wasser wird mit einer Scheibe Zitrone und einem Teelöffel braunem Kandiszucker zum Kochen gebracht. Anschließend nimmt man das Wasser vom Herd und schüttet einen gehäuften Teelöffel Spitzwegerich und Thymian – zu gleichen Teilen gemischt – hinein. Eine halbe Minute ziehen lassen, abseihen und sehr heiß schluckweise trinken. Der Tee, von dem man vier bis fünf Tassen pro Tag trinkt, sollte stets frisch zubereitet werden.

Bronchitis

Huflattich

Auf eine Tasse Tee kommt ein gehäufter Teelöffel Blüten und Blätter, in gleicher Menge gemischt, mit heißem Wasser abbrühen, eine halbe Minute ziehen lassen und mehrmals über den Tag verteilt eine Tasse, so heiß als möglich, schluckweise trinken. Wer will, kann den Tee getrost mit Honig süßen.

Zinnkraut

Bei chronischer Bronchitis trinkt man regelmäßig Zinnkraut-Tee. Ein gehäufter Teelöffel Zinnkraut pro Tasse, mit heißem Wasser abbrühen, eine halbe Minute ziehen lassen, abseihen und schluckweise zwei bis drei Tassen über den Tag verteilt trinken.

Misch-Tee

Eine Tasse kaltes Wasser wird mit einer Scheibe Zitrone und einem Teelöffel braunem Kandiszucker zum Kochen gebracht. Nun nimmt man das Wasser vom Herd und schüttet einen gehäuften Teelöffel Spitzwegerich und Thymian – zu gleichen Teilen gemischt – hinein. Eine halbe Minute ziehen lassen, abseihen und sehr heiß schluckweise trinken. Der Tee, von dem man vier bis fünf Tassen pro Tag trinkt, sollte stets frisch zubereitet werden.

Hausmittel

Man gießt in eine Kasserolle Milch, bis der Boden bedeckt ist. Dazu gibt man 125 g Quark (Topfen) und erwärmt das Ganze unter kräftigem Umrühren. Den warmen Quark – nicht heiß, sondern angenehm warm – streicht man auf ein sauberes Leinentuch und legt ihn über Nacht als Umschlag auf den Brustkorb.

Brustschwellung

Hirtentäschel-Umschlag

Stillende Mütter klagen oft über geschwollene Brüste. Abhilfe schafft ein Hirtentäschel-Dunstumschlag.
Zwei gehäufte Handvoll Hirtentäschelkraut werden in einem Sieb über einen Topf mit kochendem Wasser gehängt. Durch den aufsteigenden Wasserdampf werden die Kräuter heiß. Man kippt den Siebinhalt in ein sauberes Leinentuch und legt es auf die geschwollenen Brüste auf. Als Wärmeschutz bedeckt man den Umschlag mit einem weichen, warmen Tuch.

Brustwarzenentzündung

Kleiner Schwedenbitter

Man beträufelt einen Wattebausch mit Kleinem Schwedenbitter und betupft damit die Brustwarzen mehrmals täglich, bis die Entzündung abgeklungen ist.

Darmblähungen

Kalmus

Ein gestrichener Teelöffel Kalmuswurzel wird 12 Stunden in einer Tasse mit kaltem Wasser eingeweicht. Danach wird der Kaltansatz erwärmt und abgeseiht. Über den Tag verteilt trinkt man diese eine Tasse in sechs Schlukken. Vor dem Trinken muß der ausgekühlte Tee in einem heißen Wasserbad angewärmt werden.

Darmstörungen

Ehrenpreis

Auf eine Tasse Tee kommt ein gehäufter Teelöffel Ehrenpreis, mit heißem Wasser abbrühen, eine halbe Minute ziehen lassen, abseihen und schluckweise mindestens eine Tasse pro Tag trinken.

Kalmus

Ein gestrichener Teelöffel Kalmuswurzel wird 12 Stunden in einer Tasse voll kaltem Wasser eingeweicht. Anschließend wird der Kaltansatz leicht angewärmt und abgeseiht. Vor und nach jeder Mahlzeit trinkt man nur einen Schluck! Vor dem Einnehmen wird der Tee in einem Wasserbad erwärmt. Nicht vergessen: Man trinkt pro Tag nur sechs Schlucke!

Käsepappel

Ein gehäufter Teelöffel Käsepappel wird 12 Stunden in einer Tasse mit kaltem Wasser eingeweicht. Anschließend wird der Kaltansatz erwärmt und abgeseiht. Schluckweise, bis zu drei Tassen am Tag trinken. Praktischerweise füllt man seine Tagesration in eine angewärmte Thermoskanne, ansonsten muß der abgekühlte Tee vor dem Trinken in einem heißen Wasserbad angewärmt werden.

Ringelblume

Ein gehäufter Teelöffel Ringelblume pro Tasse, mit heißem Wasser abbrühen, eine halbe Minute ziehen lassen, abseihen und schluckweise drei bis vier Tassen Tee am Tag trinken.

Salbei

Ein gehäufter Teelöffel Salbei auf eine Tasse, mit heißem Wasser abbrühen, eine halbe Minute ziehen lassen, abseihen und schluckweise pro Tag zwei Tassen trinken.

Kleiner Schwedenbitter

Mit einem der obengenannten Tees nimmt man täglich drei Teelöffel Kleinen Schwedenbitter ein. Dabei kommt ein Teelöffel auf eine halbe Tasse Tee, die je zur Hälfte vor und nach einer der drei Mahlzeiten eingenommen wird.

Darmträgheit

Kalmus

Ein gestrichener Teelöffel Kalmuswurzel wird 12 Stunden in einer Tasse kaltem Wasser eingeweicht. Danach wird der Kaltansatz leicht angewärmt und abgeseiht. Man trinkt vor und nach jeder Mahlzeit nur einen Schluck von diesem Tee! Vor dem Einnehmen wird die Tasse immer wieder in einem Wasserbad erwärmt.

Kleiner Schwedenbitter

Man nimmt täglich dreimal einen Teelöffel Kleinen Schwedenbitter, mit etwas Wasser oder Kräutertee vermischt.

Depression

Johanniskraut

Einen gehäuften Teelöffel Johanniskraut pro Tasse mit heißem Wasser abbrühen, eine halbe Minute ziehen lassen, abseihen und schluckweise zwei bis drei Tassen am Tag trinken.

Johanniskraut-Sitzbad

Ein Eimer Johanniskraut – verwendbar sind Blätter, Blüten und Stengel – wird 12 Stunden in kaltem Wasser eingeweicht. Dann wird der Kaltansatz bis zum Kochen erhitzt und in das

Badewasser gegossen. Man benötigt nur so viel Wasser, daß die Nieren bedeckt sind. Die Badedauer beträgt 20 Minuten. Nach dem Bad nicht abtrocknen, sondern in einen Bademantel gehüllt im Bett eine Stunde nachschwitzen.
Es empfiehlt sich, wöchentlich ein Sitzbad zu nehmen und an jedem der dazwischenliegenden Tage ein Johanniskraut-Fußbad.

Thymian-Vollbad

Ein Eimer, Fassungsvermögen 6 bis 8 Liter, frische oder 200g getrocknete Kräuter werden 12 Stunden in kaltem Wasser eingeweicht. Danach wird der Kaltansatz erwärmt und dem Badewasser zugegossen. Das Herz des Badenden muß dabei außerhalb des Wassers sein. Die Badedauer beträgt 20 Minuten, anschließend nicht abtrocknen, sondern in einen Bademantel gehüllt im Bett eine Stunde nachschwitzen.

Wegwarte

12 Stunden weicht man einen gehäuften Teelöffel Wegwartewurzeln in einer Tasse mit kaltem Wasser ein. Anschließend wird der Kaltansatz erwärmt und abgeseiht. Über den Tag verteilt trinkt man zwei Tassen Tee. Praktischerweise füllt man seine Tagesration in eine angewärmte Thermoskanne.

Zinnkraut-Sitzbad

100g getrocknetes Zinnkraut – am besten eignet sich für die äußerliche Anwendung das hohe Zinnkraut – werden 12 Stunden in kaltem Wasser eingeweicht. Danach wird der Kaltansatz bis zum Kochen erwärmt und dem Badewasser zugegossen. Man benötigt nur so viel Badewasser, daß die Nieren bedeckt sind. Die Badedauer beträgt 20 Minuten. Nach dem Bad nicht abtrocknen, sondern in einen Bademantel gehüllt im Bett eine Stunde nachschwitzen.

Misch-Tee

Ein gehäufter Teelöffel Brennessel, Schafgarbe und Zinnkraut, zu gleichen Teilen gemischt, pro Tasse, mit heißem Wasser abbrühen, eine halbe Minute ziehen lassen, abseihen und schluckweise morgens und abends eine Tasse trinken.

Kleiner Schwedenbitter

Einen Eßlöffel Kleinen Schwedenbitter mit einer halben Tasse Kräutertee verdünnen und je eine Hälfte eine halbe Stunde vor und nach den Mahlzeiten trinken, d. h. drei Eßlöffel Kleinen Schwedenbitter pro Tag.

Durchblutungsstörungen

Beinwurz-Vollbad

500g getrocknete Beinwurzblätter oder ein 5-Liter-Eimer mit frischen Kräutern werden 12 Stunden in kaltem Wasser eingeweicht. Danach wird der Kaltansatz erwärmt, abgeseiht und dem Badewasser zugegossen. Das Herz des Badenden muß dabei außerhalb des Wassers sein. Die Badedauer beträgt 20 Minuten, anschließend nicht abtrocknen, sondern in einem Bademantel gehüllt im Bett eine Stunde nachschwitzen.

Brennessel-Fußbad

Ein 5-Liter-Eimer frischer Stengel und Blätter der Brennessel wird 12 Stunden in kaltem Wasser eingeweicht. Danach wird der Kaltansatz angewärmt und dem Wasser des Fußbades zugegossen. Die Kräuter werden nicht abgeseiht, die Badedauer beträgt 20 Minuten.

Brennessel-Vollbad

Für 12 Stunden werden 200g getrocknete oder ein 5-Liter-Eimer frische Brennessel (Stengel und Blätter) in kaltem Wasser eingeweicht. Anschließend wird der Kaltansatz angewärmt, abgeseiht und in das Badewasser gegossen. Das Herz des Badenden muß dabei außerhalb des Wassers liegen. Die Badedauer beträgt 20 Minuten, anschließend nicht abtrocknen, sondern in einen Bademantel gehüllt im Bett eine Stunde nachschwitzen.

Brennessel-Waschungen

Ein 5-Liter-Eimer mit frischen Stengeln und Blättern der Brennessel wird 12 Stunden in kaltem Wasser eingeweicht. Danach wird dieser Kaltansatz angewärmt. Mit diesem Brennessel-Absud wäscht man die betroffenen Körperpartien, wie beispielsweise die Herzgegend bei Herzkranzgefäßverengungen, und massiert sie dabei leicht.

Ringelblumen-Salbe

In einer Pfanne erhitzt man 250 g reines Schweinefett und schüttet eine gehäufte Handvoll Ringelblumen (Blätter, Blüten und Stengel) in das heiße Fett. Man läßt das Ganze noch einmal aufschäumen, rührt kräftig um und nimmt die Pfanne vom Herd. Zugedeckt über Nacht auskühlen lassen. Am nächsten Tag wird die Pfanne noch einmal leicht erwärmt, ihr Inhalt durch ein sauberes Leinentuch passiert, die Blätter, Blüten und Stengel werden ausgepreßt und die so gewonnene Salbe in verschließbare Gläser abgefüllt.

Weißdorn

Ein gehäufter Teelöffel Weißdorn (verwendet werden Blätter und Blüten) pro Tasse, mit heißem Wasser abbrühen, eine halbe Minute ziehen lassen, abseihen und schluckweise über den Tag verteilt zwei Tassen Tee trinken.

Weißdorn-Essenz

Man füllt frisch gepflückte Blüten und Beeren, von beidem die gleiche Menge, in eine Flasche und übergießt sie mit 38- bis 40%igem Kornbranntwein. Die Flasche muß mindestens zwei Wochen in der Wärme stehenbleiben. Von der so gewonnenen Essenz nimmt man täglich 4 bis 10 Tropfen ein.

Kleiner-Schwedenbitter-Umschlag

Die Haut der betreffenden Körperpartie streicht man dick mit Schweinefett oder Ringelblumen-Salbe ein, damit der Alkohol des Kleinen Schwedenbitters der Haut nicht das Fett entzieht. Ein geeignet großer Wattebausch oder ein Stück Zellstoff wird mit Kleinem Schwedenbitter beträufelt und aufgelegt. Diese Auflage fixiert man mit einer Binde oder einen Leinentuch und läßt den Umschlag, je nach Verträglichkeit, 2 bis 4 Stunden einwirken.

Durchfall

Bärlauch

Neben seiner blutreinigenden Eigenschaft bewährt sich der Bärlauch vor allem zur Regulierung der Magen- und Darmtätigkeit.
Im Frühjahr sammelt man die frischen grünen Blätter des Bärlauchs, die gewaschen und kleingeschnitten verzehrt werden. Vergleichbar mit der Petersilie, streut man Bärlauch auf alle Speisen, die üblicherweise mit Petersilie oder Schnittlauch verfeinert und dekoriert werden. Mit Bärlauchblättern kann man auch einen Salat zubereiten oder Spinat kochen.

Bärlauch-Essenz

Um sich die Heilkraft des Bärlauchs das ganze Jahr über zu sichern, setzt man Bärlauch-Essenz an.
Man füllt eine Flasche bis zum Hals mit kleingeschnittenen Bärlauchblättern oder Bärlauchzwiebeln, übergießt die Kräuter mit 38- bis 40%igem Kornbranntwein und läßt die geschlossene Flasche mindestens zwei Wochen in der Wärme stehen. Von dieser Bärlauch-Essenz nimmt man täglich viermal 10 bis 15 Tropfen, mit etwas Wasser verdünnt.

Kalmus

12 Stunden weicht man einen gestrichenen Teelöffel Kalmuswurzel in einer Tasse kaltem Wasser ein. Anschließend wird der Kaltansatz leicht erwärmt und abgeseiht. Am Tag darf man nur eine Tasse Tee trinken. Man nimmt sie schluckweise vor und nach den drei Mahlzeiten ein. Der Tee muß vor jedem Schluck in einem heißen Wasserbad erwärmt werden.

Kamille

Ein gehäufter Teelöffel Kamille pro Tasse, abbrühen, eine halbe Minute ziehen lassen, abseihen und schluckweise über den Tag verteilt drei Tassen Tee trinken.

Ringelblume

Ein gehäufter Teelöffel Ringelblume pro Tasse, abbrühen, eine halbe Minute ziehen lassen, abseihen und tagsüber schluckweise zwei Tassen trinken.

Salbei

Ein gehäufter Teelöffel Salbei pro Tasse, mit heißem Wasser abbrühen, eine halbe Minute ziehen lassen, abseihen und schluckweise pro Tag zwei Tassen trinken.

Vogelknöterich

Ein gehäufter Teelöffel Vogelknöterich pro Tasse, mit heißem Wasser abbrühen, eine halbe Minute ziehen lassen, abseihen und schluckweise über den Tag verteilt zwei Tassen Tee trinken.

Kleiner Schwedenbitter

Je nach Schwere des Durchfalls nimmt man pro Tag drei Teelöffel oder drei Eßlöffel Kleinen Schwedenbitter, mit warmem Wasser oder Kräutertee verdünnt, zu sich. Es empfiehlt sich die Einnahme der Schwedenbitter-Ration jeweils eine halbe Stunde vor und nach jeder Mahlzeit.

Eiterung

Frauenmantel

Ein gehäufter Teelöffel Frauenmantel pro Tasse, mit heißem Wasser abbrühen, eine halbe Minute ziehen lassen, abseihen und schluckweise zwei bis drei Tassen am Tag trinken.

Frauenmantel-Auflage

Bei sehr schlecht heilenden, eiternden Wunden, Stichen und Schnitten sollte man neben dem Tee frische Kräuterauflagen auf die Verletzung aufbringen. Vier gehäufte Handvoll mit frischen Kräutern werden kurz gewaschen und mit einem Nudelholz auf einem Holzbrett zerquetscht. Dieser Kräuterbrei wird auf die Wunde gestrichen und mit einem Leinentuch fixiert. Nach einigen Stunden Einwirkungszeit wird die Wunde mit klarem Wasser ausgewaschen und die Kräuterauflage erneuert.

Entzündung

Kamille

Ein gehäufter Teelöffel Kamille auf eine Tasse, mit heißem Wasser abbrühen, eine halbe Minute ziehen lassen und schluckweise trinken.

Salbei

Ein gehäufter Teelöffel Salbei pro Tasse, mit heißem Wasser abbrühen, eine halbe Minute ziehen lassen, abseihen und schluckweise tagsüber zwei Tassen trinken.

Salbei-Umschlag

Bei Mandelentzündungen, Halsschmerzen, vereiterten Zähnen und Entzündungen in Mundhöhle und Rachen empfehlen sich warme Umschläge mit Salbei-Tee. Ein sauberes Tuch wird mit dem Teeaufguß getränkt, um den Hals gewickelt und mit einer Binde oder einem geeigneten Tuch befestigt. Daneben empfiehlt es sich, mehrmals am Tag mit Salbei-Tee zu gurgeln.

Ringelblumen-Salbe

In einer Pfanne erhitzt man 250g reines Schweinefett und schüttet eine gehäufte Handvoll Ringelblumen (Blätter, Blüten und Stengel) in das heiße Fett. Man läßt das Ganze noch einmal aufschäumen, rührt kräftig um und nimmt die Pfanne vom Herd. Zugedeckt über Nacht auskühlen lassen. Am nächsten Tag wird die Pfanne noch einmal leicht erwärmt, ihr Inhalt durch ein sauberes Leinentuch passiert, die Blätter, Blüten und Stengel werden ausgepreßt und die so gewonnene Salbe in verschließbare Gläser abgefüllt.

Kleiner Schwedenbitter

Bei starken Entzündungen mit Vereiterungen nimmt man mit dem Tee zwei- bis dreimal pro Tag einen Eßlöffel Kleinen Schwedenbitter ein. Auf $^1/_8$ Liter Tee, das entspricht einer halben Tasse, kommt ein Eßlöffel Kleiner Schwedenbitter. Am wirkungsvollsten nimmt man diese Mischung eine halbe Stunde vor und nach dem Essen ein.

Kleiner-Schwedenbitter-Auflage

Die entzündete Körperpartie wird dick mit Schweinefett oder Ringelblumen-Salbe eingestrichen, damit der Alkohol des Kleinen Schwedenbitters der Haut nicht das Fett entzieht. Ein geeignet großer Wattebausch oder ein Stück Zellstoff wird mit Kleinem Schwedenbitter beträufelt und aufgelegt. Die Auflage fixiert man mit einer Binde oder einem Leinentuch und läßt den Umschlag, je nach Verträglichkeit, 2 bis 4 Stunden einwirken.

Erbrechen

Ringelblumen-Salbe

Die vor dem Schwedenbitter-Umschlag aufzutragende Ringelblumen-Salbe stellt man folgendermaßen her:
In einer Pfanne erhitzt man 250g reines Schweinefett und schüttet eine gehäufte Handvoll Ringelblumen (Blätter, Blüten und Stengel) in das heiße Fett. Man läßt das Ganze noch einmal aufschäumen, rührt kräftig um und nimmt die Pfanne vom Herd. Zugedeckt über Nacht auskühlen lassen. Am nächsten Tag wird die Pfanne noch einmal leicht erwärmt, ihr Inhalt durch ein sauberes Leinentuch passiert, die Blätter, Blüten und Stengel werden ausgepreßt und die so gewonnene Salbe in verschließbare Gläser abgefüllt.

Kleiner Schwedenbitter

Man nimmt täglich drei Teelöffel Kleinen Schwedenbitter, mit Kräutertee oder Wasser verdünnt. Dabei kommt ein Teelöffel auf eine halbe Tasse Kräutertee, die man jeweils eine halbe Stunde vor und nach jeder Mahlzeit trinkt.

Kleiner-Schwedenbitter-Umschlag

Man streicht die Haut der Magengegend dick mit Ringelblumen-Salbe ein, damit der Alkohol des Kleinen Schwedenbitters ihr nicht das Fett entzieht. Ein geeignet großer Wattebausch oder ein Stück Zellstoff wird mit Kleinem Schwedenbitter beträufelt und auf die lädierte Magengegend gelegt. Diese Auflage fixiert man mit einer Binde oder einem Leinentuch und läßt den Umschlag, je nach Verträglichkeit, 2 bis 4 Stunden einwirken.

Erfrierungen

Kalmus-Bad

Bei Erfrierungen, Frostbeulen, kalten Händen und Füßen helfen Bäder der Kalmuswurzel. Man weicht 12 Stunden lang 100 g Kalmuswurzeln in 2,5 Liter kaltem Wasser ein. Danach wird der Kaltansatz erwärmt und Hände, Füße oder andere kälteerkrankte Stellen des Körpers 20 Minuten darin gebadet.

Mistelbeeren-Salbe

Mistelbeeren, von Anfang Oktober bis Ende Dezember gepflückt, werden in einer Porzellanschüssel mit etwas reinem Schweinefett zu einer Salbe verrührt und über Nacht auf die Erfrierung aufgetragen.

Ringelblumen-Salbe

Die vor dem Schwedenbitter-Umschlag aufzutragende Ringelblumen-Salbe stellt man folgendermaßen her:
In einer Pfanne erhitzt man 250 g reines Schweinefett und schüttet eine gehäufte Handvoll Ringelblumen (Blätter, Blüten und Stengel) in das heiße Fett. Man läßt das Ganze noch einmal aufschäumen, rührt kräftig um und nimmt die Pfanne vom Herd. Zugedeckt über Nacht auskühlen lassen. Am nächsten Tag wird die Pfanne noch einmal leicht erwärmt, ihr Inhalt durch ein sauberes Leinentuch passiert, die Blätter, Blüten und Stengel werden ausgepreßt und die so gewonnene Salbe in verschließbare Gläser abgefüllt.

Walnuß

Zwei gehäufte Teelöffel kleingeschnittene Walnußblätter werden mit einem halben Liter heißem Wasser abgebrüht, ziehen lassen, abseihen und mit dem warmen Absud die Erfrierung waschen oder baden.

Kleiner-Schwedenbitter-Umschlag

Erfrierungen an Händen und Füßen behandelt man mit Schwedenbitter-Umschlägen. Die betroffenen Hautpartien streicht man dick mit Schweinefett oder Ringelblumen-Salbe ein, damit der Alkohol des Kleinen Schwedenbitters der Haut nicht das Fett entzieht. Ein geeignet großer Wattebausch oder ein Stück Zellstoff wird mit Kleinem Schwedenbitter beträufelt und auf die Wunde gelegt. Die Auflage fixiert man mit einer Binde oder einem Leinentuch. Dieser Umschlag soll tagsüber mehrfach gewechselt werden. In jedem Fall sollen Hände oder Füße über Nacht mit einem Schwedenbitter-Umschlag behandelt werden.

Erkältung

Brennessel

Die vielseitige Brennessel stärkt die Abwehrkräfte des Körpers und ist ein probates Mittel im Schutz gegen die Ansteckungsgefahr von Erkältungen.
Ein gehäufter Teelöffel Brennessel pro Tasse, abbrühen, eine halbe Minute ziehen lassen, abseihen und schluckweise trinken. Bis zu 2 Liter Brennessel-Tee kann man pro Tag bedenkenlos trinken. Praktischerweise füllt man seine Tagesration in eine angewärmte Thermoskanne.

Schafgarbe

Ein gehäufter Teelöffel Schafgarbe pro Tasse, mit heißem Wasser abbrühen, eine halbe Minute ziehen lassen, abseihen und schluckweise mehrere Tassen, so heiß als möglich, am Tag trinken.

Wiesengeißbart

Ein gehäufter Teelöffel kleingeschnittene Wiesengeißbartblüten pro Tasse, mit heißem Wasser abbrühen, eine halbe Minute ziehen lassen, abseihen und schluckweise zwei bis drei Tassen am Tag trinken.

Kleiner Schwedenbitter

Bei einer starken Erkältung träufelt man Schwedenbitter auf einen Löffel und atmet die Tropfen mit offenem Mund ein.
Zusammen mit dem Schafgarben-Tee nimmt man täglich dreimal einen Teelöffel Kleinen Schwedenbitter zu sich. Dabei ein Teelöffel auf eine halbe Tasse Tee, die man jeweils zur Hälfte eine halbe Stunde vor und nach den Mahlzeiten trinkt.

Hausmittel

Man macht 10- bis 15minütige Fußbäder mit heißem Wasser. Das Wasser muß so heiß, wie es gerade verträglich ist, sein und immer wieder nachgegossen werden.

Ermüdung

Brennessel-Kur

Ermüdungs- und Erschöpfungszustände sind eine Alterserscheinung, hervorgerufen durch einen Eisenmangel im Körper. Hilfe verspricht die eisenhaltige, frische Brennessel. Eine vierwöchige Teekur im Frühjahr und Herbst fördert die Leistungsfähigkeit.
Eine Handvoll frischer Brennesselblätter und -stengel pro Tasse, mit heißem Wasser abbrühen, eine halbe Minute ziehen lassen, abseihen und schluckweise trinken.
Man trinkt morgens eine halbe Stunde vor dem Frühstück schluckweise eine Tasse Tee. Über den restlichen Tag verteilt zwei weitere Tassen. Praktischerweise füllt man die Tagesration in eine angewärmte Thermosflasche. Den Tee trinkt man ohne Zucker, empfindliche Gaumen können den Geschmack mit etwas Kamille oder Pfefferminze verfeinern.

Erschöpfung

Brennessel

Erschöpfungszustände wie auch Ermüdungszustände und Leistungsabfall sind oft das Ergebnis von Eisenmangel im Körper. Wirksame Besserung verspricht die eisenhaltige, frische Brennessel. Eine vierwöchige Teekur im Frühjahr und im Herbst sorgt für eine rasche Wiederkehr der Lebensgeister.
Eine Handvoll frische Brennesselblätter und -stengel pro Tasse, mit heißem Wasser abbrühen, eine halbe Minute ziehen lassen, abseihen und schluckweise trinken.
Die Kur beginnt täglich mit einer Tasse Brennessel-Tee eine halbe Stunde vor dem Frühstück. Der Tee wird schluckweise getrunken. Über den restlichen Tag verteilt trinkt man schluckweise zwei weitere Tassen frischen Brennessel-Tee. Praktischerweise füllt man seine Tagesration in eine angewärmte Thermoskanne.

Kamillen-Vollbad

Für ein Bad benötigt man vier Handvoll Kamillenblüten, die man mit heißem Wasser abbrüht, ziehen läßt und abgeseiht dem Badewasser zugießt. Die Wanne darf nur so viel Wasser fassen, daß das Herz des Badenden außerhalb des Wassers bleibt. Die Badedauer beträgt 20 Minuten. Nach dem Bad nicht abtrocknen, sondern in einen Bademantel gehüllt eine Stunde im Bett nachschwitzen.

Fettsucht

Frauenmantel

In höheren Lagen, über 1000 m, wächst eine Art des Frauenmantels, die im Volksmund wegen ihrer silbrig glänzenden Blattunterseite auch Silbermantel genannt wird. Aus seinen Blättern brüht man einen Tee, der Hilfe bei Fettsucht und Fettleibigkeit verspricht.
Ein gehäufter Teelöffel Silbermantel pro Tasse, mit heißem Wasser abbrühen, eine halbe Minute ziehen lassen, abseihen und schluckweise zwei bis drei Tassen pro Tag trinken.

Wegwarte

Ein gehäufter Teelöffel Wegwarte (Blüten und Stengel) pro Tasse, mit heißem Wasser abbrühen, eine halbe Minute ziehen lassen, abseihen und schluckweise täglich zwei Tassen trinken.

Weißdorn

Ein gehäufter Teelöffel Weißdorn (verwendet werden Blätter und Blüten) pro Tasse, mit heißem Wasser abbrühen, eine halbe Minute ziehen lassen, abseihen und schluckweise mindestens vier Tassen Tee am Tag trinken.

Weißdorn-Essenz

Man füllt frisch gepflückte Blüten und Beeren, von beidem die gleiche Menge, in eine Flasche und übergießt sie mit 38- bis 40%igem Kornbranntwein. Die Flasche muß mindestens zwei Wochen in der Wärme stehenbleiben. Von der so gewonnenen Essenz nimmt man täglich 4 bis 10 Tropfen ein.

Feuermal

Hauswurz-Saft

Man schneidet die Blätter der Hauswurz der Länge nach auseinander und bestreicht das Feuermal mit dem austretenden Saft.

Labkraut-Salbe

Labkraut-Salbe ist ebenfalls ein hervorragendes Mittel gegen Feuermale.
In einer Pfanne erhitzt man 500 g reines Schweinefett und schüttet vier gehäufte Handvoll Labkraut in das Fett. Das Ganze kurz aufschäumen lassen, gut umrühren und von der Herdplatte nehmen. Zugedeckt läßt man die Pfanne über Nacht auskühlen. Am nächsten Tag wird die Pfanne erneut erwärmt, bis das Fett flüssig genug ist, um durch ein sauberes Leinentuch passiert zu werden. Die im Tuch zurückbleibenden Kräuter kräftig auspressen und die so gewonnene Salbe in verschließbare Gläser abfüllen. Die Salbe soll im Kühlschrank aufbewahrt werden.

Labkraut-Waschung

Mit Labkraut-Absud nimmt man Waschungen vor.
Zwei gehäufte Teelöffel Labkraut werden mit $^1/_2$ Liter heißem Wasser gebrüht, ziehen lassen, abseihen und mit dem Absud die betroffene Hautpartie täglich waschen.

Ringelblumen-Saft

In einem Entsafter gewinnt man aus den frischen Stengeln der Ringelblume einen Saft, mit dem das Feuermal mehrmals täglich eingestrichen wird.

Zedern-Essenz

Man füllt die gewaschenen und kleingeschnittenen Blätter der Zeder (auch Lebensbaum genannt) in eine Flasche, übergießt sie mit 38- bis 40%igem Kornbranntwein (der Branntwein muß die Blätter bedecken) und läßt die geschlossene Flasche mindestens zwei Wochen in der Wärme stehen. Mit dieser Essenz wird das Feuermal mehrmals am Tag betupft.

Fieber

Frauenmantel

Ein gehäufter Teelöffel Frauenmantel pro Tasse, mit heißem Wasser abbrühen, eine halbe Minute ziehen lassen, abseihen und schluckweise zwei bis drei Tassen am Tag trinken.

Huflattich

Ein gestrichener Teelöffel Huflattichwurzeln wird für 12 Stunden in einer Tasse kaltem Wasser eingeweicht. Der Kaltansatz wird anschließend abgeseiht und schluckweise getrunken. Je nach Stärke des Fiebers trinkt man tagsüber ein bis zwei Tassen.

Kamille

Ein gehäufter Teelöffel Kamille pro Tasse, mit heißem Wasser abbrühen, eine halbe Minute ziehen lassen, abseihen und schluckweise, je nach Stärke des Fiebers, über den Tag verteilt zwei bis drei Tassen Tee trinken.

Kleiner Schwedenbitter

Mit einem der obengenannten Tees nimmt man täglich ein bis drei Eßlöffel Kleinen Schwedenbitter, je nach Stärke des Fiebers, zu sich, und zwar ein Eßlöffel auf eine halbe Tasse Tee, die je zur Hälfte eine halbe Stunde vor und nach den Mahlzeiten getrunken wird.

> **Hausmittel**
>
> Über Nacht in Essigwasser getränkte Socken feucht überziehen oder in Essigwasser getränkte Tücher um die Waden wickeln.

Fuß (geschwollen)

Huflattich

Zwei Handvoll frische Huflattichblätter mit heißem Wasser abbrühen, zwei Minuten ziehen lassen und dem Fußbad zugießen. Die Badedauer beträgt 20 Minuten.

Käsepappel

Zwei Handvoll frische Käsepappelblätter werden 12 Stunden in 5 Liter kaltem Wasser eingeweicht. Danach wird der Kaltansatz erwärmt und dem Fußbadewasser zugegossen. Die Badedauer beträgt 20 Minuten.

Füße (kalt)

Kalmus-Fußbad

Für 12 Stunden weicht man ca. 100g Kalmuswurzeln in kaltem Wasser ein. Danach wird der Kaltansatz erwärmt, 5 Minuten ziehen gelassen, abgeseiht und dem heißen Wasser für ein Fußbad zugegossen. Die Badedauer beträgt 20 Minuten.

Füße (wundgelaufen)

Pestwurz-Auflage

Die frischen Blätter der Pestwurz werden gewaschen, mit einem Nudelholz auf einem Holzbrett zerquetscht und der Kräuterbrei auf die wundgelaufenen Füße aufgelegt. Für eine rasche Heilung muß die Pestwurz-Auflage täglich mehrmals gewechselt werden.

Spitzwegerich-Auflage

Die frischen Blätter des Spitz- oder Breitwegerichs werden gewaschen, mit einem Nudelholz auf einem Holzbrett zerquetscht und der Blätterbrei auf die wundgelaufenen Füße aufgelegt. Eine täglich mehrmalige Erneuerung der Spitzwegerich-Auflage beschleunigt den Heilungsprozeß.

Fußpilz

Ringelblumen-Salbe

Die von Fußpilz befallenen Stellen streicht man täglich mit Ringelblumen-Salbe ein. Die Salbe wird aus Kräutern und Schweinefett hergestellt.
Vier Handvoll frische Blätter, Stengel und Blüten werden klein geschnitten. In einer Pfanne erhitzt man 500g gutes Schweinefett, gibt die kleingeschnittenen Kräuter dazu und läßt noch einmal aufschäumen. Fett und Kräuter werden gut verrührt und von der Herdplatte genommen. Abgedeckt läßt man die Mischung einen Tag stehen. Danach wird sie leicht erwärmt, durch ein Leinentuch gefiltert und in kleinere, verschraubbare Gefäße abgefüllt.

Ringelblumen-Waschung

Auf ½ Liter Wasser kommt ein gehäufter Eßlöffel Ringelblumen (Blätter, Stengel und Blüten), mit heißem Wasser abbrühen, eine halbe Minute ziehen lassen und mit dem abgeseihten Absud die pilzbefallenen Füße waschen.

Fußschweiß

Walnuß-Fußbad

Auf 1 Liter Wasser vier gehäufte Teelöffel kleingeschnittene Walnußblätter mit heißem Wasser abbrühen, ziehen lassen und abgeseiht dem Badewasser zugießen. Die Badedauer beträgt 20 Minuten.

Zinnkraut

Zur Unterstützung der Behandlung trinkt man täglich eine halbe Stunde vor dem Frühstück eine Tasse Zinnkraut-Tee. Ein gehäufter Teelöffel Zinnkraut pro Tasse, mit heißem Wasser abbrühen, eine halbe Minute ziehen lassen, abseihen und schluckweise trinken.

Zinnkraut-Essenz

Eine Zinnkraut-Essenz ist ein probates Mittel gegen Fußschweiß. Auf 50g echten Kornbranntwein (38–40% Alkohol) kommen 10g frisches Zinnkraut. Unter täglichem Schütteln wird dieser Ansatz mindestens zwei Wochen, in einer dunklen Flasche verschlossen, in der Wärme stehen gelassen. Nach einer gründlichen Waschung und gewissenhaftem Abtrocknen werden die Füße mit dieser Essenz eingestrichen.

Zinnkraut-Fußbad

Das Einstreichen mit der Zinnkraut-Essenz kann auch ein tägliches Zinnkraut-Fußbad ersetzen. 100g Zinnkraut werden 12 Stunden in kaltem Wasser eingeweicht. Danach wird der Kaltansatz erwärmt und abgeseiht dem Badewasser beigegeben. Die Badedauer beträgt 20 Minuten.

Gallenbeschwerden

Kleiner Schwedenbitter

Gallenbeschwerden, oft eine Folgeerscheinung von zu fettem, schwerverdaulichem Essen, rückt man mit Kleinem Schwedenbitter erfolgreich zu Leibe. Man nimmt täglich morgens und abends einen Eßlöffel Kleinen Schwedenbitter, mit etwas Wasser oder Kräutertee verdünnt, zu sich.

Kleiner-Schwedenbitter-Umschlag

Bei hartnäckigen Schmerzen legt man über Nacht einen Umschlag mit Kleinem Schwedenbitter auf. Die Hautpartie wird mit Schweinefett oder Ringelblumen-Salbe dick eingestrichen, damit der Alkohol des Kleinen Schwedenbitters ihr nicht das Fett entzieht. Ein geeignet großer Wattebausch oder ein Stück Zellstoff wird mit Kleinem Schwedenbitter beträufelt und auf die schmerzende Stelle gelegt. Die Auflage fixiert man mit einer Binde oder einem Leinentuch.

Gedächtnislücken

Ehrenpreis

Ein gehäufter Teelöffel Ehrenpreis pro Tasse, mit heißem Wasser abbrühen, eine halbe Minute ziehen lassen, abseihen und schluckweise eine Tasse vor dem Schlafengehen trinken.

Weißdorn

12 Stunden weicht man einen gehäuften Eßlöffel Weißdorn (Blätter, Blüten und Beeren, jeweils die gleiche Menge) in einer Tasse mit kaltem Wasser ein. Anschließend wird der Kaltansatz erwärmt und abgeseiht. Pro Tag trinkt man zwei Tassen Tee.

Weißdorn-Essenz

Man füllt frisch gepflückte Blüten und Beeren, von beidem die gleiche Menge, in eine Flasche und übergießt sie mit 38- bis 40%igem Kornbranntwein. Die Flasche muß mindestens zwei Wochen in der Wärme stehenbleiben. Von der so gewonnenen Essenz nimmt man täglich 4 bis 10 Tropfen ein.

Misch-Tee

Ein gehäufter Teelöffel Ehrenpreis und Zinnkraut, jeweils die gleiche Menge, pro Tasse, mit heißem Wasser abbrühen, eine halbe Minute ziehen lassen, abseihen und schluckweise zwei Tassen pro Tag trinken.

Gedächtnisschwäche

Bärlauch-Essenz

Täglich 10 bis 12 Tropfen Bärlauch-Essenz, mit etwas Wasser eingenommen, fördern das Gedächtnis.
Man füllt in eine Flasche kleingeschnittene Blätter oder Zwiebeln des Bärlauchs und übergießt sie mit 38- bis 40%igem Kornbranntwein. Die Flasche stellt man mindestens zwei Wochen in die Wärme.

Ehrenpreis

Ein gehäufter Teelöffel Ehrenpreis pro Tasse, mit heißem Wasser abbrühen, eine halbe Minute ziehen lassen, abseihen und schluckweise vor dem Schlafengehen eine Tasse Tee trinken.

Kleiner Schwedenbitter

Mehrmaliges Befeuchten des Kopfwirbels mit Kleinem Schwedenbitter fördert das Gedächtnis.

Gehörfehler

Storchenschnabel-Essenz

Man füllt die gewaschenen und kleingeschnittenen Blüten, Blätter und Stengel des Storchenschnabels in eine Flasche, übergießt sie mit 38- bis 40%igem Kornbranntwein und läßt die verschlossene Flasche mindestens zwei Wochen in der Wärme stehen. Mit dieser Essenz befeuchtet man einen Finger und streicht das Innere des Ohrs ein.

Misch-Tee

Ist das Gehörleiden auf eine Verkühlung zurückzuführen, so empfehlen sich Spülungen des Ohrs mit einem Aufguß aus der gleichen

Menge Gundelrebe, Salbei und Schafgarbe (ein gehäufter Teelöffel pro Tasse), mit heißem Wasser abgebrüht, eine halbe Minute ziehen lassen und abseihen.

Kleiner Schwedenbitter

In der alten Handschrift des schwedischen Arztes Dr. Samst steht, daß die Schwedenkräuter auch das verlorene Gehör wiederbringen. Man nimmt einige Tropfen Kleinen Schwedenbitter auf den Zeigefinger und feuchtet damit den Gehörgang an. Eine andere Möglichkeit bietet ein Wattepfropfen, mit Kleinem Schwedenbitter beträufelt, den man sich in die Ohren steckt. Vor der Anwendung träufelt man warmes Thymianöl in das Ohr. Das Erwärmen des Öls ist am einfachsten, wenn man einen Teelöffel in heißes Wasser taucht und das Öl auf den erwärmten Löffel träufelt.

Gesichtsallergie

Käsepappel-Waschung

Vier gehäufte Teelöffel Käsepappel werden 12 Stunden in 1 Liter kaltem Wasser eingeweicht. Danach wird der Kaltansatz erwärmt und abgeseiht. Mit dem lauwarmen Käsepappel-Absud wird das Gesicht mehrmals gewaschen.

Gesichtsflecken

Hauswurz-Saft

Man schneidet die Blätter der Hauswurz der Länge nach auseinander und bestreicht die Gesichtsflecken mit dem austretenden Saft.

Labkraut-Salbe

Labkraut-Salbe ist ebenfalls ein hervorragendes Mittel gegen Gesichtsflecken.
In einer Pfanne erhitzt man 500g reines Schweinefett und schüttet vier gehäufte Handvoll Labkraut in das Fett. Das Ganze kurz aufschäumen lassen, gut umrühren und von der Herdplatte nehmen. Zugedeckt läßt man die Pfanne über Nacht auskühlen. Am nächsten Tag wird die Pfanne erneut erwärmt, bis das Fett flüssig genug ist, um durch ein sauberes Leinentuch passiert zu werden. Die im Tuch zurückbleibenden Kräuter kräftig auspressen und die so gewonnene Salbe in verschließbare Gläser abfüllen. Die Salbe soll im Kühlschrank aufbewahrt werden.

Labkraut-Waschung

Mit Labkraut-Absud nimmt man Waschungen vor. Zwei gehäufte Teelöffel Labkraut werden mit $^1/_2$ Liter heißem Wasser abgebrüht, eine halbe Minute ziehen lassen, abseihen und mit dem Absud die betroffene Hautpartie täglich waschen.

Ringelblumen-Saft

In einem Entsafter gewinnt man aus den frischen Stengeln der Ringelblume einen Saft, mit dem die Gesichtsflecken mehrmals täglich eingestrichen werden.

Zedern-Essenz

Man füllt die gewaschenen und kleingeschnittenen Blätter der Zeder (auch Lebensbaum genannt) in eine Flasche, übergießt sie mit 38- bis 40%igem Kornbranntwein (der Branntwein muß die Blätter bedecken) und läßt die geschlossene Flasche mindestens zwei Wochen in der Wärme stehen. Mit dieser Essenz werden die Gesichtsflecken mehrmals am Tag betupft.

Gesichtsgrieß

Labkraut-Waschung

Zwei gehäufte Teelöffel Labkraut, mit heißem Wasser abbrühen, eine halbe Minute ziehen lassen, abseihen und mit dem Absud, so heiß wie verträglich, das Gesicht waschen. Anschließend mit warmem Wasser abspülen.

Gesichtshaare

Hier empfehle ich dieselben Heilkräuterrezepte wie unter dem Stichwort Behaarung.

Gesichtshautpflege

Johannisöl

Rauhe Gesichtshaut behandelt man erfolgreich mit Johannisöl. Man füllt die goldgelben Blüten des Johanniskrauts locker in eine Flasche und übergießt sie mit Öl, das die Blüten bedecken muß. Die Flasche wird mindestens drei Wochen in die Wärme gestellt, bis das Öl sich rötlich verfärbt hat. Nun filtert man den Flascheninhalt durch ein sauberes

Leinentuch, preßt die ausgefilterten Blüten aus und füllt das Johannisöl in kleinere, dunkle Flaschen.
Mit dem Johannisöl reibt man täglich das Gesicht ein und wird sehr schnell die rauhe Gesichtshaut verlieren.

Labkraut-Waschung

Welke Gesichtshaut wird durch die äußerliche Anwendung von Labkraut-Tee gestrafft.
Ein gehäufter Teelöffel Labkraut pro Tasse, mit heißem Wasser abbrühen, eine halbe Minute ziehen lassen, abseihen und mit dem Absud das Gesicht mehrmals täglich waschen.

Gicht

Bärlapp

Ein gestrichener Teelöffel Bärlapp pro Tasse, mit heißem Wasser abbrühen, eine halbe Minute ziehen lassen, abseihen und schluckweise täglich eine Tasse morgens auf nüchternen Magen trinken, nicht mehr.

Beinwurz-Vollbad

200 g Beinwurzblätter werden 12 Stunden in 5 Liter kaltem Wasser eingeweicht. Anschließend wird der Kaltansatz erwärmt und dem Badewasser zugegossen. Das Herz des Badenden muß dabei außerhalb des Wassers liegen. Die Badedauer beträgt 20 Minuten, anschließend nicht abtrocknen, sondern in einen Bademantel gehüllt im Bett eine Stunde nachschwitzen.

Brennessel-Vollbad

200 g Brennessel mit ca. 5 Liter heißem Wasser abbrühen, eine halbe Minute ziehen lassen und abgeseiht dem Badewasser zugießen. Das Herz des Badenden muß dabei außerhalb des Wassers liegen. Die Badedauer beträgt 20 Minuten, anschließend nicht abtrocknen, sondern in einen Bademantel gehüllt im Bett eine Stunde nachschwitzen.

Ehrenpreis-Essenz

Zwei gehäufte Handvoll blühendes Ehrenpreiskraut wird klein geschnitten, in eine Flasche gefüllt und mit 1 Liter 38- bis 40%igem Kornbranntwein übergossen. Die verschlossene Flasche stellt man mindestens zwei Wochen in die Wärme. Mit der daraus gewonnenen Essenz reibt man die von der Gicht geplagten Körperpartien ein.
Daneben nimmt man dreimal täglich je 15 Tropfen der Ehrenpreis-Essenz in etwas Wasser oder Tee.

Farnkraut-Umschlag

Frische Farnblätter, vom Hauptstengel befreit, gibt man auf ein Handtuch und hüllt sich damit über Nacht ein.

Kalmus

12 Stunden lang wird ein gestrichener Teelöffel Kalmuswurzeln in kaltem Wasser eingeweicht. Danach wärmt man den Kaltansatz leicht an, seiht ab und trinkt vor und nach jeder Mahlzeit einen Schluck.
Da die eine Tasse pro Tag natürlich schnell auskühlt, wird der Tee vor jedem Schluck in einem heißen Wasserbad erwärmt.

Löwenzahn

Dank seiner blutreinigenden Wirkung ist der Löwenzahn ein wirksames Kraut im Kampf gegen die Gicht. Man sammelt die Löwenzahnstengel während der Blütezeit, wäscht sie und ißt sie roh, täglich bis zu 10 Stück.

Mais

Ein gehäufter Teelöffel Maisbart wird mit einer Tasse heißem Wasser abgebrüht, eine halbe Minute ziehen lassen, abseihen und alle zwei bis drei Stunden einen Eßlöffel von diesem Tee einnehmen.

Pestwurz

Für 12 Stunden weicht man einen gestrichenen Teelöffel Pestwurzwurzeln pro Tasse in kaltem Wasser ein. Anschließend wird der Kaltansatz erwärmt, abgeseiht und schluckweise ein bis zwei Tassen pro Tag getrunken.

Schlüsselblume

Ein gehäufter Teelöffel Schlüsselblume, verwendet werden nur die oberen Blütendolden, pro Tasse, mit heißem Wasser abbrühen, eine halbe Minute ziehen lassen, abseihen und schluckweise ein bis zwei Tassen Tee pro Tag trinken.

Wiesengeißbart

Ein gehäufter Teelöffel kleingeschnittene Wiesengeißbartblüten pro Tasse, mit heißem

Wasser abbrühen, eine halbe Minute ziehen lassen, abseihen und schluckweise zwei bis drei Tassen am Tag trinken.

Zinnkraut

Als Vorsorgemaßnahme gegen Rheuma, Gicht- und Nervenschmerzen empfiehlt sich der tägliche Konsum einer Tasse Zinnkraut-Tee.
Ein gehäufter Teelöffel Zinnkraut wird mit einer Tasse heißem Wasser abgebrüht, eine halbe Minute ziehen lassen, abseihen und schluckweise trinken.

Kleiner Schwedenbitter

Dreimal täglich nimmt man einen Teelöffel Kleinen Schwedenbitter in einem der obengenannten Tees ein.

Gliederreißen

Kamillenöl

Gliederreißen behandelt man mit Kamillenöl. Man füllt eine Flasche mit frischen Blüten der Kamille, übergießt sie mit Öl und stellt sie mindestens drei Wochen in die Wärme. Mit dem Kamillenöl streicht man die kranken Glieder regelmäßig ein.

Gliederschmerzen

Ehrenpreis

Ein gehäufter Teelöffel Ehrenpreis pro Tasse, mit heißem Wasser abbrühen, eine halbe Minute ziehen lassen, abseihen und schluckweise zwei Tassen pro Tag trinken.

Kastanien-Kissen

Frische Roßkastanien werden von ihrer braunen Schale befreit, die weißen Kerne in einem Mixer zerkleinert, in einen Kissenbezug gefüllt, zugenäht und auf die schmerzende Stelle gelegt.

Grippe

Wiesengeißbart

Ein gehäufter Teelöffel kleingeschnittene Wiesengeißbartblüten pro Tasse, mit heißem Wasser abbrühen, eine halbe Minute ziehen lassen, abseihen und schluckweise zwei bis drei Tassen am Tag trinken.

Misch-Tee

Wenn bei naßkaltem Herbstwetter die Grippezeit vor der Tür steht, schützt man sich vor einer Ansteckung durch folgenden Kräutertee: Man mischt 10 g Holunderblüten, 5 g Huflattich, 5 g Kamille, 5 g Lindenblüten, 10 g feingehackte Löwenzahnwurzeln, 5 g Walderdbeerblätter und 15 g Wiesengeißbart.
Dabei kommt ein gehäufter Teelöffel Kräuter auf eine Tasse, mit heißem Wasser abbrühen, wegen der Löwenzahnwurzeln 5 Minuten ziehen lassen, abseihen und schluckweise trinken. Pro Tag trinkt man drei Tassen Tee. Die erste halbe Tasse trinkt man morgens vor dem Frühstück, die zweite halbe Tasse eine halbe Stunde nach dem Frühstück. Der übrige Tee wird in eine heiß ausgespülte Thermoskanne gefüllt und tagsüber getrunken.

Kleiner Schwedenbitter

Mit dem obengenannten Tee nimmt man, ebenfalls als Vorsorge, täglich einen Teelöffel Kleinen Schwedenbitter zu sich.

Hausmittel

Man macht 10- bis 15minütige Fußbäder mit heißem Wasser. Das Wasser muß so heiß sein, wie es gerade verträglich ist, und immer wieder nachgegossen werden.

Haarausfall

Walnuß

Zwei gehäufte Teelöffel kleingeschnittene Walnußblätter mit einer Tasse heißem Wasser abbrühen, eine halbe Minute ziehen lassen, abseihen und mit dem Absud die Kopfhaut massieren.

Wegwarte

Bei ausfallenden Augenbrauen und Wimpern hilft der frische Saft der Wegwarte.
Man nimmt ein Stück vom Stengel mit Blatt- und Blütenansatz, zerkaut es zwischen den Zähnen und streicht den Saft auf Brauen und Wimpern.

Haarpflege

Kamillen-Waschung

Haarpflege mit Kamillen-Absud macht das Haar leicht, duftig und glänzend. Eine Handvoll Kamillenblüten brüht man mit 1 Liter Wasser ab, eine halbe Minute ziehen lassen, abseihen und mit dem Absud das Haar waschen. Das Haar wird nach der Kopfwäsche nicht mehr gespült.

Haarwuchs

Brennessel-Waschung

Die Brennessel, eine vielfach unterschätzte Heilpflanze, kräftigt den Haarwuchs. Für die Kopfwäsche verwendet man den Absud von frischen Brennesseln. Zehn Handvoll frische Brennesseln werden in einem 5-Liter-Topf mit kaltem Wasser langsam erhitzt. 5 Minuten ziehen lassen, abseihen und damit das Haar waschen. Zur Festigung und Kräftigung des Haarwuchses eignet sich auch ein Absud aus Brennesselwurzeln. Zwei gehäufte Handvoll Wurzeln werden 12 Stunden in kaltem Wasser eingeweicht. Anschließend erwärmt man den Kaltansatz, läßt ihn 10 Minuten ziehen, seiht die Wurzeln ab und wäscht das Haar damit.

Brennessel-Essenz

Zusätzlich zu den Kopfwaschungen sollte man täglich die Kopfhaut mit einer Brennessel-Essenz massieren. Die im Frühjahr oder Herbst gegrabenen Wurzeln werden gewaschen, klein geschnitten, in eine Flasche gefüllt und mit 38- bis 40%igem Kornbranntwein übergossen. Die Flasche stellt man mindestens zwei Wochen in die Wärme. Mit der Essenz reibt man sich täglich die Kopfhaut ein, was dem Haar einen schönen Glanz verleiht.

Haar-Kur

In 5 Liter kaltem Wasser erwärmt man je eine Handvoll frische Brennesseln, Birken-, Holunder-, Walnußblätter und einen Stengel Schöllkraut bis kurz vor dem Kochen. Einige Minuten ziehen lassen, abseihen und mit der einen Hälfte des Absuds das Haar mit Kernseife gut durchwaschen und mit klarem Wasser ausspülen. Mit dem Rest des Absuds wäscht man das Haar noch einmal nach, läßt ihn einige Minuten auf Haar und Kopfhaut einwirken und trocknet das Haar, ohne die Heilkräuterlösung auszuwaschen.

Klettenwurzel-Waschung

Für 12 Stunden weicht man 100g Klettenwurzeln in kaltem Wasser ein. Danach wird der Kaltansatz langsam erwärmt und abgeseiht. Mit der einen Hälfte des Absuds wäscht man das Haar mit einem Stück Kernseife. Mit der zweiten Hälfte spült man den Schaum aus dem Haar. Der Kräuterabsud darf nicht ausgewaschen werden.

Halsentzündung

Labkraut

Ein gehäufter Teelöffel Labkraut pro Tasse, mit heißem Wasser abbrühen, eine halbe Minute ziehen lassen, abseihen und mit dem warmen Tee mehrmals täglich gurgeln.

Odermennig

Ein gehäufter Teelöffel Odermennig pro Tasse, abbrühen, eine halbe Minute ziehen lassen, abseihen und täglich zweimal, morgens und abends, mit dem Tee gurgeln.

Kleiner Schwedenbitter

Einen Teelöffel Kleinen Schwedenbitter mit einer halben Tasse Kräutertee verdünnen und je eine Hälfte eine halbe Stunde vor und nach den Mahlzeiten trinken, d. h. drei Teelöffel Kleinen Schwedenbitter pro Tag.

Halsschmerzen

Odermennig

Ein gehäufter Teelöffel Odermennig pro Tasse, abbrühen, eine halbe Minute ziehen lassen, abseihen und zweimal täglich mit dem Tee gurgeln.

Salbei

Ein gehäufter Teelöffel Salbei pro Tasse, abbrühen, eine halbe Minute ziehen lassen, abseihen und morgens und abends mit dem Tee gurgeln. Man kann neben dem Gurgeln auch einen entsprechend großen Wattebausch mit dem Tee tränken, ausdrücken und auf die schmerzende Stelle am Hals legen.

Walnuß

Ein gehäufter Teelöffel kleingeschnittener Walnußblätter pro Tasse, abbrühen, eine halbe Minute ziehen lassen, abseihen und mit dem Tee morgens und abends gurgeln.

Hämorrhoiden

Bärlapp

Einen gestrichenen Teelöffel Bärlapp pro Tasse mit heißem Wasser abbrühen, eine halbe Minute ziehen lassen, abseihen und schluckweise täglich eine Tasse morgens auf nüchternen Magen trinken, nicht mehr.

Hirtentäschel

Auf eine Tasse kommt ein gehäufter Teelöffel Hirtentäschel, das man mit heißem Wasser abbrüht, eine halbe Minute ziehen läßt und abseiht. Mit dem handwarmen Absud macht man Darmeinläufe oder Waschungen.

Hirtentäschel-Sitzbad

Für ein Sitzbad benötigt man ca. 100g getrocknete Kräuter, die mit heißem Wasser abgebrüht werden, 5 Minuten ziehen lassen, abseihen und dem Badewasser zugießen. Beim Sitzbad müssen die Nieren des Badenden bedeckt sein, die Badedauer beträgt 20 Minuten. Anschließend nicht abtrocknen, sondern in einen Bademantel gehüllt im Bett eine Stunde nachschwitzen.

Kamille

Da die Kamille den Stuhlgang fördert, ohne wie ein Abführmittel zu wirken, ist sie eine indirekte Hilfe bei der Behandlung von Hämorrhoiden. Einen gehäuften Teelöffel Kamille pro Tasse mit heißem Wasser abbrühen, eine halbe Minute ziehen lassen, abseihen und schluckweise eine Tasse pro Tag vor dem Frühstück trinken.

Kamillen-Salbe

Für die äußere Behandlung von Hämorrhoiden hat sich Kamillen-Salbe bewährt.
In einer Pfanne erhitzt man 250g reines Schweinefett, streut zwei gehäufte Handvoll frische Kamillenblüten hinein, läßt noch einmal aufschäumen, rührt um, nimmt die Pfanne vom Herd und läßt sie über Nacht zugedeckt auskühlen. Am nächsten Tag erneut erwärmen, und durch ein Leinentuch in geeignete, verschraubbare Gefäße passieren. Dabei nicht vergessen, die ausgeseihten Blüten im Tuch auszupressen.

Schafgarbe

Bei stark blutenden Hämorrhoiden verspricht der Schafgarben-Tee rasche Hilfe. Einen gehäuften Teelöffel Schafgarbe pro Tasse mit heißem Wasser abbrühen, eine halbe Minute ziehen lassen, abseihen und schluckweise morgens und abends je eine Tasse trinken.

Schafgarben-Salbe

In einer Pfanne erhitzt man 180g reines Schweinefett, streut 30g frische, kleingeschnittene Schafgarbenblüten und 30g kleingeschnittene Himbeerblätter in das heiße Fett. Das Ganze kurz aufschäumen lassen, gut umrühren und von der Herdplatte nehmen. Zugedeckt läßt man die Pfanne über Nacht auskühlen. Am nächsten Tag wird die Pfanne erneut erwärmt, bis das Fett flüssig genug ist, um durch ein sauberes Leinentuch passiert zu werden. Die im Tuch zurückbleibenden Kräuter kräftig auspressen und die so gewonnene Salbe in verschließbare Gläser abfüllen. Mit der Salbe behandelt man Hämorrhoiden äußerlich. Die Schafgarben-Salbe muß kühl aufbewahrt werden.

Schöllkraut

Einen gestrichenen Teelöffel Schöllkraut pro Tasse mit heißem Wasser abbrühen, eine halbe Minute ziehen lassen, abseihen und schluckweise bis zu zwei Tassen Tee pro Tag trinken.

Schöllkraut-Saft

In einem Entsafter preßt man frisch gepflückte Blätter, Blüten und Stengel des Schöllkrauts aus. Pro Tag trinkt man einen Teelöffel frisch gepreßten Schöllkraut-Saft mit einer Tasse Wasser verdünnt.

Zinnkraut

Die blutstillenden Eigenschaften des Zinnkrauts versprechen bei blutenden Hämorrhoiden rasche Hilfe. Je nach Stärke der Blutung zwei bis drei gehäufte Teelöffel Zinnkraut pro Tasse mit heißem Wasser abbrühen, eine halbe Minute ziehen lassen, abseihen und schluckweise zwei bis drei Tassen am Tag trinken.

Kleiner Schwedenbitter

Man beträufelt einen geeignet großen Wattebausch mit Kleinem Schwedenbitter und legt ihn über Nacht auf den After.
Vor dem Schlafengehen nimmt man einen Teelöffel Kleinen Schwedenbitter, mit lauwarmem Wasser oder Kräutertee verdünnt.

Hand (geschwollen)

Käsepappel

Zwei gehäufte Handvoll Käsepappel werden 12 Stunden in 5 Liter kaltem Wasser eingeweicht. Anschließend erwärmt man den Kaltansatz und badet die Hände 20 Minuten lang darin.

Haut (unrein)

Bärlauch

Dank seiner blutreinigenden Eigenschaften verspricht der Bärlauch vor allem bei chronisch unreiner Haut rasche Hilfe. Im Frühjahr sammelt man die frischen Bärlauchblätter, die gewaschen und kleingeschnitten verzehrt werden. Ähnlich wie die Petersilie streut man Bärlauch auf alle Speisen, die üblicherweise mit Petersilie oder Schnittlauch verfeinert und dekoriert werden. Mit Bärlauchblättern kann man auch einen Salat zubereiten oder Spinat kochen.

Bärlauch-Essenz

Um sich die Heilkraft des Bärlauchs das ganze Jahr über zu sichern, setzt man Bärlauch-Essenz an. Man füllt eine Flasche mit kleingeschnittenen Bärlauchblättern oder Bärlauchzwiebeln, übergießt die Kräuter mit 38- bis 40%igem Kornbranntwein und läßt die Flasche mindestens zwei Wochen in der Wärme stehen. Von dieser Essenz nimmt man täglich viermal 10 bis 15 Tropfen, mit etwas Wasser verdünnt.

Wegwarte

Ein gehäufter Teelöffel Wegwarte pro Tasse, mit heißem Wasser abbrühen, eine halbe Minute ziehen lassen, abseihen und schluckweise eine Tasse am Morgen trinken.

Hautausschlag

Kamillen-Waschung

Eine Handvoll Kamillenblüten wird mit heißem Wasser abgebrüht, eine halbe Minute ziehen lassen, abseihen und mit dem Kamillen-Absud das Gesicht täglich waschen.

Sauerklee

Einen gehäuften Eßlöffel frische Sauerkleeblätter pro Tasse mit heißem Wasser abbrühen, eine halbe Minute ziehen lassen, abseihen und schluckweise pro Tag zwei Tassen trinken.

Taubnessel

Einen gehäuften Teelöffel weiße oder gelbe Taubnessel pro Tasse mit heißem Wasser abbrühen, eine halbe Minute ziehen lassen, abseihen und schluckweise eine Tasse am Vormittag trinken.

Zinnkraut-Waschung

Vier gehäufte Teelöffel Zinnkraut auf 1 Liter heißes Wasser, die Kräuter abbrühen, eine halbe Minute ziehen lassen, abseihen und mit dem Zinnkraut-Absud das Gesicht oder die betroffene Hautstelle waschen.
Ebenso hilfreich sind Umschläge, bei denen ein Tuch im Zinnkraut-Absud eingeweicht wird und als warmer Umschlag auf die betroffene Hautpartie gelegt wird.

Hautflecken

Brennessel

Ein gehäufter Teelöffel Brennessel pro Tasse, mit heißem Wasser abbrühen, eine halbe Minute ziehen lassen, abseihen und schluckweise über den Tag verteilt bis zu vier Tassen Tee trinken.

Hauswurz-Saft

Man schneidet die Blätter der Hauswurz der Länge nach auseinander und bestreicht die Hautflecken mit dem austretenden Saft.

Labkraut-Salbe

Labkraut-Salbe ist ebenfalls ein hervorragendes Mittel gegen Hautflecken.
In einer Pfanne erhitzt man 500 g reines Schweinefett und schüttet vier gehäufte Hand-

voll Labkraut in das Fett. Das Ganze kurz aufschäumen lassen, gut umrühren und von der Herdplatte nehmen. Zugedeckt läßt man die Pfanne über Nacht auskühlen. Am nächsten Tag wird die Pfanne erneut erwärmt, bis das Fett flüssig genug ist, um durch ein sauberes Leinentuch passiert zu werden. Die im Tuch zurückbleibenden Kräuter kräftig auspressen und die so gewonnene Salbe in verschließbare Gläser abfüllen. Die Salbe soll im Kühlschrank aufbewahrt werden.

Labkraut-Waschung

Mit Labkraut-Absud nimmt man Waschungen vor. Zwei gehäufte Teelöffel Labkraut werden mit 1/2 Liter heißem Wasser abgebrüht, eine halbe Minute ziehen lassen, abseihen und mit dem Absud die betroffene Hautpartie täglich waschen.

Ringelblumen-Saft

In einem Entsafter gewinnt man aus den frischen Stengeln der Ringelblume einen Saft, mit dem die Hautflecken mehrmals täglich eingestrichen werden.

Zedern-Essenz

Man füllt die gewaschenen und kleingeschnittenen Blätter der Zeder (auch Lebensbaum genannt) in eine Flasche, übergießt sie mit 38- bis 40%igem Kornbranntwein (der Branntwein muß die Blätter bedecken) und läßt die Flasche mindestens zwei Wochen in der Wärme stehen. Mit dieser Essenz werden die Hautflecken mehrmals am Tag betupft.

Heiserkeit

Huflattich

Einen gehäuften Teelöffel Huflattichblätter und -blüten pro Tasse mit heißem Wasser abbrühen, eine halbe Minute ziehen lassen, abseihen, mit etwas Honig vermischen und so heiß als möglich schluckweise mehrere Tassen am Tag trinken.

Käsepappel

12 Stunden weicht man einen gehäuften Teelöffel Käsepappel pro Tasse in kaltem Wasser ein. Anschließend wird der Kaltansatz leicht erwärmt. Bei starker Heiserkeit trinkt man drei Tassen pro Tag. Praktischerweise füllt man seine Tagesration in eine angewärmte Thermoskanne.

Labkraut

Ein gehäufter Teelöffel Labkraut pro Tasse, mit heißem Wasser abbrühen, eine halbe Minute ziehen lassen, abseihen und mit dem Tee mehrmals täglich gurgeln.

Spitzwegerich

Einen gehäuften Teelöffel Spitzwegerichblätter pro Tasse mit heißem Wasser abbrühen, eine halbe Minute ziehen lassen, abseihen und schluckweise zwei bis vier Tassen am Tag trinken.

Heuschnupfen

Brennessel

Einen gehäuften Teelöffel Brennessel pro Tasse mit heißem Wasser abbrühen, eine halbe Minute ziehen lassen, abseihen und schluckweise bis zu vier Tassen Tee am Tag trinken.

Kleiner Schwedenbitter

Mit dem Brennessel-Tee verdünnt man täglich drei Teelöffel Kleinen Schwedenbitter, die schluckweise vor und nach den Mahlzeiten eingenommen werden.

Hexenschuß

Brennessel

Mit einer frisch gepflückten Brennessel streicht man ganz vorsichtig und leicht von unten nach oben viermal über die schmerzenden Stellen. Anschließend wird die leicht gerötete Hautpartie eingepudert. Bereits nach wenigen Tagen stellt sich eine Besserung ein.

Johannisöl

Das Johannisöl ist als wirksames Mittel gegen Hexenschuß, Ischias und Rheumatismus bekannt und sollte in keiner Hausapotheke fehlen. Man füllt eine Flasche mit frischen Blüten und Knospen des Johanniskrauts und übergießt sie mit Öl, das die Blüten bedecken muß. Die Flasche stellt man drei Wochen in die Wärme. Mit der Zeit verfärbt sich das Öl rot. Mit diesem Öl reibt man die vom Hexenschuß befallenen Körperpartien ein.

Odermennig

Einen gehäuften Teelöffel Odermennigblätter pro Tasse mit heißem Wasser abbrühen, eine halbe Minute ziehen lassen, abseihen und schluckweise ein bis zwei Tassen am Tag trinken.

Wiesengeißbart

Ein gehäufter Teelöffel kleingeschnittene Wiesengeißbartblüten pro Tasse, mit heißem Wasser abbrühen, eine halbe Minute ziehen lassen, abseihen und schluckweise zwei bis drei Tassen am Tag trinken.

Hornissenstich

Hier empfehle ich dieselben Heilkräuterrezepte wie unter dem Stichwort Insektenstich.

Hühnerauge

Beinwurz-Salbe

In einer Pfanne erhitzt man 250g reines Schweinefett. Vier bis sechs frische, gewaschene Wurzeln der Beinwurz werden klein geschnitten und zugeschüttet. Man läßt das Ganze noch einmal aufschäumen, rührt kräftig um und nimmt die Pfanne vom Herd. Zugedeckt läßt man das Ganze über Nacht auskühlen. Am nächsten Tag wird die Pfanne noch einmal leicht erwärmt, ihr Inhalt durch ein sauberes Leinentuch passiert, die Kräuter werden ausgepreßt und die so gewonnene Salbe in verschließbare Gläser abgefüllt.
Mit dieser Salbe streicht man das Hühnerauge täglich ein.

Brennessel

Die Brennessel hilft auf vielfache Weise zur Beseitigung der lästigen Hühneraugen.
Innerlich wird sie als Tee angewendet. Ein gehäufter Teelöffel Brennesseln pro Tasse mit heißem Wasser abbrühen, eine halbe Minute ziehen lassen, abseihen und schluckweise bis zu vier Tassen pro Tag trinken.

Brennessel-Fußbad

Für die äußerliche Anwendung setzt man Brennessel-Fußbäder an. Für 12 Stunden weicht man frische Brennesseln (verwendet werden Stengel und Blätter) in 5 Liter kaltem Wasser ein. Anschließend wird dieser Kaltansatz angewärmt, die Kräuter bleiben im Badewasser, und die Füße werden 20 Minuten lang darin gebadet.

Brennessel-Essenz

Erfolgversprechend ist auch das Einstreichen des Hühnerauges mit einer Brennessel-Essenz. Man füllt eine Flasche mit im Frühjahr oder Herbst gegrabenen Wurzeln der Brennessel, die gewaschen und klein geschnitten werden, übergießt sie mit 38- bis 40%igem Kornbranntwein und läßt die Flasche mindestens zwei Wochen in der Wärme stehen. Mit dieser Brennnessel-Essenz streicht man das Hühnerauge mehrmals täglich ein.

Schöllkraut-Saft

Frische Blätter, Stengel und Blüten des Schöllkrauts werden gewaschen und feucht in einer Küchenzentrifuge entsaftet. Den Frischsaft streicht man unverdünnt mehrmals täglich auf das Hühnerauge.

Kleiner Schwedenbitter

Man träufelt Kleinen Schwedenbitter auf einen Wattebausch und betupft mehrmals täglich das Hühnerauge. Über Nacht empfiehlt es sich, den Wattebausch auf das Hühnerauge zu legen, darüber einen Strumpf zu ziehen, und den Kleinen Schwedenbitter über Nacht einwirken zu lassen. Wichtig bei der Behandlung eines Hühnerauges mit Kleinem Schwedenbitter ist, daß die schmerzende Stelle stets feucht gehalten wird.

Husten

Huflattich

Bei starkem Husten empfiehlt sich der Huflattich dank seiner schleimlösenden und entzündungshemmenden Wirkstoffe. Man sammelt die Blüten, gelbe Kelche, die bereits im ersten Vorfrühling sprießen, und die später im Mai nachwachsenden Blätter. Auf eine Tasse Tee kommt ein gehäufter Teelöffel Blüten und Blätter zu gleichen Teilen gemischt, nur abbrühen und eine halbe Minute ziehen lassen. Mit Honig gesüßt trinkt man mehrmals täglich eine Tasse, so heiß als möglich.

Käsepappel

Blätter, Blüten und Stengel der Käsepappel werden 12 Stunden in kaltem Wasser eingeweicht. Dosierung: ein gehäufter Teelöffel pro Tasse. Nach dem Abseihen der Kräuter wird der Kaltansatz leicht angewärmt und schluckweise getrunken. Über den Tag verteilt trinkt man zwei bis drei Tassen. Bei starken Erkältungen nutzt man die abgeseihten und erwärmten Kräuter des Teeaufgusses als Umschläge auf Bronchien, Hals und Lunge.

Spitzwegerich

Ein gehäufter Teelöffel Spitz- oder Breitwegerichblätter pro Tasse, mit heißem Wasser abbrühen und eine halbe Minute ziehen lassen. Mehrere Tassen pro Tag schluckweise so heiß als möglich trinken.

Vogelknöterich

Ein gehäufter Eßlöffel Vogelknöterich pro Tasse, mit heißem Wasser abbrühen, eine halbe Minute ziehen lassen, abseihen und schluckweise über den Tag verteilt zwei Tassen Tee trinken.

Misch-Tee

Man mischt die gleiche Menge Huflattichblüten und -blätter, Königskerzenblüten, Lungenkraut und Spitzwegerichblätter. Zwei gehäufte Teelöffel pro Tasse, mit heißem Wasser abbrühen und eine halbe Minute ziehen lassen, mit Honig gesüßt täglich drei Tassen schluckweise warm trinken.

Hausmittel

Man gießt in eine Kasserolle Milch, bis der Boden bedeckt ist. Dazu gibt man 125 g Quark (Topfen) und erwärmt das Ganze unter kräftigem Umrühren. Den warmen Quark – nicht heiß, sondern angenehm warm – streicht man auf ein sauberes Leinentuch und legt ihn über Nacht als Umschlag auf den Brustkorb.

Impotenz

Das oberste Gebot bei Impotenz heißt Finger weg von Zigaretten und Alkohol.

Frauenmantel

Ein gehäufter Teelöffel Frauenmantel pro Tasse, mit heißem Wasser abbrühen, eine halbe Minute ziehen lassen, abseihen und schluckweise vier Tassen Tee am Tag trinken.

Hirtentäschel-Essenz

Man füllt eine Flasche mit frisch gepflücktem Hirtentäschel und übergießt die Kräuter mit 38- bis 40%igem Kornbranntwein. Die Flasche stellt man mindestens zwei Wochen in die Wärme. Mit der so gewonnenen Hirtentäschel-Essenz reibt man den Unterleib ein.

Wiesenbärenklau-Essenz

Kleingeschnittene Blätter und Sprossen des Wiesenbärenklaus füllt man in eine Flasche und übergießt die Kräuter mit 38- bis 40%igem Kornbranntwein. Die Flasche stellt man mindestens zwei Wochen in die Wärme. Von der so gewonnenen Essenz nimmt man täglich zweimal 30 Tropfen im oben beschriebenen Frauenmantel-Tee.

Insektenstich

Gegen lästige Insekten kann man sich mit frischen Walnußblättern schützen.

Salbei-Auflage

Frische, gewaschene Salbeiblätter werden mit einem Nudelholz auf einem Holzbrett zerquetscht. Den Blätterbrei legt man auf die Stichstelle.

Spitzwegerich-Auflage

Frische, gewaschene Blätter des Spitz- oder Breitwegerichs werden mit einem Nudelholz auf einem Holzbrett zerquetscht. Den Blätterbrei legt man auf die Stichstelle.

Kleiner Schwedenbitter

Als Sofortmaßnahme legt man einen mit Kleinem Schwedenbitter getränkten Wattebausch auf den Insektenstich.

Juckreiz

Brennessel

Unreinheiten der Haut, schwerheilende Hautflecken, Allergien und Ausschläge sind oft mit starkem Juckreiz verbunden. Wer ihm nachgibt und zu kratzen beginnt, verhindert eine Heilung. Der Brennessel-Tee verschafft Abhilfe.
Einen gehäuften Teelöffel Brennessel pro Tasse mit heißem Wasser abbrühen, eine halbe Minute ziehen lassen, abseihen und schluckweise bis zu vier Tassen am Tag trinken.

Ehrenpreis

Der Ehrenpreis-Tee empfiehlt sich ganz besonders als Mittel gegen das sogenannte Altersjucken.
Ein gehäufter Teelöffel Ehrenpreis pro Tasse, mit heißem Wasser abbrühen, eine halbe Minute ziehen lassen, abseihen und schluckweise bis zu zwei Tassen am Tag trinken.

Löwenzahn

Eine 14tägige Kur mit frischen Löwenzahnstengeln lindert Hautjucken. Man sammelt täglich bis zu 10 Stengel mit Blüten, wäscht sie, entfernt den Blütenkopf und zerkaut die Stengel roh.

Ringelblumen-Salbe

Bei starkem Juckreiz reibt man die betroffenen Körperstellen regelmäßig mit Ringelblumen-Salbe ein.
In einer Pfanne erhitzt man 250g reines Schweinefett und schüttet eine gehäufte Handvoll Ringelblumen (Blätter, Blüten und Stengel) in das heiße Fett. Man läßt das Ganze noch einmal aufschäumen, rührt kräftig um und nimmt die Pfanne vom Herd. Zugedeckt über Nacht auskühlen lassen. Am nächsten Tag wird die Pfanne noch einmal leicht erwärmt, ihr Inhalt durch ein sauberes Leinentuch passiert, die Blätter, Blüten und Stengel werden ausgepreßt und die so gewonnene Salbe in verschließbare Gläser abgefüllt.

Schafgarben-Sitzbad

Durch Waschungen und Sitzbäder in einem Schafgarben-Aufguß beseitigt man unangenehmen Juckreiz in der Scheide.
Für ein Sitzbad benötigt man 100g Schafgarbe, die 12 Stunden in kaltem Wasser eingeweicht wird. Danach wird der Kaltansatz erwärmt und dem Badewasser zugegossen. Für das Sitzbad muß so viel Wasser eingelassen werden, daß die Nieren des Badenden bedeckt sind. Die Badedauer beträgt 20 Minuten. Anschließend nicht abtrocknen, sondern in einen Bademantel gehüllt im Bett eine Stunde nachschwitzen. Mit dem angewärmten Kaltansatz der Schafgarbe kann man natürlich auch nur Waschungen vornehmen.

Kopfgrind

Walnuß-Waschung

Waschungen mit einem Absud aus Walnußblättern bringt rasche Hilfe. Zwei gehäufte Teelöffel kleingeschnittener Walnußblätter werden mit 1/2 Liter Wasser abgebrüht, eine halbe Minute ziehen lassen, abseihen und mit dem Absud die betroffenen Stellen waschen.

Kopfläuse

Walnuß-Waschung

Die schon ausgerottet geglaubten Kopfläuse machen wieder von sich reden. Mit dem Walnuß-Absud wird man ihrer schnell Herr.
Zwei gehäufte Teelöffel kleingeschnittene Walnußblätter werden mit 1/2 Liter heißem Wasser abgebrüht, eine halbe Minute ziehen lassen, abseihen und mit dem Absud täglich den Kopf waschen.

Kopfschmerzen

Brennessel

Auf 1/4 Liter Wasser einen gehäuften Teelöffel Brennessel, die Kräuter nur brühen, eine halbe Minute ziehen lassen und schluckweise trinken. Praktischerweise füllt man die Tagesration in eine angewärmte Thermoskanne. Bis zu 2 Liter Brennessel-Tee kann man pro Tag bedenkenlos trinken.

Schafgarbe

Ein gehäufter Teelöffel Schafgarbe pro Tasse, mit heißem Wasser abbrühen, eine halbe Minute ziehen lassen, abseihen und schluckweise zwei Tassen am Tag trinken.

Schlüsselblume

Die frischen oder getrockneten Blütendoldenspitzen (pro Tasse ein gehäufter Teelöffel) brüht man mit heißem Wasser ab und läßt sie eine halbe Minute ziehen, bis der Tee eine leicht goldgelbe Färbung zeigt. Über den Tag verteilt bis zu drei Tassen schluckweise trinken.

Weißdorn

Ein gehäufter Teelöffel Weißdorn (verwendet werden Blätter und Blüten) pro Tasse, mit heißem Wasser abbrühen, eine halbe Minute ziehen lassen, abseihen und schluckweise über den Tag verteilt zwei Tassen Tee trinken.

Weißdorn-Essenz

Man füllt frisch gepflückte Blüten und Beeren, von beiden die gleiche Menge, in eine Flasche und übergießt sie mit 38- bis 40%igem Kornbranntwein. Die Flasche muß mindestens zwei Wochen in der Wärme stehenbleiben. Von der so gewonnenen Essenz nimmt man täglich 4 bis 10 Tropfen ein.

Kleiner Schwedenbitter

Bei starken Kopfschmerzen nimmt man mit einem der Kräutertees zwei- bis dreimal pro Tag einen Eßlöffel Kleinen Schwedenbitter ein. Auf 1/8 Liter Tee kommt ein Eßlöffel Kleiner Schwedenbitter. Am wirkungsvollsten nimmt man diese Mischung eine halbe Stunde vor und nach dem Essen ein, das heißt eine Vierteltasse vor und nach der Mahlzeit.

Kleiner-Schwedenbitter-Umschlag

Schläfen und Stirn mit Ringelblumen-Salbe einstreichen, damit der Alkohol der Haut nicht das Fett entzieht. Einen geeignet großen Wattebausch oder ein Stück Zellstoff mit Kleinem Schwedenbitter beträufeln und auf die schmerzende Kopfpartie legen. Diesen Umschlag fixiert man mit einer Binde oder einem Leinentuch und läßt ihn, je nach Verträglichkeit, 2 bis 4 Stunden einwirken.

> **Hausmittel**
>
> Man tränkt ein kleines, handliches Frotteetuch mit kaltem Wasser – es sollte feucht sein, aber nicht triefen – und legt es sich über Nacht auf das Herz. Darüber kommt eine Plastikfolie und ein trockenes Handtuch als Wärmeschutz.

Kopfschuppen

Brennessel-Waschung

Zwei gehäufte Teelöffel Brennessel mit 1/2 Liter heißem Wasser abbrühen, eine halbe Minute ziehen lassen und abseihen. Mit der Hälfte des Absuds wäscht man einmal wöchentlich das Haar mit Kernseife und spült es mit der zweiten Hälfte des Absuds aus. Danach wird das Haar nicht mehr gespült.

Zinnkraut-Waschung

Kopfschuppen beseitigt man durch eine tägliche Haarwäsche mit Zinnkraut-Absud und anschließender Kopfhautmassage mit gutem Olivenöl.
Vier gehäufte Teelöffel Zinnkraut mit 1 Liter heißem Wasser abbrühen, eine halbe Minute ziehen lassen, abseihen und mit dem Absud das Haar gründlich durchwaschen. Das Haar darf anschließend nicht mit klarem Wasser ausgespült werden. Den nassen Kopf massiert man mit feinem Olivenöl.

Krampfadern

Beinwurz-Sitzbad

200g frische oder getrocknete Beinwurzblätter werden 12 Stunden in 5 Liter kaltem Wasser eingeweicht. Danach wird der Kaltansatz erwärmt, abgeseiht und dem Badewasser zugegossen. Die Wanne muß so viel Wasser fassen, daß die Nieren des Badenden bedeckt sind. Die Badedauer beträgt 20 Minuten. Anschließend nicht abtrocknen, sondern in einen Bademantel gehüllt im Bett eine Stunde nachschwitzen.

Odermennig-Salbe

Mit der Salbe streicht man täglich die von den Krampfadern gezeichneten Waden ein.
In einer Pfanne wird 250g reines Schweinefett erhitzt. In das heiße Fett schüttet man zwei gehäufte Handvoll kleingeschnittene Blätter, Blüten und Stengel, läßt noch einmal aufschäumen, umrühren und vom Feuer nehmen. Zugedeckt läßt man die Pfanne über Nacht auskühlen. Am nächsten Tag wird das Ganze noch einmal erwärmt und durch ein sauberes Leinentuch passiert; die Kräuterrückstände auspressen und die so gewonnene Salbe in verschließbare Gefäße abfüllen.

Die Rückstände (die im Tuch zurückgebliebenen Blätter, Blüten und Stengel) kann man sofort als Umschlag auf die Waden legen; mit der Salbe werden die Waden täglich dick eingestrichen.

Ringelblumen-Salbe

Die Ringelblumen-Salbe ist ebenso wie die Odermennig-Salbe ein sehr rasch wirkendes Mittel gegen Krampfadern.
In einer Pfanne erhitzt man 250g reines Schweinefett und schüttet zwei gehäufte Handvoll Ringelblumen (Blätter, Stengel und Blüten) in das heiße Fett. Man läßt das Ganze aufschäumen, rührt kräftig um und nimmt die Pfanne vom Herd. Zugedeckt über Nacht auskühlen lassen. Am nächsten Tag wird die Pfanne noch einmal leicht erwärmt, ihr Inhalt wird durch ein sauberes Leinentuch passiert, die Blätter, Stengel und Blüten werden ausgepreßt und die so gewonnene Salbe in verschließbare Gefäße abgefüllt. Aus den Rückständen der Ringelblumen-Salbe kann man ebenfalls Wadenumschläge machen. Die Ringelblumen-Salbe trägt man dick auf ein Leinentuch auf, das um die Waden gebunden wird und täglich erneuert werden muß.

Taubnessel-Umschlag

Wadenwickel mit dem Absud der weißen oder gelben Taubnessel sind ein weiteres Rezept aus der Apotheke Gottes gegen schmerzende Krampfadern.
Drei gehäufte Teelöffel Taubnessel werden mit 1/2 Liter heißem Wasser abgebrüht, eine halbe Minute ziehen lassen, mit dem Absud Tücher befeuchten, die als warme Umschläge um die Waden gelegt werden.

Krämpfe

Bärlapp

Bei starken Wadenkrämpfen hat es sich bewährt, eine Handvoll getrocknete Bärlapptriebe in ein Tuch zu legen und um die schmerzende Wade zu binden.

Kamille

Bei Schmerzen und Krämpfen – ein Problem, mit dem vor allem Kleinkinder oft zu kämpfen haben – wirkt die Heilkraft der Kamille.
Ein gehäufter Teelöffel Kamille pro Tasse, mit heißem Wasser abbrühen, eine halbe Minute ziehen lassen, abseihen und schluckweise ein bis zwei Tassen pro Tag trinken.

Mistel

Chronische Krämpfe bekämpft man mit der Heilkraft der Mistel. 12 Stunden weicht man einen gehäuften Teelöffel Mistel in einer Tasse kaltem Wasser ein. Danach wird der Kaltansatz angewärmt, abgeseiht und schluckweise getrunken. Je nach Stärke der Krämpfe trinkt man bis zu drei Tassen am Tag. Praktischerweise füllt man seine Tagesration in eine heiß ausgespülte Thermoskanne.

Salbei

Einen gehäuften Teelöffel Salbei pro Tasse mit heißem Wasser abbrühen, eine halbe Minute ziehen lassen, abseihen und schluckweise pro Tag zwei Tassen trinken.

Wiesengeißbart-Essenz

Frisch gepflückte Blüten des Wiesengeißbarts füllt man in eine Flasche und übergießt sie mit 38- bis 40%igem Kornbranntwein. Der Alkohol muß die Blüten bedecken. Die Flasche stellt man mindestens zwei Wochen in die Wärme. Von der Essenz nimmt man täglich 10 bis 15 Tropfen ein.

Kleiner Schwedenbitter

Bei Magenkrämpfen verschafft der Kleine Schwedenbitter schnelle Besserung. Bei einem Anfall nimmt man einen Eßlöffel Kleinen Schwedenbitter, mit etwas Wasser oder Kräutertee verdünnt. Je nach Schwere der Krämpfe kann man unbedenklich bis zu drei Eßlöffel Kleinen Schwedenbitter am Tag einnehmen.

Krätze

Ringelblumen-Saft

Die Stengel der frischen Ringelblumen werden gewaschen und feucht in einem Entsafter ausgepreßt. Mit dem frischen Saft befeuchtet man die von der Krätze befallenen Hautpartien.

Vogelknöterich-Waschung

Zwei gehäufte Handvoll Vogelknöterich brüht man mit 1/2 Liter heißem Wasser. Eine halbe

Minute ziehen lassen, abseihen und mit dem Absud die erkrankte Stelle waschen.

Walnuß-Waschung

Waschungen mit einem Absud aus Walnußblättern bringt rasche Hilfe. Zwei gehäufte Teelöffel kleingeschnittener Walnußblätter mit 1/2 Liter heißem Wasser abbrühen, eine halbe Minute ziehen lassen, abseihen und mit dem Absud die betroffenen Stellen waschen.

Kreislaufschwäche

Misch-Tee

Zur Kräftigung von Herz und Kreislauf empfehle ich folgende Teemischung:
10 g Anserine, 10 g Arnika, 10 g Bibernellwurzel, 10 g Blasentang, 10 g Bohnenschalen, 10 g Erdrauch, 10 g Faulbaumrinde, 10 g Gartenraute, 10 g Hauhechel, 10 g Herzgespan, 10 g Hirtentäschel, 10 g Hohlzahn, 10 g Irländisches Moos, 10 g Kalmuswurzel, 10 g Klette, 10 g Löwenzahn, 20 g Mate-Tee, 10 g Melisse, 20 g Mistel, 10 g Quecke, 10 g Schafgarbe, 10 g Vogelknöterich, 30 g Weißdorn, 10 g Zinnkraut.
Die angegebenen Kräutermengen müssen gut gemischt werden. Auf eine Tasse Tee kommt ein gehäufter Teelöffel Kräuter, die 12 Stunden in kaltem Wasser eingeweicht werden. Anschließend wird der Kaltansatz erwärmt, abgeseiht, mit einem Teelöffel Honig gesüßt und schluckweise morgens und abends eine Tasse getrunken.

Kreislaufstörungen

Mistel

Die Mistel ist eine großartige Heilpflanze bei allen Herz- und Kreislaufbeschwerden. Ihre universelle Heilkraft macht es möglich, daß sie sowohl hohen Blutdruck senkt, als auch niedrigen Blutdruck hebt.
12 Stunden weicht man einen gehäuften Teelöffel Mistel in einer Tasse kaltem Wasser ein. Anschließend wird dieser Kaltansatz erwärmt, abgeseiht und schluckweise getrunken. Pro Tag sollte man drei Tassen Tee trinken. Praktischerweise füllt man die Tagesration in eine angewärmte Thermosflasche.

Schafgarbe

Einen gehäuften Teelöffel Schafgarbe pro Tasse mit heißem Wasser abbrühen, eine halbe Minute ziehen lassen, abseihen und schluckweise zwei bis drei Tassen pro Tag trinken.

Kleiner Schwedenbitter

Kleiner Schwedenbitter reinigt das Blut und fördert den Kreislauf. Vorsorglich sollte man morgens und abends je einen Teelöffel Kleinen Schwedenbitter, mit Wasser oder Tee verdünnt, zu sich nehmen. Je nach Schwere der Kreislaufstörungen kann man die Dosis auf drei Teelöffel bis zu zwei bis drei Eßlöffel täglich erhöhen. Dabei kommt ein Eßlöffel auf eine halbe Tasse Kräutertee, die man zur Hälfte eine halbe Stunde vor und nach den Mahlzeiten schluckweise trinkt.

Hausmittel

Man tränkt ein kleines, handliches Frotteetuch mit kaltem Wasser – es sollte feucht sein, aber nicht triefen – und legt es sich über Nacht auf das Herz. Darüber kommt eine Plastikfolie und ein trockenes Handtuch als Wärmeschutz.
Daneben empfiehlt es sich, nach jedem warmen Bad kalt zu duschen oder kalte Waschungen vorzunehmen. Das regt den Kreislauf an und steigert die Leistungsfähigkeit.

Kropf

Braunwurz

Man sammelt die frischen Blätter der Braunwurz, schneidet sie klein und brüht damit einen Tee. Einen gehäuften Teelöffel Braunwurz pro Tasse mit heißem Wasser abbrühen, eine halbe Minute ziehen lassen, abseihen und damit mehrmals täglich tief gurgeln.
Ganz wichtig: Der Braunwurz-Absud darf nicht getrunken werden!

Labkraut

Der Labkraut-Tee ist ebenfalls ein wirksames Mittel gegen Kropfleiden.
Einen gehäuften Teelöffel Labkraut pro Tasse mit heißem Wasser abbrühen, eine halbe Minute ziehen lassen, abseihen und mehrmals

täglich tief damit gurgeln. Ab und zu sollte man beim Gurgeln einen Schluck des Labkraut-Tees trinken.

Spitzwegerich-Umschlag

Zur Heilung eines Kropfes verwendet man äußerlich Spitz- oder Breitwegerichblätter. Man zerreibt frische Blätter zwischen den Händen, mischt sie mit etwas Salz und legt diese Mischung als Umschlag auf den Hals.

Leberfleck

Benediktendistel

Man bricht die hohen fleischigen Stengel der frischen Benediktendistel auf, kaut sie und streicht den Brei auf die Leberflecken.

Erdnußöl

Leberflecken betupft man mit Erdnußöl, das in jeder Apotheke erhältlich ist, und reibt den Leberfleck im Kreis, von rechts nach links, leicht ein.

Hauswurz-Saft

Man schneidet die Blätter des Hauswurz der Länge nach auseinander und bestreicht den Leberfleck mit dem austretenden Saft.

Labkraut-Salbe

Labkraut-Salbe ist ebenfalls ein hervorragendes Mittel gegen Leberflecke.
In einer Pfanne erhitzt man 500 g reines Schweinefett und schüttet vier gehäufte Handvoll Labkraut in das Fett. Das Ganze kurz aufschäumen lassen, gut umrühren und von der Herdplatte nehmen. Zugedeckt läßt man die Pfanne über Nacht auskühlen. Am nächsten Tag wird die Pfanne erneut erwärmt, bis das Fett flüssig genug ist, um durch ein sauberes Leinentuch passiert zu werden. Die im Tuch zurückbleibenden Kräuter kräftig auspressen und die so gewonnene Salbe in verschließbare Gläser abfüllen. Die Salbe soll im Kühlschrank aufbewahrt werden.

Labkraut-Waschung

Mit Labkraut-Absud nimmt man Waschungen vor. Zwei gehäufte Teelöffel Labkraut werden mit 1/2 Liter heißem Wasser abgebrüht, eine halbe Minute ziehen lassen, abseihen und mit dem Absud die betroffene Hautpartie täglich waschen.

Ringelblumen-Saft

In einem Entsafter gewinnt man aus den frischen Stengeln der Ringelblume einen Saft, mit dem die Leberflecken mehrmals täglich eingestrichen werden.

Zedern-Essenz

Man füllt die gewaschenen und kleingeschnittenen Blätter der Zeder (auch Lebensbaum genannt) in eine Flasche, übergießt sie mit 38- bis 40%igem Kornbranntwein (der Branntwein muß die Blätter bedecken) und läßt die Flasche mindestens zwei Wochen in der Wärme stehen. Mit dieser Essenz werden die Leberflecken mehrmals am Tag betupft.

Leibschmerzen

Johannisöl

Johannisöl, auf den Bauch gestrichen, ist vor allem bei Säuglingen und Kleinkindern ein probates Mittel gegen Leibschmerzen.
Frisch gepflückte Blüten und Knospen des Johanniskrauts füllt man in eine Flasche und übergießt sie mit Öl, das die Blüten bedecken muß. Die Flasche stellt man drei Wochen in die Wärme, bis das Öl eine rötliche Farbe erhält.

Kalmus

Erwachsene bekämpfen Leibschmerzen mit Kalmuswurzel-Tee. Einen gestrichenen Teelöffel Kalmuswurzeln weicht man 12 Stunden in einer Tasse kaltem Wasser ein. Danach wird der Kaltansatz erwärmt, abgeseiht und jeweils ein Schluck vor und nach den Mahlzeiten getrunken. Das heißt, pro Tag dürfen nur sechs Schluck getrunken werden. Da der Tee während des Tages auskühlt, füllt man ihn in eine angewärmte Thermoskanne.

Kamille

Die beruhigende Heilkraft des Kamillen-Tees kann man bei Erwachsenen und Kleinkindern nutzen. Je nach Stärke der Leibschmerzen trinkt man bis zu drei Tassen Tee pro Tag. Einen gehäuften Teelöffel Kamille pro Tasse, mit heißem Wasser abbrühen, eine halbe Minute ziehen lassen, abseihen und schluckweise trinken.

Magenbeschwerden

Käsepappel

12 Stunden weicht man einen gehäuften Teelöffel Käsepappel in einer Tasse mit kaltem Wasser ein. Danach wird der Kaltansatz erwärmt, abgeseiht und schluckweise getrunken. Am Tag trinkt man zwei Tassen Tee. Praktischerweise füllt man seine Tagesration in eine angewärmte Thermoskanne.

Kleiner Schwedenbitter

Bei Magenbeschwerden nimmt man täglich drei Teelöffel Kleinen Schwedenbitter, mit etwas Wasser oder Kräutertee verdünnt.

Magenblähungen

Bärwurz-Essenz

Von der in jeder Apotheke erhältlichen Essenz nimmt man täglich 10 Tropfen mit etwas Wasser ein.

Kalmus

Einen gestrichenen Teelöffel Kalmuswurzeln weicht man 12 Stunden in einer Tasse mit kaltem Wasser ein. Anschließend wird der Kaltansatz erwärmt und abgeseiht. Vor und nach den Mahlzeiten nimmt man jeweils einen Schluck. Mehr darf nicht getrunken werden! Praktischerweise füllt man die eine Tasse Tee in eine angewärmte Thermoskanne.

Magendrücken

Bärwurz-Essenz

Von dieser in jeder Apotheke erhältlichen Essenz nimmt man täglich 10 Tropfen mit etwas Wasser ein.

Schafgarbe

Einen gehäuften Teelöffel Schafgarbe pro Tasse mit heißem Wasser abbrühen, eine halbe Minute ziehen lassen, abseihen und schluckweise morgens und abends eine Tasse trinken.

Magenkrämpfe

Bärlapp-Kissen

Man füllt einen Kissenbezug mit 100 bis 200g Bärlapp und legt das Kräuterkissen auf die Krampfstelle.

Brennessel

Einen gehäuften Teelöffel Brennesseln pro Tasse mit heißem Wasser abbrühen, eine halbe Minute ziehen lassen, abseihen und schluckweise bis zu drei Tassen Tee am Tag trinken.

Ringelblume

Einen gehäuften Teelöffel Ringelblumen pro Tasse mit heißem Wasser abbrühen, eine halbe Minute ziehen lassen, abseihen und schluckweise morgens und abends eine Tasse trinken.

Schafgarbe

Einen gehäuften Teelöffel Schafgarbe pro Tasse mit heißem Wasser abbrühen, eine halbe Minute ziehen lassen, abseihen und schluckweise morgens und abends je eine Tasse trinken.

Thymian

Einen gehäuften Teelöffel Thymian pro Tasse mit heißem Wasser abbrühen, eine halbe Minute ziehen lassen, abseihen und tagsüber schluckweise zwei Tassen trinken.

Thymian-Kissen

Zur äußerlichen Anwendung eignet sich ein Kräuterkissen aus getrockneten Blüten und Stengeln des Thymians. Man füllt einen kleineren Kissenbezug oder ein Leinentuch mit ausreichend Kräutern und legt es sich auf die Magengegend.

Zinnkraut-Umschlag

Mit Zinnkraut-Dunstumschlägen werden schmerzende Magenkrämpfe schnell gelindert. Man füllt zwei gehäufte Handvoll Zinnkraut in ein Sieb, das über kochendes Wasser gehängt wird. Auf keinen Fall das Zinnkraut in das kochende Wasser geben! Durch den aufsteigenden Wasserdampf wird das Zinnkraut heiß. In ein Leinentuch gekippt, legt man das Zinnkraut auf die Magengegend und läßt es mehrere Stunden oder über Nacht einwirken. Der Zinnkraut-Dunstumschlag ist nur wirkungsvoll, wenn man sich warm anzieht, damit die Wärme des Umschlags nicht verlorengeht.

Kleiner Schwedenbitter

Bei Auftreten von Magenkrämpfen nimmt man einen Eßlöffel Kleinen Schwedenbitter, mit etwas Wasser oder Kräutertee verdünnt. Je nach Schwere der Magenkrämpfe nimmt man bis zu drei Eßlöffel Kleinen Schwedenbitter pro Tag.

Magerkeit

Kalmus

Stoffwechselstörungen sind oft die Ursache einer auffallenden Magerkeit, trotz nahrhafter und reichlicher Ernährung. Hier versprechen die Heilkräfte der Kalmuswurzel Besserung.
12 Stunden weicht man einen gestrichenen Teelöffel Kalmuswurzeln in einer Tasse kaltem Wasser ein. Anschließend wird der Kaltansatz erwärmt, abgeseiht und schluckweise vor und nach jeder Mahlzeit getrunken. Über den Tag verteilt sind das sechs Schluck, mehr als diese eine Tasse darf nicht getrunken werden! Den Tee füllt man in eine angewärmte Thermoskanne.

Kalmus-Vollbad

Zusätzlich zu der täglichen Tasse Kalmuswurzel-Tee empfiehlt sich ein gelegentliches Vollbad mit der gleichen Heilpflanze.
12 Stunden weicht man 200 g Kalmuswurzeln in 5 Liter kaltem Wasser ein. Danach wird der Kaltansatz erwärmt, abgeseiht und dem Badewasser zugegossen. Das Herz des Badenden muß dabei außerhalb des Wassers sein. Die Badedauer beträgt 20 Minuten, anschließend nicht abtrocknen, sondern in einen Bademantel gehüllt im Bett eine Stunde nachschwitzen.

Mandelentzündung

Käsepappel

Die schleimstoffhaltige Käsepappel schafft Abhilfe bei Mandelentzündung. 12 Stunden weicht man einen gehäuften Teelöffel Käsepappel in einer Tasse kaltem Wasser ein. Anschließend wird der Kaltansatz angewärmt und abgeseiht. Pro Tag trinkt man schluckweise zwei bis drei Tassen. Praktischerweise füllt man die Tagesration Tee in eine angewärmte Thermoskanne.

Salbei-Umschlag

Mit Salbei-Absud macht man warme Umschläge bei Mandelentzündung. Zwei Teelöffel Salbei brüht man mit $^1/_2$ Liter heißem Wasser ab, eine halbe Minute ziehen lassen, abseihen und mit dem Absud ein sauberes Leinentuch tränken. Der Umschlag soll mehrmals täglich gewechselt werden. Wichtig ist, daß man dabei den Hals warm hält, ein trockenes Tuch über den Umschlag bindet oder einen Schal um den Hals wickelt. Neben den Umschlägen eignet sich der Salbei-Absud auch zu mehrmaligem, gründlichen Gurgeln.

Misch-Tee

Zum Gurgeln empfiehlt sich bei Mandelentzündung ein Misch-Tee aus der gleichen Menge Johanniskraut und Zinnkraut.
Einen gehäuften Teelöffel Kräuter pro Tasse abbrühen, eine halbe Minute ziehen lassen, abseihen und mit dem Absud mehrmals täglich gründlich gurgeln.

Mattigkeit

Mistel

Einen gehäuften Teelöffel Mistel weicht man 12 Stunden in einer Tasse kaltem Wasser ein. Danach wird der Kaltansatz angewärmt, abgeseiht und schluckweise bis zu drei Tassen Tee am Tag getrunken. Praktischerweise füllt man die Tagesration in eine angewärmte Thermosflasche.

Menstruationsbeschwerden

Frauenmantel

Menstruationsstörungen kann der Frauenmantel beheben. Einen gehäuften Teelöffel Frauenmantel pro Tasse mit heißem Wasser abbrühen, eine halbe Minute ziehen lassen, abseihen und schluckweise zwei bis drei Tassen täglich trinken.
Treten Störungen der Periode in der Pubertät auf, empfiehlt sich ein Misch-Tee aus gleichen Teilen Frauenmantel und Schafgarbe. Einen

gehäuften Teelöffel Kräuter pro Tasse abbrühen, eine halbe Minute ziehen lassen, abseihen und schluckweise zwei bis drei Tassen pro Tag trinken.

Hirtentäschel

Hirtentäschel-Tee ist ein wirksames Heilmittel bei starken Menstruationsblutungen. Man beginnt mit der Teekur 8 bis 10 Tage vor Eintritt der Periode und trinkt bis zu ihrem Einsetzen täglich zwei Tassen.
Einen gehäuften Teelöffel Hirtentäschel pro Tasse mit heißem Wasser abbrühen, eine halbe Minute ziehen lassen, abseihen und schluckweise trinken.
Mit diesem Tee normalisiert man auch Unregelmäßigkeiten der Periode in der Pubertätszeit.

Kamille

Die vielseitige Kamille hilft bei Menstruationsstörungen und Unregelmäßigkeiten wie dem Ausbleiben der monatlichen Regel.
Einen gehäuften Teelöffel Kamille pro Tasse abbrühen, eine halbe Minute ziehen lassen, abseihen und schluckweise bis zu drei Tassen pro Tag trinken.

Mistel

Bei Menstruationsstörungen verspricht die Mistel als bewährtes Heilmittel bei Herz- und Kreislaufbeschwerden Abhilfe.
12 Stunden weicht man einen gehäuften Teelöffel Mistel in einer Tasse kaltem Wasser ein. Anschließend wird der Kaltansatz angewärmt, abgeseiht und schluckweise getrunken. Je nach Stärke der Beschwerden trinkt man bis zu drei Tassen am Tag. Praktischerweise füllt man seine Tagesration in eine heiß ausgespülte Thermoskanne.

Schafgarbe

Bei Ausbleiben der Periode und Unregelmäßigkeiten in der Pubertät hilft eine Tasse Schafgarben-Tee pro Tag, morgens auf nüchternen Magen.
Einen gehäuften Teelöffel Schafgarbe pro Tasse mit heißem Wasser abbrühen, eine halbe Minute ziehen lassen, abseihen und schluckweise trinken.

Taubnessel

Einen gehäuften Teelöffel weiße oder gelbe Taubnessel pro Tasse abbrühen, eine halbe Minute ziehen lassen, abseihen und schluckweise zwei Tassen pro Tag trinken.

Thymian

Unregelmäßigkeiten bei der Periode reguliert der Thymian-Tee.
Einen gehäuften Teelöffel Thymian pro Tasse mit heißem Wasser abbrühen, eine halbe Minute ziehen lassen, abseihen und schluckweise zwei Tassen pro Tag trinken.

Thymian-Kissen

Mit der Menstruation einhergehende Krämpfe lindert man mit einem Thymian-Kräuterkissen. Ein geeignet großer Kissenbezug wird mit getrockneten Blüten und Stengeln des Thymians gefüllt und vor dem Schlafengehen auf den Unterleib gelegt.

Vogelknöterich

Ein gehäufter Teelöffel Vogelknöterich pro Tasse, mit heißem Wasser abbrühen, eine halbe Minute ziehen lassen, abseihen und schluckweise über den Tag verteilt zwei Tassen Tee trinken.

Wegwarte

Ein gehäufter Teelöffel Wegwarte pro Tasse, mit heißem Wasser abbrühen, eine halbe Minute ziehen lassen, abseihen und schluckweise eine Tasse am Morgen trinken.

Misch-Tee

Bei sehr starken Menstruationsblutungen hat sich folgender Misch-Tee bewährt:
25 g Arnikablüten, 50 g Baldrianwurzeln, 25 g Isländisches Moos, 25 g Melisse, 25 g Salbei, 25 g Schafgarbe. Die Kräuter werden gründlich miteinander vermischt. Einen gehäuften Teelöffel pro Tasse mit heißem Wasser abbrühen, eine halbe Minute ziehen lassen, abseihen und schluckweise eine Tasse vor dem Frühstück trinken. Diesen Tee sollte man über einen längeren Zeitraum trinken, auch wenn sich die monatlichen Blutungen bereits normalisiert haben.

Kleiner Schwedenbitter

Bei Ausbleiben der monatlichen Regel oder bei zu starken Blutungen empfiehlt die alte Handschrift den Gebrauch des Kleinen Schwedenbitters, dreimal täglich einen Teelöffel, mit Wasser oder Kräutertee verdünnt. Den Kleinen Schwedenbitter nimmt man während der

Periode drei Tage hintereinander und wiederholt diese Kur Monat für Monat, bis sich eine Normalisierung eingestellt hat.

Migräne

Schafgarbe

Bei regelmäßigem Genuß von Schafgarben-Tee kann die Migräne völlig besiegt werden.
Einen gehäuften Teelöffel Schafgarbe pro Tasse abbrühen, eine halbe Minute ziehen lassen, abseihen und schluckweise pro Tag eine Tasse Tee sehr heiß trinken.

Schlüsselblume

Schlüsselblumen-Tee verspricht rasche Linderung bei starken Migräneanfällen.
Einen gehäuften Teelöffel Schlüsselblumenblüten pro Tasse abbrühen, eine halbe Minute ziehen lassen, abseihen und schluckweise bis zu zwei Tassen sehr warm trinken.

Milchschorf

Eichenrinden-Waschung

12 Stunden weicht man 100g Eichenrinde (in Drogerien und Reformläden erhältlich) in einem 5-Liter-Eimer mit kaltem Wasser ein. Anschließend wird der Kaltansatz erwärmt und abgeseiht. Mit dem Absud nimmt man Waschungen vor.

Kamille

Ein gehäufter Teelöffel Kamille pro Tasse, mit heißem Wasser abbrühen, abseihen und schluckweise, über den Tag verteilt, drei bis vier Tassen Tee trinken.
Äußerlich verwendet man Kamillen-Absud, Zubereitung wie beim Tee, für Waschungen.

Walnuß-Waschung

Waschungen mit einem Absud aus Walnußblättern bringen rasche Hilfe.
Zwei gehäufte Teelöffel kleingeschnittener Walnußblätter mit 1/2 Liter heißem Wasser abbrühen, eine halbe Minute ziehen lassen, abseihen und mit dem Absud die betroffenen Stellen waschen.

Mitesser

Labkraut-Saft

Der frisch ausgepreßte Saft des Labkrauts, täglich auf die betroffene Hautstelle aufgestrichen, verspricht rasche Besserung. Man wäscht frisches Labkraut, steckt es feucht in den Entsafter, streicht die Hautstellen mit dem gewonnenen Frischsaft ein und läßt ihn eintrocknen.

Labkraut-Waschung

Zwei gehäufte Teelöffel Labkraut werden mit 1/2 Liter heißem Wasser abgebrüht. Eine halbe Minute ziehen lassen, abseihen und mit dem warmen Absud täglich das Gesicht waschen.

Müdigkeit

Brennessel

Einen gehäuften Teelöffel Brennessel pro Tasse abbrühen, eine halbe Minute ziehen lassen, abseihen und schluckweise bis zu vier Tassen pro Tag trinken.

Kamillenöl

Kamillenöl vertreibt die Müdigkeit in den Gliedern, wenn man sich vor dem Schlafengehen leicht mit dem Öl einreibt.
Man füllt frische Kamillenblüten in eine Flasche, übergießt sie mit Öl (das Öl muß die Blüten bedecken) und stellt die Flasche drei Wochen in die Wärme.

Pfefferminze

Ein gehäufter Teelöffel Pfefferminze pro Tasse, mit heißem Wasser abbrühen, eine halbe Minute ziehen lassen, abseihen und schluckweise bis zu drei Tassen Tee am Tag trinken.

Mundfäule

Odermennig

Ein gehäufter Teelöffel Odermennig pro Tasse, mit heißem Wasser abbrühen, eine halbe Minute ziehen lassen, abseihen und mit dem Absud mehrmals täglich gurgeln.

Walnuß

Bei Mundfäule empfehlen sich Spülungen mit Walnußblätter-Tee.
Einen gehäuften Teelöffel kleingeschnittene Walnußblätter pro Tasse mit heißem Wasser abbrühen, eine halbe Minute ziehen lassen, abseihen und mit dem Absud mehrmals täglich den Mund spülen.

Zinnkraut

Einen gehäuften Teelöffel Zinnkraut pro Tasse mit heißem Wasser abbrühen, eine halbe Minute ziehen lassen und mehrmals täglich damit gurgeln.

Mundgeruch

Die Ursachen für Mundgeruch sind vielfältig und müssen von einem Arzt festgestellt werden. Es kann sich dabei um Absonderungen der Nasenschleimhäute, eine Mandelentzündung, einen schlechten Magen, zuwenig Magensäure oder um Geschwüre in der Mundhöhle handeln.
Bei Mandelentzündungen gurgelt man mit Salbei-Tee, bei Geschwüren in der Mundhöhle mit warmem Labkraut-Tee oder mit 30 bis 40 Tropfen Myrrhen-Tinktur, verdünnt mit lauwarmem Wasser. Nasenschleimhaut-Absonderungen heilt man mit Aufziehen von lauwarmem Salbei-Tee aus.
Ein paar Tropfen Wacholderöl, mit lauwarmem Wasser verdünnt, schluckweise getrunken, beseitigen oftmals übelriechenden Mundgeruch. Ein anderes Hausmittel ist das Kauen von Dillsamen. Ist eine stark belegte Zunge die Ursache für den Mundgeruch, so verspricht eine Tasse Wasser mit einem halben Teelöffel Wermut Besserung.

Muskelzerrung

Ringelblumen-Essenz

Umschläge mit Ringelblumen-Essenz versprechen rasche Besserung bei Muskelzerrungen.
Man füllt eine Handvoll Ringelblumenblüten in eine Flasche, übergießt sie mit 1 Liter 38- bis 40%igem Kornbranntwein und läßt die Flasche mindestens zwei Wochen in der Wärme stehen. Die so gewonnene Essenz verdünnt man mit abgekochtem Wasser, tränkt ein sauberes Tuch damit und legt den Umschlag auf die betroffene Muskelpartie.

Muttermal

Hauswurz-Saft

Man schneidet die Blätter der Hauswurz der Länge nach auseinander und bestreicht das Muttermal mit dem austretenden Saft.

Labkraut-Salbe

Labkraut-Salbe ist ebenfalls ein hervorragendes Mittel gegen Muttermale.
In einer Pfanne erhitzt man 500 g reines Schweinefett und schüttet vier gehäufte Handvoll Labkraut in das Fett. Das Ganze kurz aufschäumen lassen, gut umrühren und von der Herdplatte nehmen. Zugedeckt läßt man die Pfanne über Nacht auskühlen. Am nächsten Tag wird die Pfanne erneut erwärmt, bis das Fett flüssig genug ist, um durch ein sauberes Leinentuch passiert zu werden. Die im Tuch zurückbleibenden Kräuter kräftig auspressen und die so gewonnene Salbe in verschließbare Gläser abfüllen. Die Salbe soll im Kühlschrank aufbewahrt werden.

Labkraut-Waschung

Mit Labkraut-Absud nimmt man Waschungen vor. Zwei gehäufte Teelöffel Labkraut werden mit $^1/_2$ Liter heißem Wasser abgebrüht, eine halbe Minute ziehen lassen, abseihen und mit dem Absud die betroffene Hautpartie täglich waschen.

Ringelblumen-Saft

In einem Entsafter gewinnt man aus den frischen Stengeln der Ringelblume einen Saft, mit dem das Muttermal mehrmals täglich eingestrichen wird.

Zedern-Essenz

Man füllt die gewaschenen und kleingeschnittenen Blätter der Zeder (auch Lebensbaum genannt) in eine Flasche, übergießt sie mit 38- bis 40%igem Kornbranntwein (der Branntwein muß die Blätter bedecken) und läßt die Flasche mindestens zwei Wochen in der Wärme stehen. Mit dieser Essenz wird das Muttermal mehrmals am Tag betupft.

Kleiner Schwedenbitter

Mehrmals täglich betupft man das Muttermal mit unverdünntem Kleinem Schwedenbitter.

Nachtschweiß

Salbei

Einen gehäuften Teelöffel Salbei pro Tasse abbrühen, eine halbe Minute ziehen lassen, abseihen und schluckweise pro Tag zwei Tassen Tee trinken, eine morgens auf nüchternen Magen, eine vor dem Schlafengehen.

Misch-Tee

Man mischt 20g Frauenmantel, 20g Lavendel, 20g Salbei und 20g Zinnkraut. Einen gehäuften Teelöffel dieser Kräutermischung pro Tasse mit heißem Wasser abbrühen, eine halbe Minute ziehen lassen, abseihen und schluckweise eine Tasse vor dem Frühstück trinken.

Nachtwandeln

Johanniskraut

Einen gehäuften Teelöffel Johanniskraut pro Tasse abbrühen, eine halbe Minute ziehen lassen, abseihen und schluckweise pro Tag zwei Tassen trinken.

Johanniskraut-Sitzbad

Neben der innerlichen Anwendung als Tee empfehle ich pro Woche ein Sitzbad mit sechs aufeinanderfolgenden Fußbädern.
Ein 5-Liter-Eimer mit frischem Johanniskraut (Stengel, Blätter und Blüten) oder 100g getrocknetes Johanniskraut wird 12 Stunden in kaltem Wasser eingeweicht. Anschließend wird der Kaltansatz erwärmt und dem Badewasser zugegossen. Man benötigt so viel Wasser, daß die Nieren des Badenden bedeckt sind. Die Badedauer beträgt 20 Minuten. Nach dem Bad nicht abtrocknen, sondern in einen Bademantel gehüllt im Bett eine Stunde nachschwitzen.
Für das tägliche Fußbad genügt die halbe Menge Johanniskraut. Die Zubereitung des Fußbades ist gleich mit dem des Sitzbades.

Nackenschmerzen

Beinwurz-Umschlag

Warme Breiumschläge mit Beinwurzmehl schaffen bei Nackenschmerzen schnelle Erleichterung.
Ein Eßlöffel Beinwurzmehl wird mit einer Tasse heißem Wasser und einigen Tropfen Speiseöl zu einem Brei verrührt, den man auf ein Leinentuch streicht und warm auf die kranke, schmerzende Nackenpartie legt.

Nagelbettentzündung

Arnika-Essenz

Den erkrankten Nagel streicht man mehrmals täglich mit Arnika-Essenz ein.
Zur Herstellung von Arnika-Essenz füllt man eine Flasche bis zu zwei Drittel mit frischen Blütenblättern, die man aus dem grünen Kelch der Arnika herausgedreht hat. Mit 38- bis 40%igem Alkohol füllt man die Flasche auf und läßt sie mindestens zwei Wochen in der Wärme stehen. Einen Teil der fertigen Essenz seiht man ab, den anderen Teil läßt man auf den Blütenblättern stehen. Nach der Abfüllung in kleinere Flaschen kann die größere noch einmal mit Alkohol aufgefüllt werden.
Der Arnika-Ansatz mit 75%igem Weingeist aus der Apotheke muß zur Hälfte mit abgekochtem, ausgekühltem Wasser verdünnt werden, um Hautentzündungen und -verletzungen vorzubeugen. Unverdünnt kann dieser Ansatz zu Hautverätzungen führen.

Käsepappel-Waschung

12 Stunden weicht man 50g Käsepappel in kaltem Wasser ein. Vor dem Schlafengehen badet man in dem erwärmten Kaltansatz 20 Minuten lang die betroffene Hand oder den erkrankten Fuß.
Über Nacht streicht man das entzündete Nagelbett mit Ringelblumen-Salbe ein und legt einen mit Kleinem Schwedenbitter beträufelten Wattebausch darüber.

Ringelblumen-Salbe

In einer Pfanne erhitzt man 250g reines Schweinefett und schüttet eine gehäufte Handvoll Ringelblumen (Blätter, Blüten und Stengel) in das heiße Fett. Nach dem Aufschäumen rührt man kräftig um und nimmt die Pfanne vom Herd. Zugedeckt läßt man das Ganze über Nacht auskühlen. Am nächsten Tag wird die Pfanne noch einmal leicht erwärmt, ihr Inhalt durch ein sauberes Leinentuch passiert, die Blätter, Blüten und Stengel werden ausgepreßt und die so gewonnene Salbe in verschließbare Gläser abgefüllt.

Zinnkraut-Waschung

Nagelbettentzündungen behandelt man mit Zinnkraut-Waschungen und -Bädern.
Zwei gehäufte Teelöffel Zinnkraut mit 1/2 Liter heißem Wasser abbrühen, eine halbe Minute ziehen lassen, abseihen und mit dem Absud das entzündete Nagelbett waschen.
12 Stunden weicht man 100g Zinnkraut in einem Eimer mit kaltem Wasser ein. Anschließend wird der Kaltansatz erwärmt, abgeseiht und der ganze Fuß 20 Minuten in diesem Aufguß gebadet.
Anschließend an eine Waschung oder ein Fußbad kann man die abgebrühten Kräuter in ein Tuch einschlagen und als warmen Umschlag auf die Wunde legen.

Nagelpilz

Brennessel

Die Brennessel hilft auch gegen diese langwierige, schwer auszuheilende Infektion.
Innerlich wird sie als Tee angewendet. Ein gehäufter Teelöffel Brennessel pro Tasse, mit heißem Wasser abbrühen, eine halbe Minute ziehen lassen, abseihen und schluckweise bis zu vier Tassen pro Tag trinken.

Brennessel-Fußbad

Für die äußerliche Anwendung setzt man Brennessel-Fußbäder an. 12 Stunden weicht man frische Brennessel, verwendet werden Stengel und Blätter, in 5 Liter kaltem Wasser ein. Danach wird dieser Kaltansatz angewärmt, die Kräuter bleiben im Badewasser, und der Fuß wird 20 Minuten lang darin gebadet.

Brennessel-Essenz

Erfolgversprechend ist auch das Einstreichen mit einer Brennessel-Essenz. Man füllt eine Flasche mit den im Frühjahr oder Herbst gegrabenen Wurzeln der Brennessel, die gewaschen und klein geschnitten werden, übergießt sie mit 38- bis 40%igem Kornbranntwein und läßt die Flasche mindestens zwei Wochen in der Wärme stehen. Mit dieser Brennessel-Essenz streicht man den vom Pilz befallenen Nagel mehrmals täglich ein.

Nagelverletzung

Brüchige, eingerissene oder verletzte Nägel behandelt man mit dem frischen Saft des Hahnenfußes oder mit Zwiebelsaft.
Die frischen, dicklichen Stengel des Hahnenfußes werden aufgeschlitzt, und mit dem austretenden Saft streicht man die Nägel täglich ein.
Man halbiert eine Zwiebel und reibt die Nägel öfter mit der Zwiebelfläche ein.

Walnuß

Bei eitrigen Finger- oder Zehennägeln empfehle ich Waschungen mit Walnußblätter-Absud. Einen gehäuften Teelöffel kleingeschnittene Walnußblätter pro Tasse mit heißem Wasser abbrühen, eine halbe Minute ziehen lassen, abseihen und den erkrankten Nagel mehrmals täglich darin baden.

Narben

Ringelblumen-Salbe

Operationsnarben heilen mit Hilfe der Ringelblumen-Salbe schneller und schöner.
In einer Pfanne erhitzt man 250g reines Schweinefett und schüttet eine gehäufte Handvoll Ringelblumen (Blätter, Stengel und Blüten) in das heiße Fett, läßt noch einmal aufschäumen, rührt kräftig um und nimmt die Pfanne vom Herd. Zugedeckt läßt man das Ganze über Nacht auskühlen. Am nächsten Tag wird die Pfanne noch einmal leicht erwärmt, ihr Inhalt wird durch ein sauberes Leinentuch passiert, die Blätter, Stengel und Blüten werden ausgepreßt und die so gewonnene Salbe in verschließbare Gefäße abgefüllt.
Die Ringelblumen-Salbe trägt man dick auf ein Leinentuch auf, das um die Narbe gebunden wird und täglich erneuert werden muß. Aus den Rückständen der Ringelblumen-Salbe, gemeint sind die ausgepreßten warmen Kräuter, kann man einen Umschlag machen.

Kleiner Schwedenbitter

In der alten Handschrift des Dr. Samst ist nachzulesen, daß alle Narben, Wundmale und Schnitte schwinden, selbst wenn sie schon sehr alt sind, wenn sie bis zu 40mal mit Schwedenbitter angefeuchtet werden.

Nasenbluten

Hirtentäschel

Immer wieder auftretendes Nasenbluten heilt man mit einem Tee des Hirtentäschelkrauts. Ein gehäufter Teelöffel pro Tasse, mit heißem Wasser abbrühen, eine halbe Minute ziehen lassen, abseihen und tagsüber zwei bis drei Tassen trinken.

Mistel

12 Stunden weicht man einen gehäuften Teelöffel Mistel in einer Tasse kaltem Wasser ein. Anschließend wird der Kaltansatz angewärmt und abgeseiht. Der ausgekühlte Mistel-Tee wird in die Nase aufgezogen und wirkt blutstillend.

Schafgarbe

Ein gehäufter Teelöffel Schafgarbe pro Tasse, mit heißem Wasser abbrühen, eine halbe Minute ziehen lassen, abseihen und schluckweise eine Tasse trinken.

Zinnkraut-Umschlag

Bei starkem, andauerndem Nasenbluten hilft ein kalter Umschlag mit Zinnkraut-Absud.
Ein gehäufter Teelöffel Zinnkraut pro Tasse, mit heißem Wasser abbrühen, eine halbe Minute ziehen lassen, abseihen und auskühlen lassen. Mit dem kalten Absud wird ein geeignetes Tuch getränkt und um die Nase gelegt.

Nervosität

Ehrenpreis

Streß in Beruf und Familie ist oft die Ursache erhöhter Nervosität. Die beruhigende Heilkraft des Ehrenpreis schafft schnell Abhilfe.
Ein gehäufter Teelöffel Ehrenpreis pro Tasse, mit heißem Wasser abbrühen, eine halbe Minute ziehen lassen, abseihen und schluckweise abends vor dem Schlafengehen eine Tasse trinken.

Johanniskraut

Ein gehäufter Teelöffel Johanniskraut pro Tasse, mit heißem Wasser abbrühen, eine halbe Minute ziehen lassen, abseihen und schluckweise zwei bis drei Tassen Tee trinken.

Offene Wunden

Bärlapp

Die offenen Stellen bestreut man ganz vorsichtig und sparsam mit Bärlappmehl. Dieses feine Mehl, es fühlt sich an wie Seide, wird aus den getrockneten Sporen des Bärlapps gewonnen.

Spitzwegerich

Die Auflage von frischen Spitz- oder Breitwegerichblättern führt zu rascher Heilung von offenen Stellen.
Die frischen Blätter werden gewaschen, mit einem Nudelholz auf einem Brett zerquetscht, und der so gewonnene Blätterbrei wird direkt auf die Wunde aufgetragen.

Wiesenbärenklau

Frisch gepflückte Blätter des Wiesenbärenklaus werden gewaschen und mit einem Nudelholz auf einem Holzbrett zerquetscht. Der frische Blätterbrei wird auf die erkrankte Stelle aufgelegt und mit einem warmen Tuch abgebunden.
Man kann selbstverständlich auch Auflagen aus ganzen, gewaschenen Blättern machen.

Ohrensausen

Mistel

Ohrensausen ist eine Nebenerscheinung von erhöhtem Blutdruck oder starkem Blutandrang im Kopf. Hier hilft die als Herz- und Kreislaufmittel bewährte Mistel.
12 Stunden weicht man einen gehäuften Teelöffel Mistel pro Tasse in kaltem Wasser ein. Anschließend wird der Kaltansatz erwärmt, abgeseiht und schluckweise getrunken. Pro Tag trinkt man zwei bis drei Tassen Tee, am besten vor und nach den Mahlzeiten. Praktischerweise füllt man die Tagesration in eine angewärmte Thermoskanne.

Ringelblumen-Salbe

In einer Pfanne erhitzt man 250 g reines Schweinefett und schüttet eine gehäufte Handvoll Ringelblumen (Blätter, Blüten und Stengel) in das heiße Fett. Man läßt das Ganze noch einmal aufschäumen, rührt kräftig um und nimmt die Pfanne vom Herd. Zugedeckt über Nacht auskühlen lassen. Am nächsten

Tag wird die Pfanne noch einmal leicht erwärmt, ihr Inhalt durch ein sauberes Leinentuch passiert, die Blätter, Blüten und Stengel werden ausgepreßt und die so gewonnene Salbe in verschließbare Gläser abgefüllt.

Schöllkraut

Ein gestrichener Teelöffel Schöllkraut pro Tasse, mit heißem Wasser abbrühen, eine halbe Minute ziehen lassen, abseihen und schluckweise bis zu einer Tasse Tee am Tag trinken.

Schöllkraut-Saft

Anstelle des Tees kann man auch frischen Schöllkraut-Saft, mit etwas lauwarmem Wasser verdünnt, zu sich nehmen. In einem Entsafter preßt man frisch gepflückte Blätter, Blüten und Stengel des Schöllkrauts aus. Pro Tag trinkt man einen Teelöffel frisch gepreßten Schöllkraut-Saft mit einer Tasse Wasser verdünnt.

Storchenschnabel-Essenz

Man füllt frischgewaschene und kleingeschnittene Blüten, Blätter und Stengel des Storchenschnabels in eine Flasche, übergießt sie mit 38- bis 40%igem Kornbranntwein und stellt die verschlossene Flasche mindestens zwei Wochen in die Wärme. Mit der Essenz mehrmals täglich das Innere des Ohrs einstreichen.

Weißdorn

Ein gehäufter Teelöffel Weißdorn (verwendet werden Blätter und Blüten) pro Tasse, mit heißem Wasser abbrühen, eine halbe Minute ziehen lassen, abseihen und schluckweise über den Tag verteilt zwei Tassen Tee trinken.

Weißdorn-Essenz

Man füllt frisch gepflückte Blüten und Beeren, von beidem die gleiche Menge, in eine Flasche und übergießt sie mit 38- bis 40%igem Kornbranntwein. Die Flasche muß mindestens zwei Wochen in der Wärme stehenbleiben. Von der so gewonnenen Essenz nimmt man täglich 4 bis 10 Tropfen ein.

Kleiner Schwedenbitter

Ein mit Kleinem Schwedenbitter getränkter Wattebausch, den man sich ins Ohr steckt, vertreibt rasch das lästige Ohrensausen. Vorher sollte man das Ohr mit warmem Öl oder Ringelblumen-Salbe einstreichen.

Hausmittel

Man tränkt ein kleines, handliches Frotteetuch mit kaltem Wasser (es sollte feucht sein, aber nicht triefen) und legt es sich über Nacht auf das Herz. Darüber kommt eine Plastikfolie und ein trockenes Handtuch als Wärmeschutz.

Ohrenschmerzen

Huflattich-Saft

Frische, gewaschene Blätter des Huflattichs werden entsaftet und der frisch gepreßte Saft ins Ohr geträufelt.

Kleiner Schwedenbitter

Ein mit Kleinem Schwedenbitter beträufelter Wattebausch wird in das schmerzende Ohr gesteckt. Vorher sollte man das Ohr mit warmem Öl oder mit Ringelblumen-Salbe einfetten, damit der Alkohol des Kleinen Schwedenbitters der Haut nicht das Fett entzieht und ein möglicherweise entstehender Juckreiz verhindert wird.

Operationsnarbe

Ringelblumen-Salbe

Die Ausheilung einer Operationsnarbe begünstigt die Ringelblumen-Salbe, mit der man die Narbe täglich einstreicht.
In einer Pfanne erhitzt man 250 g reines Schweinefett und schüttet eine gehäufte Handvoll Ringelblumen (Blätter, Blüten und Stengel) in das heiße Fett. Man läßt das Ganze noch einmal aufschäumen, rührt kräftig um und nimmt die Pfanne vom Herd. Zugedeckt über Nacht auskühlen lassen. Am nächsten Tag

wird die Pfanne noch einmal leicht erwärmt, ihr Inhalt durch ein sauberes Leinentuch passiert, die Blätter, Blüten und Stengel werden ausgepreßt und die so gewonnene Salbe in verschließbare Gläser abgefüllt.

Periode (unregelmäßig)

Hirtentäschel

Hirtentäschel-Tee ist ebenfalls ein wirksames Heilmittel zur Regulierung der Periode in der Pubertätszeit.
Man trinkt eine Woche vor dem errechneten Eintritt der Periode täglich zwei Tassen Tee. Ein gehäufter Teelöffel pro Tasse, mit heißem Wasser abbrühen, eine halbe Minute ziehen lassen, abseihen und schluckweise trinken.

Johanniskraut

Unregelmäßigkeiten der monatlichen Periode, ein häufig auftretendes Problem während der Pubertät, behebt man mit Johanniskraut.
Ein gehäufter Teelöffel pro Tasse, mit heißem Wasser abbrühen, eine halbe Minute ziehen lassen, abseihen und schluckweise über einen längeren Zeitraum täglich zwei Tassen trinken.

Misch-Tee

Gegen Unregelmäßigkeiten der monatlichen Periode, beim Ausbleiben der monatlichen Regel in der Pubertätszeit hilft ein Tee aus der gleichen Menge Frauenmantel und Schafgarbe gemischt.
Ein gehäufter Teelöffel der Kräutermischung pro Tasse, mit heißem Wasser abbrühen, eine halbe Minute ziehen lassen, abseihen und schluckweise über einen längeren Zeitraum täglich zwei Tassen Tee trinken.

Pigmentflecken

Hauswurz-Saft

Man schneidet die Blätter der Hauswurz der Länge nach auseinander und bestreicht die Pigmentflecken mit dem austretenden Saft.

Labkraut-Salbe

Labkraut-Salbe ist ebenfalls ein hervorragendes Mittel gegen Pigmentflecken.
In einer Pfanne erhitzt man 500g reines Schweinefett und schüttet vier gehäufte Handvoll Labkraut in das Fett. Das Ganze kurz aufschäumen lassen, gut umrühren und von der Herdplatte nehmen. Zugedeckt läßt man die Pfanne über Nacht auskühlen. Am nächsten Tag wird die Pfanne erneut erwärmt, bis das Fett flüssig genug ist, um durch ein sauberes Leinentuch passiert zu werden. Die im Tuch zurückbleibenden Kräuter kräftig auspressen und die so gewonnene Salbe in verschließbare Gläser abfüllen. Die Salbe soll im Kühlschrank aufbewahrt werden.

Labkraut-Waschung

Mit Labkraut-Absud nimmt man Waschungen vor. Zwei gehäufte Teelöffel Labkraut mit 1/2 Liter heißem Wasser abbrühen, eine halbe Minute ziehen lassen, abseihen und mit dem Absud die betroffene Hautpartie täglich waschen.

Ringelblumen-Saft

In einem Entsafter gewinnt man aus den frischen Stengeln der Ringelblume einen Saft, mit dem die Pigmentflecken mehrmals täglich eingestrichen werden.

Zedern-Essenz

Man füllt die gewaschenen und kleingeschnittenen Blätter der Zeder (auch Lebensbaum genannt) in eine Flasche, übergießt sie mit 38- bis 40%igem Kornbranntwein (der Branntwein muß die Blätter bedecken) und läßt die Flasche mindestens zwei Wochen in der Wärme stehen. Mit dieser Essenz werden die Pigmentflecken mehrmals am Tag betupft.

Kleiner Schwedenbitter

Mehrmals täglich betupft man die Pigmentflecken mit unverdünntem Kleinem Schwedenbitter.

Prellung

Arnika-Essenz

Die Blütenblätter der Arnika werden aus den grünen Blütenkelchen herausgedreht und in eine Flasche gefüllt. Ist diese bis zu zwei Drittel angefüllt, gießt man 38-bis 40%igen Kornbranntwein darüber und läßt die Flasche mindestens zwei Wochen in der Wärme stehen. Einen Teil der fertigen Essenz seiht man ab, den anderen Teil läßt man auf den Blütenblättern stehen. Nach der ersten Abfüllung kann man die große Flasche noch einmal mit Alkohol auffüllen. Mit der Arnika-Essenz streicht man die Prellung ein.

Beinwurz-Essenz

Prellungen behandelt man auch mit Umschlägen der Beinwurz-Essenz. Für die Herstellung benötigt man die Wurzeln der Beinwurz, die mit einer Bürste gewaschen und anschließend klein geschnitten werden müssen. Die Wurzeln werden in eine Flasche gefüllt, mit 38- bis 40%igem Kornbranntwein übergossen und mindestens zwei Wochen in die Wärme gestellt. Der Alkohol muß dabei die Wurzeln völlig bedecken. Die betroffene Körperstelle wird zunächst mit Ringelblumen-Salbe eingestrichen, damit der Alkohol der Essenz der Haut nicht das Fett entzieht. Auf einen Wattebausch träufelt man die Beinwurz-Essenz und legt ihn auf die Prellung. Der Umschlag wird mit einem Tuch oder einer Binde fixiert.

Ringelblumen-Salbe

In einer Pfanne erhitzt man 250 g reines Schweinefett und schüttet eine Handvoll Ringelblumen (Blätter, Blüten und Stengel) in das heiße Fett. Man läßt das Ganze noch einmal aufschäumen, rührt kräftig um und nimmt die Pfanne vom Herd. Zugedeckt über Nacht auskühlen lassen. Am nächsten Tag wird die Pfanne noch einmal leicht erwärmt, ihr Inhalt durch ein sauberes Leinentuch passiert, die Blätter, Blüten und Stengel werden ausgepreßt und die so gewonnene Salbe in verschließbare Gläser gefüllt.

Wiesenbärenklau

Frisch gepflückte Blätter des Wiesenbärenklaus werden gewaschen und mit einem Nudelholz auf einem Holzbrett zerquetscht. Der frische Blätterbrei wird auf die Prellung aufgelegt und mit einem warmen Tuch abgebunden. Man kann selbstverständlich auch Auflagen aus ganzen, gewaschenen Blättern machen.

Quetschung

Arnika-Essenz

Quetschungen streicht man mehrmals täglich mit Arnika-Essenz ein.

Zur Herstellung der Arnika-Essenz füllt man eine Flasche bis zu zwei Drittel mit frischen Blütenblättern, die man aus dem grünen Kelch der Arnika herausgedreht hat. Mit 38- bis 40%igem Alkohol füllt man die Flasche auf und läßt sie mindestens zwei Wochen in der Wärme stehen. Einen Teil der fertigen Essenz seiht man ab, den anderen Teil läßt man auf den Blütenblättern stehen. Nach der Abfüllung in kleinere Flaschen kann die größere mit den Blüten noch einmal mit Alkohol aufgefüllt werden.

Der Arnika-Ansatz mit 75%igem Weingeist aus der Apotheke muß zur Hälfte mit abgekochtem, abgebrühtem Wasser verdünnt werden, um Hautentzündungen und -verletzungen vorzubeugen. Unverdünnt kann dieser Ansatz zu Hautverätzungen führen.

Beinwurz-Essenz

Quetschungen behandelt man mit Umschlägen der Beinwurz-Essenz. Für die Essenz benötigt man die Wurzeln der Beinwurz, die mit einer Bürste gewaschen und anschließend kleingeschnitten werden müssen. In eine Flasche gefüllt, werden die Wurzeln mit 38- bis 40%igem Kornbranntwein übergossen und mindestens zwei Wochen in die Wärme gestellt. Der Alkohol muß dabei die Wurzeln völlig bedecken.

Die betroffene Körperstelle wird mit Ringelblumen-Salbe eingestrichen, damit der Alkohol der Essenz der Haut das Fett nicht entzieht. Auf einen Wattebausch oder ein geeignet großes Stück Zellstoff die Beinwurz-Essenz träufeln und auf die betreffende Stelle legen. Die Auflage wird mit einer Binde oder einem sauberen Tuch fixiert.

Ringelblumen-Essenz

Die Ringelblumen-Essenz ist ebenfalls ein wirksames Heilmittel bei Quetschungen.

Man füllt Ringelblumenblüten in eine Flasche und gießt 38- bis 40%igen Kornbranntwein dazu, bis die Kräuter völlig bedeckt sind. Die Flasche läßt man mindestens zwei Wochen in der Wärme stehen. Die Ringelblumen-Essenz wird mit abgekochtem Wasser verdünnt, bevor man darin ein sauberes Tuch anfeuchtet, das auf die betroffene Stelle gelegt wird. Vor der Auflage muß die Körperpartie mit Ringelblumen-Salbe eingestrichen werden, damit der Alkohol der Essenz der Haut nicht das Fett entzieht.

Ringelblumen-Salbe

In einer Pfanne erhitzt man 250 g reines Schweinefett und schüttet eine gehäufte Handvoll Ringelblumen (Blätter, Blüten und Stengel) in das heiße Fett. Man läßt das Ganze noch einmal aufschäumen, rührt kräftig um und nimmt die Pfanne vom Herd. Zugedeckt über Nacht auskühlen lassen. Am nächsten Tag wird die Pfanne noch einmal leicht erwärmt, ihr Inhalt durch ein sauberes Leintuch passiert, die Blätter, Blüten und Stengel werden ausgepreßt und die so gewonnene Salbe in verschließbare Gläser abgefüllt.

Thymian-Kissen

Zur äußeren Anwendung eignet sich auch ein Thymian-Kräuterkissen. Man füllt eine entsprechende Menge getrocknete Kräuter in einen Kissenbezug, näht ihn zu und legt ihn auf die Verletzung.

Rachenentzündung

Odermennig

Einen gehäuften Teelöffel Odermennig pro Tasse mit heißem Wasser abbrühen, eine halbe Minute ziehen lassen, abseihen und täglich zweimal, morgens und abends, mit dem Tee gurgeln.

Salbei

Ein gehäufter Teelöffel Salbei pro Tasse, mit heißem Wasser abbrühen, eine halbe Minute ziehen lassen, abseihen und morgens und abends mit dem Tee gurgeln. Daneben kann man einen entsprechend großen Wattebausch mit dem Tee tränken, ausdrücken und auf die schmerzende Stelle am Hals legen.

Rachenkatarrh

Huflattich

Ein gehäufter Teelöffel Huflattich (Blätter und Blüten) pro Tasse, mit heißem Wasser abbrühen, eine halbe Minute ziehen lassen, abseihen und mit etwas Honig vermischt pro Tag zwei bis drei Tassen sehr heiß trinken.

Raucherbein

Brennessel-Fußbad

Die durch das Nikotin bedingten Gefäßverengungen in den Beinen, auch Raucherbein genannt, behebt man durch Fußbäder mit der Brennessel.
Ein 5-Liter-Eimer frischer Stengel und Blätter der Brennessel wird 12 Stunden in kaltem Wasser eingeweicht. Danach wird der Kaltansatz angewärmt und dem Wasser des Fußbades zugegossen. Die Kräuter werden nicht abgeseiht, die Badedauer beträgt 20 Minuten.

Raucherbeschwerden

Huflattich-Saft

Bei hohem Zigarettenkonsum macht sich der Körper bemerkbar mit Kurzatmigkeit und chronischem, starken Husten. Als Frühjahrs-Kur empfehle ich täglich zwei bis drei Teelöffel frisch ausgepreßten Saft der Huflattichblätter in einer Tasse Fleischbrühe oder in heißer Milch.

Rauchersucht

Kalmus

Wer es nicht allein mit Willenskraft schafft, mit dem Rauchen aufzuhören, sollte sich mit Hilfe der Kalmuswurzel das Rauchen abgewöhnen. Die getrocknete, kleingeschnittene Wurzel wird langsam zerkaut, die Reste der Wurzel nicht hinunterschlucken, sondern ausspucken. Anstatt zur Zigarette greift man zur Kalmuswurzel, deren würziger bitterer Geschmack die Entzugserscheinungen mindert und eine angesteckte Zigarette scheußlich schmecken läßt.

Rheuma

Bärlapp

Ein gestrichener Teelöffel Bärlapp pro Tasse, mit heißem Wasser abbrühen, eine halbe Minute ziehen lassen, abseihen und täglich morgens auf nüchternen Magen eine Tasse Tee schluckweise trinken, nicht mehr.

Beinwurz-Essenz

Tägliche Einreibungen mit der Beinwurz-Essenz bringen rasche Hilfe.
Die Wurzeln der Beinwurz werden mit einer Bürste gewaschen, klein geschnitten und in eine Flasche gefüllt. Mit 38- bis 40%igem Kornbranntwein übergießt man die Wurzeln, bis sie bedeckt sind, und läßt die Flasche mindestens zwei Wochen in der Wärme stehen. Mit der Essenz reibt man täglich die vom Rheuma geplagten Gelenke ein.

Beinwurz-Vollbad

Die Blätter der Beinwurz eignen sich als Badezusatz für Vollbäder. 12 Stunden weicht man 500 g Beinwurzblätter in 5 Liter kaltem Wasser ein. Dann wird der Kaltansatz erwärmt, abgeseiht und dem Badewasser zugegossen. Das Herz des Badenden muß dabei außerhalb des Wassers sein. Die Badedauer beträgt 20 Minuten; abschließend nicht abtrocknen, sondern in einen Bademantel gehüllt im Bett eine Stunde nachschwitzen.

Brennessel-Vollbad

Brennessel-Vollbäder sind ebenfalls hilfreich bei Gicht und Rheuma. 200 g Brennessel weicht man 12 Stunden in 5 Liter kaltem Wasser ein. Dann wird der Kaltansatz erwärmt, abgeseiht und dem Badewasser zugegossen. Das Herz des Badenden muß dabei außerhalb des Wassers sein. Die Badedauer beträgt 20 Minuten; anschließend nicht abtrocknen, sondern in einen Bademantel gehüllt im Bett eine Stunde nachschwitzen.

Ehrenpreis-Essenz

Zur äußerlichen Anwendung bei Rheuma empfiehlt sich auch eine Ehrenpreis-Essenz.
Man füllt zwei gehäufte Handvoll blühendes, kleingeschnittenes Kraut in eine Flasche und übergießt es mit 1 Liter 38- bis 40%igem Kornbranntwein. Die Flasche stellt man mindestens zwei Wochen in die Wärme. Mit der Essenz reibt man sich täglich ein.
Zusätzlich kann man auch dreimal pro Tag je 15 Tropfen dieser Essenz, mit etwas Wasser oder Kräutertee verdünnt, einnehmen.

Johannisöl

Für die äußerliche Anwendung bei Rheuma hat sich auch das Johannisöl bewährt.
Frische Blüten und Knospen des Johanniskrauts füllt man in eine Flasche und übergießt sie mit Öl, bis es die Blüten bedeckt. Für drei Wochen muß die Flasche nun in der Wärme stehen. Mit der Zeit verfärbt sich das Öl und bekommt eine rote Farbe.

Löwenzahn

Solange der Löwenzahn in Blüte steht, sammelt man täglich bis zu 10 frische Stengel, die man mit den Blüten wäscht, die Köpfe entfernt und roh ißt.

Mais

Ein gehäufter Teelöffel Maisbart pro Tasse, mit heißem Wasser abbrühen, eine halbe Minute ziehen lassen, abseihen und schluckweise pro Tag ein bis zwei Tassen Tee trinken.

Odermennig

Ein gehäufter Teelöffel Odermennig pro Tasse, mit heißem Wasser abbrühen, eine halbe Minute ziehen lassen, abseihen und schluckweise täglich zwei Tassen trinken.

Ringelblumen-Salbe

In einer Pfanne erhitzt man 250 g reines Schweinefett und schüttet eine gehäufte Handvoll Ringelblumen (Blätter, Blüten und Stengel) in das heiße Fett. Man läßt das Ganze noch einmal aufschäumen, rührt kräftig um und nimmt die Pfanne vom Herd. Zugedeckt über Nacht auskühlen lassen. Am nächsten Tag wird die Pfanne noch einmal leicht erwärmt, der Inhalt durch ein sauberes Leinentuch passiert, die Blätter, Blüten und Stengel werden ausgepreßt und die so gewonnene Salbe in verschließbare Gläser abgefüllt.

Schafgarbe

Ein gehäufter Teelöffel Schafgarbe pro Tasse, mit heißem Wasser abbrühen, eine halbe Minute ziehen lassen, abseihen und so heiß wie möglich bis zu vier Tassen pro Tag trinken.

Schlüsselblume

Ein gehäufter Teelöffel Schlüsselblumenblüten pro Tasse, mit heißem Wasser abbrühen, eine halbe Minute ziehen lassen, abseihen und schluckweise ein bis zwei Tassen pro Tag trinken.

Thymianöl

Thymianöl ist ebenfalls ein wirksames Heilmittel gegen Rheumatismus.
Frisch gepflückte Thymianblüten füllt man in eine Flasche und übergießt sie mit Öl, bis die Kräuter bedeckt sind. Die Flasche stellt man drei Wochen in die Wärme. Mit dem so gewonnenen Thymianöl streicht man die vom Rheuma geplagten Gelenke ein.

Wiesengeißbart

Ein gehäufter Teelöffel kleingeschnittene Wiesengeißbartblüten pro Tasse, mit heißem Wasser abbrühen, eine halbe Minute ziehen lassen, abseihen und schluckweise zwei bis drei Tassen am Tag trinken.

Zinnkraut

Ein gehäufter Teelöffel Zinnkraut pro Tasse, mit heißem Wasser abbrühen, eine halbe Minute ziehen lassen, abseihen und schluckweise täglich eine Tasse Tee trinken.
Wer rechtzeitig mit der täglichen Tasse Zinnkraut-Tee beginnt, schützt sich auf diese Weise wirksam vor Gicht, Rheuma und Nervenschmerzen.

Kleiner Schwedenbitter

Dreimal täglich sollte man einen Teelöffel Kleinen Schwedenbitter mit Brennessel- und Zinnkraut-Tee vermischt trinken.
Zusätzlich kann man den Kleinen Schwedenbitter auch äußerlich anwenden. Ein mit Kleinem Schwedenbitter befeuchteter Wattebausch wird auf die schmerzende Stelle gelegt. Vorher streicht man die Haut mit Ringelblumen-Salbe ein, damit der Alkohol des Kleinen Schwedenbitters ihr nicht das Fett entzieht.

Rückenschmerzen

Johannisöl

Bei Rückenschmerzen empfehle ich als Einreibmittel Johannisöl. Frische Blüten und Knospen des Johanniskrauts füllt man in eine Flasche und übergießt sie mit Öl, bis die Blüten bedeckt sind. Für drei Wochen muß die Flasche nun in der Wärme stehen. Mit der Zeit verfärbt sich das Öl und bekommt eine rote Farbe.

Kastanien-Kissen

Frische Kastanien werden geschält, das heißt die braune Schale wird entfernt, und der weiße Kern wird klein gemahlen. Mit diesem Kastaniengrieß füllt man einen Kissenbezug und legt ihn auf die schmerzende Stelle.

Schafgarbe

Ein gehäufter Teelöffel Schafgarbe pro Tasse, mit heißem Wasser abbrühen, eine halbe Minute ziehen lassen, abseihen und schluckweise pro Tag drei bis vier Tassen Tee so heiß als möglich trinken.

Schlafstörungen

Bärlauch

Der Bärlauch beeinflußt unser Magen- und Darmsystem positiv. Und da Schlafstörungen in manchen Fällen auf eine Magenstörung zurückzuführen sind, hilft Bärlauch auch bei Schlaflosigkeit.
Bärlauch kann nur frisch verwendet werden, da er getrocknet seine Heilkraft verliert. Im Frühjahr sammelt man frische Bärlauchblätter, die gewaschen und klein geschnitten roh gegessen werden. Man kann sie auch wie Petersilie verwenden, als Garnierung auf allen möglichen Speisen. Man kann den Bärlauch auch als Salat anmachen.

Bärlauch-Essenz

Um sich die Heilkraft des Bärlauchs das ganze Jahre über zu sichern, setzt man Bärlauch-Essenz an. Die im Frühjahr gesammelten Blätter werden klein geschnitten – im Herbst kann man auch die Zwiebeln sammeln und genauso verwenden wie die Blätter – und in eine Flasche gefüllt, die man mit 38- bis 40%igem Kornbranntwein übergießt, bis die Kräuter bedeckt sind. Die Flasche muß mindestens zwei Wochen in der Wärme stehenbleiben. Die Bärlauch-Essenz wird viermal täglich mit 10 bis 15 Tropfen in etwas Wasser verdünnt eingenommen.

Frauenmantel

In höheren Lagen, über 1000 m, wächst eine Art des Frauenmantels, die im Volksmund wegen ihrer silbrig glänzenden Blattunterseite auch Silbermantel genannt wird. Aus seinen Blättern brüht man einen Tee, der bei schlechtem Schlaf rasche Hilfe verspricht. Ein gehäufter Teelöffel Silbermantel pro Tasse, mit heißem Wasser abbrühen, eine halbe Minute ziehen lassen, abseihen und schluckweise zwei bis drei Tassen pro Tag trinken.

Johanniskraut

Ein gehäufter Teelöffel Johanniskraut pro Tasse, mit heißem Wasser abbrühen, eine halbe Minute ziehen lassen, abseihen und schluckweise zwei bis drei Tassen am Tag trinken.

Johanniskraut-Essenz

Zwei gehäufte Handvoll frisch gepflückte Johanniskrautblüten und -knospen füllt man in eine Flasche, die man mit 1 Liter 38- bis 40%igem Kornbranntwein übergießt, bis die Kräuter bedeckt sind. Die Flasche muß mindestens zwei Wochen in der Wärme stehen. Von der so gewonnenen Johanniskraut-Essenz nimmt man täglich 10 bis 15 Tropfen mit einem Eßlöffel warmen Wasser verdünnt ein.

Johanniskraut-Sitzbad

12 Stunden wird ein Eimer frisches oder 100g getrocknetes Johanniskraut (verwendbar sind Blätter, Blüten und Stengel) in kaltem Wasser eingeweicht. Danach wird der Kaltansatz erwärmt und in das Badewasser gegossen. Man benötigt nur so viel Wasser, daß die Nieren bedeckt sind. Die Badedauer beträgt 20 Minuten. Nach dem Bad nicht abtrocknen, sondern in einen Bademantel gehüllt im Bett eine Stunde nachschwitzen.
Es empfiehlt sich, bei Schlafstörungen wöchentlich ein Sitzbad zu nehmen und an jedem der dazwischenliegenden Tage ein Johanniskraut-Fußbad.

Kamille

Ein gehäufter Teelöffel Kamille pro Tasse, mit heißem Wasser abbrühen, eine halbe Minute ziehen lassen, abseihen und schluckweise eine Tasse vor dem Schlafengehen trinken.

Lindenblüten-Vollbad

Wenn Kinder unruhig schlafen; hilft ein Lindenblüten-Bad sehr schnell.
Man füllt einen 5-Liter-Eimer halb voll mit frisch gepflückten Lindenblüten und weicht sie 12 Stunden in kaltem Wasser ein. Anschließend wird der Kaltansatz erwärmt und abgeseiht und dem Badewasser zugegossen. Das Herz des Badenden muß dabei außerhalb des Wassers sein. Die Badedauer beträgt 20 Minuten. Anschließend nicht abtrocknen, sondern in einen Bademantel gehüllt im Bett eine Stunde nachschwitzen.

Ringelblumen-Salbe

Die vor dem Schwedenbitter-Umschlag aufzutragende Ringelblumen-Salbe stellt man folgendermaßen her:
In einer Pfanne erhitzt man 250 g reines Schweinefett und schüttet eine gehäufte Handvoll Ringelblumen (Blätter, Blüten und Stengel) in das heiße Fett, läßt einmal aufschäumen, rührt kräftig um und nimmt die Pfanne vom Herd. Zugedeckt läßt man das Ganze über Nacht auskühlen. Am nächsten Tag wird die Pfanne noch einmal leicht erwärmt, der Inhalt durch ein sauberes Leinentuch passiert, die Blätter, Blüten und Stengel werden ausgepreßt und die so gewonnene Salbe in verschließbare Gläser gefüllt.

Taubnessel

Nervlich bedingte Schlaflosigkeit beheben täglich zwei Tassen Tee, gebrüht aus der weißen oder gelben Taubnessel.
Ein gehäufter Teelöffel Taubnessel pro Tasse, mit heißem Wasser abbrühen, eine halbe Minute ziehen lassen, abseihen und schluckweise trinken.

Weißdorn

Ein gehäufter Teelöffel Weißdorn (verwendet werden Blätter und Blüten) pro Tasse, mit heißem Wasser abbrühen, eine halbe Minute ziehen lassen, abseihen und schluckweise über den Tag verteilt zwei Tassen Tee trinken.

Weißdorn-Essenz

Man füllt frisch gepflückte Blätter und Beeren, von beidem die gleiche Menge, in eine Flasche und übergießt sie mit 38- bis 40%igem Kornbranntwein. Die Flasche muß mindestens zwei Wochen in der Wärme stehenbleiben. Von der so gewonnenen Essenz nimmt man täglich 4 bis 10 Tropfen ein.

Wiesengeißbart

Ein gehäufter Teelöffel kleingeschnittene Wiesengeißbartblüten pro Tasse, mit heißem

Wasser abbrühen, eine halbe Minute ziehen lassen, abseihen und schluckweise zwei bis drei Tassen am Tag trinken.

Misch-Tee

Man mischt 5 g Baldrianwurzeln, 15 g Fruchtzapfen vom Hopfen, 10 g Johanniskraut, 25 g Lavendelblüten, 50 g Schlüsselblumen und brüht sich daraus einen Tee, der sehr warm schluckweise vor dem Schlafengehen getrunken wird.
Ein gehäufter Teelöffel dieser Mischung pro Tasse, mit heißem Wasser abbrühen, eine halbe Minute ziehen lassen und abseihen. Empfindliche Gaumen können den Tee mit etwas Honig süßen.

Kleiner Schwedenbitter

Mit einem der obengenannten Tees nimmt man vor dem Schlafengehen einen Teelöffel Kleinen Schwedenbitter ein. Ist die Schlaflosigkeit nervlich bedingt, legt man sich vor dem Schlafengehen ein mit verdünnten Tropfen befeuchtetes Tuch auf das Herz. Vor dem Auflegen sollte man die Haut mit Ringelblumen-Salbe einstreichen, damit der Alkohol der Auflage der Haut nicht das Fett entzieht.

Hausmittel

Man tränkt ein kleines, handliches Frotteetuch mit kaltem Wasser, windet es aus und legt es sich über Nacht auf das Herz. Darüber kommt eine Plastikfolie und ein trockenes Handtuch als Wärmeschutz.
Ein weiteres Hausmittel besagt, man soll die Arme bis zu den Schultern in eiskaltes Wasser tauchen und so lange im Wasser lassen, bis man von 20 bis 30 gezählt hat. Anschließend nicht abtrocknen, sondern mit den nassen Armen in den Schlafanzug schlüpfen.

Schlangenbiß

Spitzwegerich

Als Sofortmaßnahme bei einem Schlangenbiß, falls man nicht schnell genug einen Arzt aufsuchen kann, helfen frische Blätter des Spitzwegerichs, die man zur Not einfach mit den Händen zerreiben kann und auf die Bißwunde legt. Wirkungsvoller ist es natürlich, die Blätter zu waschen und mit einem Nudelholz auf einem Holzbrett zu zerquetschen. Der Blätterbrei wird direkt auf die Wunde gelegt. Anschließend muß man selbstverständlich so schnell als möglich einen Arzt aufsuchen.

Schluckauf

Dillsamen

Ein schnellwirkendes Mittel gegen den Schluckauf ist ein Tee aus Dillsamen. Ein gehäufter Teelöffel pro Tasse, mit heißem Wasser abbrühen, eine halbe Minute ziehen lassen, abseihen und ungesüßt schluckweise trinken.

Schluckbeschwerden

Käsepappel

12 Stunden weicht man einen gehäuften Teelöffel Käsepappel in einer Tasse kaltem Wasser ein. Anschließend wird der Kaltansatz erwärmt, abgeseiht und über den Tag verteilt sehr langsam zwei Tassen Tee getrunken. Praktischerweise füllt man seine Tagesration in eine angewärmte Thermoskanne.

Kleiner Schwedenbitter

Bei Schluckbeschwerden nimmt man dreimal täglich einen Teelöffel Kleinen Schwedenbitter, mit etwas warmem Wasser oder Kräutertee verdünnt.

Schmerzen

Ringelblumen-Salbe

Die vor dem Schwedenbitter-Umschlag aufzutragende Ringelblumen-Salbe stellt man folgendermaßen her:
In einer Pfanne erhitzt man 250 g reines Schweinefett und schüttet eine gehäufte Handvoll Ringelblumen (Blätter, Blüten und Stengel) in das heiße Fett, läßt aufschäumen, rührt kräftig um und nimmt die Pfanne vom Herd. Zugedeckt läßt man das Ganze über Nacht auskühlen. Am nächsten Tag wird die Pfanne noch einmal leicht erwärmt, ihr Inhalt durch ein sauberes Leinentuch passiert, die Blätter, Blüten und Stengel werden ausgepreßt und die

so gewonnene Salbe in verschließbare Gläser abgefüllt.

Kleiner Schwedenbitter

Bei Schmerzen, ganz gleich wo auch immer sie auftreten, hilft der Kleine Schwedenbitter. Innerlich nimmt man, je nach Stärke der Schmerzen, dreimal täglich einen Tee- oder Eßlöffel Kleinen Schwedenbitter mit etwas Wasser oder Tee verdünnt.
Äußerlich wird der Kleine Schwedenbitter zum Einreiben und als Umschlag benutzt. Die betroffene Hautpartie streicht man dick mit Schweinefett oder Ringelblumen-Salbe ein, damit der Alkohol der Haut nicht das Fett entzieht. Die schmerzende Stelle wird dann mit verdünntem Kleinen Schwedenbitter eingerieben oder ein damit beträufelter Wattebausch aufgelegt.

Schnittwunde

Frauenmantel

Frischer Frauenmantel wird gewaschen, mit einem Nudelholz auf einem Holzbrett zerquetscht und der Blätterbrei auf die Schnittwunde gelegt.

Spitzwegerich

Frische, gewaschene Spitz- oder Breitwegerichblätter werden mit einem Nudelholz auf einem Brett zerquetscht, und der Blätterbrei wird direkt auf die Wunde gelegt.

Kleiner Schwedenbitter

Wenn man Schnittwunden bis zu 40mal mit Kleinem Schwedenbitter angefeuchtet hat, so verschwinden sie, ohne Narben zu hinterlassen, wie in der alten Handschrift des Dr. Samst nachzulesen ist.

Schnupfen

Kamille

Man brüht einen gehäuften Eßlöffel Kamille mit 1 Liter kochendem Wasser ab und atmet die Dämpfe unter einem Handtuch ein. Erfolgreich ist diese Behandlung allerdings nur, wenn man nachher im Warmen bleibt.

Kleiner Schwedenbitter

Bei den ersten Anzeichen eines Schnupfens befeuchtet man einen Wattebausch mit Kleinem Schwedenbitter, hält ihn sich unter die Nase und atmet dabei tief durch. Die Dämpfe führen rasch zur Erleichterung. In Grippezeiten sollte man vorsorglich täglich einen Teelöffel Kleinen Schwedenbitter, mit etwas lauwarmen Wasser verdünnt, einnehmen.

Hausmittel

Man macht 10- bis 15minütige Fußbäder mit heißem Wasser. Das Wasser muß so heiß, als es gerade verträglich ist, sein und immer wieder nachgegossen werden.

Schweißfüße

Walnuß

Auf 1 Liter Wasser vier gehäufte Teelöffel kleingeschnittene Walnußblätter, abbrühen, eine halbe Minute ziehen lassen und abgeseiht dem Badewasser zugießen. Die Dauer des Fußbades beträgt 20 Minuten.

Zinnkraut

Man trinkt täglich morgens auf nüchternen Magen eine Tasse Zinnkraut-Tee.
Ein gehäufter Teelöffel Zinnkraut pro Tasse, mit heißem Wasser abbrühen, eine halbe Minute ziehen lassen, abseihen und schluckweise trinken.

Zinnkraut-Essenz

Zinnkraut-Essenz ist ein probates Mittel gegen Schweißfüße. Man füllt eine Flasche mit frischem Zinnkraut und übergießt die Kräuter mit 38- bis 40%igen Kornbranntwein. Die Flasche muß mindestens zwei Wochen in der Wärme stehenbleiben. Nach einer gründlichen Waschung und gewissenhaftem Abtrocknen werden die Füße mit dieser Essenz eingestrichen.

Zinnkraut-Fußbad

Das Einstreichen mit der Zinnkraut-Essenz kann auch ein tägliches Zinnkraut-Fußbad ersetzen. 100 g Zinnkraut werden 12 Stunden in kaltem Wasser eingeweicht. Danach wird der Kaltansatz erwärmt und abgeseiht dem Badewasser zugegossen. Die Badedauer beträgt 20 Minuten.

Schwerhörigkeit

Kamillenöl

Eine Meerzwiebel wird geschält, klein geschnitten und im Kamillenöl leicht erwärmt. Das warme Öl träufelt man vor der Verwendung des Schwedenbitters ins Ohr.
Kamillenöl stellt man folgendermaßen her: Man füllt eine Flasche mit frisch gepflückten Kamillenblüten und übergießt sie mit Öl, bis alle Blüten bedeckt sind. Die Flasche läßt man drei Wochen in der Wärme stehen. Das so gewonnene Kamillenöl muß im Kühlschrank aufbewahrt werden.

Storchenschnabel-Essenz

Man füllt kleingeschnittene und gewaschene Blüten, Blätter und Stengel des Storchenschnabels in eine Flasche, übergießt sie mit 38- bis 40%igem Kornbranntwein und läßt die verschlossene Flasche mindestens zwei Wochen in der Wärme stehen. Mit der Essenz wird das Innere des Ohrs mehrmals täglich eingestrichen.

Kleiner Schwedenbitter

Man träufelt zunächst etwas Kamillenöl in das Ohr oder streicht es mit etwas Ringelblumen-Salbe ein, um einen möglichen Juckreiz zu vermeiden, den der Alkohol des Kleinen Schwedenbitters bewirken könnte. Danach träufelt man einige Tropfen Kleinen Schwedenbitter auf einen Wattebausch und steckt ihn sich in die Ohren. Hilfreich ist es auch, wenn man die Haut rings um die Ohrmuschel mit etwas Kleinen Schwedenbitter befeuchtet.

Schwermut

Misch-Tee

Ehrenpreis, mit der gleichen Menge Sellerie-wurzeln gemischt, behebt als Tee depressive Stimmungen und Schwermut.
Ein gehäufter Teelöffel pro Tasse, mit heißem Wasser abbrühen, eine halbe Minute ziehen lassen, abseihen und schluckweise abends eine Tasse vor dem Schlafengehen trinken.

Schwindelgefühl

Bärlauch

Schwindelgefühl oder Druck im Kopfbereich ist oft auf zu hohen Blutdruck oder Arterienverkalkung zurückzuführen. Dagegen ist der Bärlauch ein wirksames Heilkraut.
Im Frühjahr sammelt man die frischen Bärlauchblätter, die gewaschen und kleingeschnitten roh verzehrt werden. So wie Petersilie streut man Bärlauch auf alle Speisen, die üblicherweise mit Petersilie oder Schnittlauch verfeinert und dekoriert werden. Mit Bärlauchblättern kann man auch einen Salat zubereiten oder Spinat kochen.

Bärlauch-Essenz

Um sich die Heilkraft des Bärlauchs das ganze Jahr über zu sichern – getrocknet verlieren die Blätter ihre Heilkraft –, setzt man Bärlauch-Essenz an. Man füllt eine Flasche mit kleingeschnittenen Bärlauchblättern oder Bärlauchzwiebeln, übergießt die Kräuter mit 38- bis 40%igem Kornbranntwein und läßt die Flasche mindestens zwei Wochen in der Wärme stehen. Von dieser Bärlauch-Essenz nimmt man täglich viermal 10 bis 15 Tropfen, mit etwas Wasser verdünnt.

Ehrenpreis

Ein gehäufter Teelöffel Ehrenpreis pro Tasse, mit heißem Wasser abbrühen, eine halbe Minute ziehen lassen, abseihen und schluckweise eine Tasse Tee vor dem Schlafengehen trinken.

Mistel

Ein gehäufter Teelöffel Mistel wird 12 Stunden in einer Tasse kaltem Wasser eingeweicht. Danach wird der Kaltansatz erwärmt, abgeseiht und schluckweise täglich drei Tassen Tee getrunken. Praktischerweise füllt man die Tagesration in eine angewärmte Thermoskanne.

Schafgarbe

Ein gehäufter Teelöffel Schafgarbe pro Tasse, mit heißem Wasser abbrühen, eine halbe

Minute ziehen lassen, abseihen und schluckweise, so heiß als möglich, ein bis zwei Tassen pro Tag trinken.

Weißdorn

Ein gehäufter Teelöffel Weißdorn (verwendet werden Blätter und Blüten) pro Tasse, mit heißem Wasser abbrühen, eine halbe Minute ziehen lassen, abseihen und schluckweise über den Tag verteilt zwei Tassen Tee trinken.

Weißdorn-Essenz

Man füllt frisch gepflückte Blüten und Beeren, von beidem die gleiche Menge, in eine Flasche und übergießt sie mit 38- bis 40%igem Kornbranntwein. Die Flasche muß mindestens zwei Wochen in der Wärme stehenbleiben. Von der so gewonnenen Essenz nimmt man täglich 4 bis 10 Tropfen ein.

Kleiner Schwedenbitter

Bei Schwindelgefühl hilft der Kleine Schwedenbitter, innerlich und äußerlich angewendet.
Man nimmt pro Tag drei Teelöffel Kleinen Schwedenbitter mit etwas Wasser oder Tee verdünnt ein.
Äußerlich angewendet, kann es schon genügen, öfter an der geöffneten Flasche zu riechen. Man kann den Kleinen Schwedenbitter auch auf einen Teelöffel gießen und die Tropfen langsam durch die Nase hochziehen.
Man befeuchtet ein Tuch mit Kleinem Schwedenbitter, der mit etwas Wasser verdünnt ist, und legt es sich auf die Stirn. Ebenfalls hilfreich ist es, mit dem feuchten Tuch den Kopfwirbel zu befeuchten.

Hausmittel

Man tränkt ein kleines, handliches Frotteetuch mit kaltem Wasser – es sollte feucht sein, aber nicht triefen – und legt es sich über Nacht auf das Herz. Darüber kommt eine Plastikfolie und ein trockenes Handtuch als Wärmeschutz.

Sehschwäche

Arnika-Essenz

Zur Stärkung der Sehkraft streicht man täglich mehrmals Augenlider und Augenwinkel mit Arnika-Essenz ein.
Die Blütenblätter der Arnika werden aus den grünen Hüllenkelchen herausgedreht und in eine Flasche gefüllt. Ist diese bis zu zwei Drittel angefüllt, gießt man 38- bis 40%igen Kornbranntwein darüber und läßt die Flasche mindestens zwei Wochen in der Wärme stehen. Einen Teil der fertigen Essenz seiht man ab, den anderen Teil läßt man weiter auf den Blütenblättern stehen. Nach der ersten Abfüllung in kleinere Flaschen kann man die große Flasche noch einmal mit Alkohol füllen.
Beim Einstreichen der Augenlider muß man darauf achten, daß die Arnika-Essenz nicht zu dick aufgetragen wird und dabei kein Tropfen auf die Pupille gerät.

Ringelblume

Ein gehäufter Teelöffel Ringelblume pro Tasse, mit heißem Wasser abbrühen, eine halbe Minute ziehen lassen, abseihen und in ein Augenglas füllen, das in jeder Apotheke erhältlich ist. Mit dem Ringelblumen-Absud das Auge spülen.

Schöllkraut

Ein frisches Schöllkrautblatt wird gewaschen und sein Stengel zwischen Daumen und Zeigefinger zerrieben. Die so gewonnene Feuchtigkeit reibt man mit dem Finger über das geschlossene Augenlid zu den Augenwinkeln. Der dickflüssige Saft aus den Blütenstengeln darf für die Behandlung des Auges nicht verwendet werden.
Empfehlenswert ist bei Sehschwäche auch frische, gewaschene Schöllkrautblätter über Nacht auf die geschlossenen Augen zu legen und mit einem Tuch abzubinden.

Kleiner Schwedenbitter

Zur Stärkung der Sehkraft legt man sich täglich eine Stunde lang ein in verdünntem Kleinen Schwedenbitter eingeweichtes Tuch als Umschlag auf die geschlossenen Augen.
Parallel dazu streicht man sich morgens und abends die Augenlider mit Kleinem Schwedenbitter ein. Dabei streicht man mit den Fingern von der Nasenwurzel zu den Augenwinkeln.

Sehstörungen

Mistel

Sehstörungen sind oft ein Resultat von anormalem Blutdruck, den die Mistel reguliert.

12 Stunden weicht man einen gehäuften Teelöffel Mistel in einer Tasse kaltem Wasser ein. Danach wird der Kaltansatz angewärmt, abgeseiht und schluckweise, pro Tag drei Tassen Tee, getrunken. Praktischerweise füllt man die Tagesration in eine angewärmte Thermoskanne.

Zinnkraut-Sitzbad

Bei jungen Müttern treten bisweilen Sehstörungen kurz nach einer schweren Geburt auf. Ursache dafür dürfte eine Überbeanspruchung der Nieren während der Geburt sein. Hier helfen Zinnkraut-Sitzbäder, die für eine bessere Durchblutung der Nieren sorgen und so deren Druck von den Augen abziehen. Nach einigen Sitzbädern verlieren sich die Sehstörungen.
12 Stunden weicht man 100g Zinnkraut in kaltem Wasser ein. Verwendung findet hier das hohe Zinnkraut von sumpfigen Wiesen und Almböden. Anschließend wird der Kaltansatz erwärmt und dem Badewasser zugegossen. Es muß so viel Wasser eingelassen werden, daß die Nieren des Badenden bedeckt sind. Die Badedauer beträgt 20 Minuten. Anschließend nicht abtrocknen, sondern in einen Bademantel gehüllt im Bett eine Stunde nachschwitzen.

Seitenstechen

Labkraut

Labkraut-Tee verspricht rasche Hilfe bei Seitenstechen. Ein gehäufter Teelöffel Labkraut pro Tasse, mit heißem Wasser abbrühen, eine halbe Minute ziehen lassen, abseihen und schluckweise zwei bis drei Tassen pro Tag trinken.

Sodbrennen

Ringelblume

Ein gehäufter Teelöffel Ringelblume pro Tasse, mit heißem Wasser abbrühen, eine halbe Minute ziehen lassen, abseihen und schluckweise am Tag zwei bis drei Tassen Tee trinken.

Sauerklee

Ein Eßlöffel frische Sauerkleeblätter mit $^1/_2$ Liter heißem Wasser abbrühen, eine halbe Minute ziehen lassen, abseihen, auskühlen lassen und zwei Tassen am Tag trinken.

Schafgarbe

Ein gehäufter Teelöffel Schafgarbe pro Tasse, mit heißem Wasser abbrühen, kurz ziehen lassen, abseihen und schluckweise zwei bis drei Tassen pro Tag trinken.

Sonnenbrand

Bärlapp

Bei einem Sonnenbrand bestreut man die verbrannte Haut ganz leicht und vorsichtig mit dem feinen, weichen Bärlappmehl, das der Verletzung Hitze und Feuchtigkeit entzieht.

Johanniskrautöl

Im Gegensatz zu allen anderen Anwendungsbereichen setzt man Johannisöl als Heilmittel bei Brandverletzungen, Verbrühungen und Sonnenbrand mit Leinöl an.
Frisch gepflückte Blüten und Knospen des Johanniskrauts werden in eine Flasche gefüllt und mit Leinöl übergossen, bis die Blüten bedeckt sind. Die Flasche stellt man drei Wochen in die Wärme. Nach einiger Zeit verfärbt sich das Öl und erhält eine rote Farbe. Mit dem Johannisöl streicht man die durch den Sonnenbrand verletzte Haut vorsichtig mehrmals täglich ein.

Stichwunde

Arnika-Essenz

Bei Stichwunden oder Insektenstichen reibt man die betroffene Stelle mit Arnika-Essenz ein. Um Hautreizungen vorzubeugen, bestreicht man die Stelle vorher mit Ringelblumen-Salbe.
Zur Herstellung der Arnika-Essenz füllt man eine Flasche bis zu zwei Drittel mit frischen Blütenblättern, die man aus dem grünen Kelch der Arnika herausgedreht hat. Mit 38- bis 40%igem Kornbranntwein füllt man die Flasche auf und läßt sie mindestens zwei Wochen in der Wärme stehen. Einen Teil der fertigen Essenz seiht man ab, den anderen Teil läßt man weiter auf den Blütenblättern stehen. Nach der ersten Abfüllung in eine kleinere

Flasche kann die Flasche mit den Blüten noch einmal mit Alkohol aufgefüllt werden.
Der Arnika-Ansatz mit 75%igem Weingeist aus der Apotheke muß zur Hälfte mit abgekochtem, ausgekühltem Wasser verdünnt werden, um Hautentzündungen und -verletzungen vorzubeugen. Unverdünnt kann dieser Arnika-Ansatz zu Hautverätzungen führen.

Frauenmantel

Ein gehäufter Teelöffel Frauenmantel pro Tasse, mit heißem Wasser abbrühen, eine halbe Minute ziehen lassen, abseihen und schluckweise zwei Tassen pro Tag trinken.
Neben der innerlichen Anwendung kann man den Tee auch für Waschungen der Wunde benutzen.

Ringelblumen-Salbe

In einer Pfanne erhitzt man 250g reines Schweinefett und schüttet eine gehäufte Handvoll Ringelblumen (Blätter, Blüten und Stengel) in das heiße Fett. Man läßt das Ganze noch einmal aufschäumen, rührt kräftig um und nimmt die Pfanne vom Herd. Zugedeckt über Nacht auskühlen lassen. Am nächsten Tag wird die Pfanne noch einmal leicht erwärmt, ihr Inhalt durch ein sauberes Leinentuch passiert, die Blätter, Blüten und Stengel werden ausgepreßt und die so gewonnene Salbe in verschließbare Gläser gefüllt.

Stoßverletzung

Arnika-Essenz

Bei Stoßverletzungen reibt man die betroffene Stelle mit Arnika-Essenz ein. Um Hautreizungen vorzubeugen, bestreicht man die Stelle vorher mit Ringelblumen-Salbe.
Zur Herstellung der Arnika-Essenz füllt man eine Flasche bis zu zwei Drittel mit frischen Blütenblättern, die man aus dem grünen Kelch der Arnika herausgedreht hat. Mit 38- bis 40%igem Kornbranntwein füllt man die Flasche auf und läßt sie mindestens zwei Wochen in der Wärme stehen. Einen Teil der fertigen Essenz seiht man ab, den anderen Teil läßt man weiter auf den Blütenblättern stehen.
Nach der ersten Abfüllung in eine kleinere Flasche kann die Flasche mit den Blüten noch einmal mit Alkohol aufgefüllt werden.
Der Arnika-Ansatz mit 75%igem Weingeist aus der Apotheke muß zur Hälfte mit abgekochtem, ausgekühltem Wasser verdünnt werden, um Hautentzündungen und -verletzungen vorzubeugen. Unverdünnt kann dieser Arnika-Ansatz zu Hautverätzungen führen.

Johanniskraut

Ein gehäufter Teelöffel pro Tasse, mit heißem Wasser abbrühen, eine halbe Minute ziehen lassen, abseihen und schluckweise täglich zwei Tassen Tee trinken.

Ringelblumen-Salbe

In einer Pfanne erhitzt man 250g reines Schweinefett und schüttet eine gehäufte Handvoll Ringelblumen (Blätter, Blüten und Stengel) in das heiße Fett. Man läßt die Mischung einmal aufschäumen, rührt kräftig um und nimmt die Pfanne vom Herd. Zugedeckt läßt man das Ganze über Nacht auskühlen. Am nächsten Tag wird die Pfanne noch einmal leicht erwärmt, der Inhalt durch ein sauberes Leinentuch passiert, die Blätter, Blüten und Stengel werden ausgepreßt und die so gewonnene Salbe in verschließbare Gläser gefüllt.

Stuhlverstopfung

Bärlapp

Bei Stuhlverstopfung trinkt man täglich eine Tasse heißen Bärlapp-Tee morgens auf nüchternen Magen.
Ein gestrichener Teelöffel Bärlapp wird mit einer Tasse heißem Wasser abgebrüht, eine halbe Minute ziehen lassen, abseihen und schluckweise trinken. Mehr als eine Tasse Tee pro Tag darf nicht getrunken werden!

Bärlauch

Der Bärlauch regt die Verdauung an und ist ein probates Mittel bei Stuhlverstopfung.
Im Frühjahr sammelt man die frischen Bärlauchblätter, die gewaschen und kleingeschnitten roh verzehrt werden. So wie Petersilie streut man Bärlauch auf alle Speisen, die üblicherweise mit frischem Grün verfeinert und dekoriert werden. Mit Bärlauchblättern kann man auch einen Salat zubereiten oder Spinat kochen.

Bärlauch-Essenz

Um sich die Heilkraft des Bärlauchs das ganze Jahr über zu sichern, setzt man Bärlauch-Essenz an. Man füllt eine Flasche mit kleingeschnittenen Bärlauchblättern oder Bärlauchzwiebeln, übergießt die Kräuter mit 38- bis 40%igem Kornbranntwein und läßt die Flasche mindestens zwei Wochen in der Wärme stehen. Von dieser Bärlauch-Essenz nimmt man täglich viermal 10 bis 15 Tropfen, mit etwas Wasser verdünnt.

Brennessel

Brennessel-Tee fördert den Stuhlgang. Man sollte morgens eine halbe Stunde vor dem Frühstück eine Tasse trinken und über den restlichen Tag verteilt weitere zwei bis drei Tassen, die man sehr warm und schluckweise trinkt.
Pro Tasse ein gehäufter Teelöffel Brennessel, mit heißem Wasser abbrühen, eine halbe Minute ziehen lassen, abseihen und schluckweise ungesüßt trinken.

Schafgarbe

Ein gehäufter Teelöffel Schafgarbe pro Tasse, mit heißem Wasser abbrühen, eine halbe Minute ziehen lassen, abseihen und schluckweise, so heiß als möglich, zwei bis drei Tassen Tee pro Tag trinken.

Walnuß

Walnußblätter-Tee ist ebenfalls ein probates Mittel bei Stuhlverstopfung.
Ein gehäufter Teelöffel kleingeschnittene Walnußblätter pro Tasse, mit heißem Wasser abbrühen, eine halbe Minute ziehen lassen, abseihen und schluckweise eine Tasse pro Tag auf nüchternen Magen trinken.

Wegwarte

Ein gehäufter Teelöffel Wegwarteblüten pro Tasse, mit heißem Wasser abbrühen, eine halbe Minute ziehen lassen, abseihen und auf nüchternen Magen morgens eine halbe oder ganze Tasse schluckweise trinken.

Wiesenbärenklau

Ein gehäufter Teelöffel kleingeschnittene Wiesenbärenklaublätter pro Tasse, mit heißem Wasser abbrühen, eine halbe Minute ziehen lassen, abseihen und schluckweise über den Tag verteilt zwei bis drei Tassen trinken.

Kleiner Schwedenbitter

Mit einem der obengenannten Tees nimmt man täglich drei Teelöffel Kleinen Schwedenbitter ein.

Feigen und Pflaumen

Feigen und Backpflaumen werden über Nacht in kaltem Wasser eingeweicht, morgens erwärmt und vor dem Frühstück gegessen.

Leinsamenkörner

Mit jeder Mahlzeit nimmt man drei Eßlöffel Leinsamenkörner mit etwas Flüssigkeit zu sich, bis sich die Verdauung normalisiert hat.

Frisches Wasser

Ein Glas frisches Brunnen- oder Quellwasser vor dem Frühstück auf nüchternen Magen getrunken, wirkt förderlich für den Stuhlgang. Bei dauernden Verdauungsbeschwerden und länger andauernder Stuhlverstopfung sollte man auch seine Ernährung umstellen. Fleisch und Mehlprodukte wie Nudeln, Kuchen, Gebäck, Konservenkost, geräuchertes Fleisch, Wurstwaren, in Fett Gebratenes, erhitzte Öle, Pommes Frites, Schweinefleisch und homogenisierte Milchprodukte reduzieren und dafür die Anteile an Obst, Gemüse und Ballaststoffen erhöhen.

Talgdrüsen

Kleiner Schwedenbitter

Talgdrüsen verschwinden, wenn sie öfters mit Kleinem Schwedenbitter angefeuchtet werden. Man beträufelt einen Wattebausch mit Kleinem Schwedenbitter und tupft damit die Talgdrüse ab.

Tränenfluß

Käsepappel-Waschung

Wenn die Tränen versiegen, die Augen zuwenig oder gar keine Flüssigkeit mehr besitzen, haben sich nach meinen Erfahrungen Waschungen und Auflagen mit Käsepappel-Tee bewährt.
Ein gehäufter Teelöffel Käsepappel wird 12 Stunden in einer Tasse mit kaltem Wasser eingeweicht. Danach wird der Kaltsansatz erwärmt und abgeseiht. Mit dem lauwarmen Käsepappel-Tee wäscht man die Augen mit einem Augenglas (in jeder Apotheke erhältlich) oder tränkt darin ein sauberes Tuch und legt es über die geschlossenen Augen.

Schafgarbe

Wenn die Tränen nicht versiegen wollen, empfehle ich auch Schafgarben-Tee.
Ein gehäufter Teelöffel Schafgarbe pro Tasse, mit heißem Wasser abbrühen, eine halbe Minute ziehen lassen, abseihen und schluckweise zwei bis drei Tassen am Tag trinken.

Misch-Tee

Ich empfehle folgenden Misch-Tee, wenn der Tränenfluß nicht aufhören will zu fließen:
Man nimmt 10g Augentrost, 10g Baldrian, 15g Benediktenwurzel, 10g Fliederblüten, 15g Frauenmantel, 20g Kamille und 10g Raute.
12 Stunden weicht man 15g dieser Kräutermischung in 1/2 Liter kaltem Wasser ein. Danach wird der Kaltansatz erwärmt und abgeseiht. In diesem Misch-Tee wird ein sauberes Tuch getränkt und warm auf die geschlossenen Augen gelegt. Der Umschlag sollte nach 30 Minuten erneuert werden. Anschließend sollte der Patient mit einem trockenen, warmen Tuch über den Augen einige Zeit ruhen.

Trockenheit der Schleimhäute

Käsepappel

Trockenheit in Mund, Rachen und Nase heilt die Käsepappel. 12 Stunden wird ein gehäufter Teelöffel Käsepappel pro Tasse in kaltem Wasser eingeweicht. Danach wird der Kaltansatz erwärmt und abgeseiht. Mit dem Absud gurgelt und spült man mehrmals täglich Mund und Rachen. Der ausgekühlte Absud wird in die Nase aufgezogen.

Trunksucht

Thymian

Thymian gilt als probates Mittel gegen die Trunksucht.
Eine gehäufte Handvoll Thymian wird mit 1 Liter kochendem Wasser abgebrüht. Der Aufguß wird abgedeckt, zwei Minuten ziehen gelassen und dann in eine Thermosflasche abgeseiht. Von diesem Tee muß der Alkoholiker alle 15 Minuten einen Eßlöffel trinken. Die Reaktionen des Körpers auf diese Thymian-Kur sind drastisch. Übelkeit, Erbrechen, starker Stuhlgang und starkes Urinieren, Schweißausbrüche beuteln den Patienten, führen aber dabei zu großem Appetit und einem sehr starken Durstgefühl. Die Kur muß so oft wiederholt werden, bis die unvermeidlichen Rückfälle des Patienten auskuriert sind.

Übelkeit

Schafgarbe

Einen gehäuften Teelöffel Schafgarbe pro Tasse mit heißem Wasser abbrühen, eine halbe Minute ziehen lassen, abseihen und schluckweise ein bis zwei Tassen Tee am Tag trinken.

Weißdorn

Ein gehäufter Teelöffel Weißdorn (verwendet werden Blätter und Blüten) pro Tasse, mit heißem Wasser abbrühen, eine halbe Minute ziehen lassen, abseihen und schluckweise über den Tag verteilt zwei Tassen Tee trinken.

Weißdorn-Essenz

Man füllt frisch gepflückte Blüten und Beeren, von beidem die gleiche Menge, in eine Flasche und übergießt sie mit 38- bis 40%igem Kornbranntwein. Die Flasche muß mindestens zwei Wochen in der Wärme stehenbleiben. Von der Essenz nimmt man täglich 4 bis 10 Tropfen ein.

Kleiner Schwedenbitter

Mit dem Tee nimmt man bis zu drei Teelöffel Kleinen Schwedenbitter zu sich, der nach der alten Handschrift Schwindel und Übelkeit vertreibt.

Überanstrengung

Beinwurz

Bei körperlicher Überanstrengung legt man auf die überbeanspruchten Glieder einen warmen Brei aus Beinwurzmehl.
Ein Eßlöffel Beinwurzmehl wird in einer Tasse heißem Wasser mit einigen Tropfen Speiseöl zu einem Brei verrührt, den man, auf ein Leinentuch gestrichen, warm auf die betroffene Stelle legt und mit einem zweiten Tuch warm abbindet.

Ehrenpreis

Bei geistiger Überanstrengung, die oft zu großer Nervosität führt, hilft Ehrenpreis-Tee.

Ein gehäufter Teelöffel Ehrenpreis pro Tasse, mit heißem Wasser abbrühen, eine halbe Minute ziehen lassen, abseihen und schluckweise eine Tasse abends vor dem Schlafengehen trinken.

Johanniskraut

Bei körperlicher Überanstrengung trinkt man täglich zwei bis drei Tassen Johanniskraut-Tee.
Ein gehäufter Teelöffel Johanniskraut pro Tasse, mit heißem Wasser abbrühen, eine halbe Minute ziehen lassen, abseihen und schluckweise trinken.

Übergewicht

Mais

Als unschädliches Abmagerungs- und Entfettungsmittel verspricht der Tee aus Maisbart rasche und natürliche Hilfe bei Übergewicht.
Ein gehäufter Teelöffel Maisbart pro Tasse, mit heißem Wasser abbrühen, eine halbe Minute ziehen lassen, abseihen und ungesüßt schluckweise bis zu vier Tassen pro Tag trinken.

Wegwarte

Ein gehäufter Teelöffel Wegwarte pro Tasse, mit heißem Wasser abbrühen, eine halbe Minute ziehen lassen, abseihen und täglich morgens auf nüchternen Magen schluckweise eine Tasse trinken.

Überreizung

Thymian-Vollbad

Nervöse, überreizte Menschen sollten regelmäßig ein- bis zweimal pro Woche ein Thymian-Vollbad nehmen.
Ein Eimer (Fassungsvermögen 6 bis 8 Liter) frische oder 200g getrocknete Kräuter werden 12 Stunden in kaltem Wasser eingeweicht. Danach wird der Kaltansatz erwärmt und dem Badewasser zugegossen. Das Herz des Badenden muß dabei außerhalb des Wassers sein. Die Badedauer beträgt 20 Minuten, anschließend nicht abtrocknen, sondern in einen Bademantel gehüllt im Bett eine Stunde nachschwitzen.

Unruhe

Schafgarbe

Die beruhigende Wirkung der Schafgarbe beseitigt quälende innere Unruhe.
Pro Tag sollte man zwei bis drei Tassen Schafgarben-Tee schluckweise trinken. Dabei kommt ein gehäufter Teelöffel Schafgarbe auf eine Tasse, mit heißem Wasser abbrühen, eine halbe Minute ziehen lassen und abseihen.

Schafgarben-Sitzbad

Sitzbäder mit Schafgarbe, neben dem Tee genommen, beschleunigen die Beruhigung.
12 Stunden weicht man 100g Schafgarbe (verwendet wird das ganze Kraut) in kaltem Wasser ein. Anschließend wird der Kaltansatz erwärmt und dem Badewasser zugegossen. Beim Baden müssen die Nieren des Badenden bedeckt sein. Die Badedauer beträgt 20 Minuten. Danach nicht abtrocknen, sondern in einen Bademantel gehüllt im Bett eine Stunde nachschwitzen.

Verbrühungen

Johannisöl

Beim Einsatz des Johannisöls bei Verbrühungen ist es ganz wichtig, daß der Ansatz mit Leinöl hergestellt wurde. Mit diesem Öl wird die verletzte Haut leicht eingestrichen. Es versteht sich von selbst, daß man nach Anwendung dieses Hausmittels sofort einen Arzt aufsuchen muß.
Für die Herstellung des Johannisöls füllt man Blüten und Knospen des Johanniskrauts in eine Flasche und übergießt sie mit Leinöl, das die Blüten bedecken muß. Die Flasche wird verschlossen und drei Wochen in die Wärme gestellt, bis sich das Öl rötlich verfärbt hat.

Hausmittel

Als Sofortmaßnahme trennt man das Eiweiß (Eiklar) vom Dotter, streicht das Eiweiß auf ein Leinentuch und legt es auf die verbrühte Stelle. Anschließend sofort einen Arzt aufsuchen!

Verdauungsbeschwerden

Beinwurz

Bei Verdauungsbeschwerden trinkt man täglich zwei bis vier Tassen Beinwurz-Tee. Zwei gehäufte Teelöffel kleingeschnittene Wurzeln pro Tasse werden 12 Stunden in kaltem Wasser eingeweicht. Danach wird der Kaltansatz angewärmt, abgeseiht und in eine heiß ausgespülte Thermoskanne gefüllt. Der Tee wird ungesüßt schluckweise getrunken.

Odermennig

Ein gehäufter Teelöffel Odermennig pro Tasse, mit heißem Wasser abbrühen, eine halbe Minute ziehen lassen, abseihen und schluckweise täglich bis zu zwei Tassen Tee trinken.

Sauerklee

Ein gehäufter Eßlöffel frische Sauerkleeblätter pro Tasse, mit heißem Wasser abbrühen, eine halbe Minute ziehen lassen, abseihen und schluckweise zwei Tassen am Tag trinken.

Taubnessel

Ein gehäufter Teelöffel weiße oder gelbe Taubnesselblüten pro Tasse, mit heißem Wasser abbrühen, eine halbe Minute ziehen lassen, abseihen und schluckweise eine Tasse am Vormittag trinken.

Walnuß

Ein gehäufter Teelöffel kleingeschnittene Walnußblätter pro Tasse, mit heißem Wasser abbrühen, eine halbe Minute ziehen lassen, abseihen und schluckweise ein bis zwei Tassen Tee am Tag trinken.

Wegwarte

Ein gehäufter Teelöffel Wegwarte pro Tasse, mit heißem Wasser abbrühen, eine halbe Minute ziehen lassen, abseihen und schluckweise eine Tasse am Morgen trinken.

Wiesenbärenklau

Ein gehäufter Teelöffel kleingeschnittene Wiesenbärenklaublätter pro Tasse, mit heißem Wasser abbrühen, eine halbe Minute ziehen lassen, abseihen und schluckweise über den Tag verteilt zwei bis drei Tassen Tee trinken.

Verkalkung

Brennessel

Man brüht frische Brennesselblätter mit heißem Wasser ab und legt die Blätter auf Stirn und Kopfwirbel.

Ehrenpreis

Ein gehäufter Teelöffel Ehrenpreis pro Tasse, mit heißem Wasser abbrühen, eine halbe Minute ziehen lassen, abseihen und schluckweise zwei Tassen pro Tag trinken.

Zinnkraut

Zusätzlich zum Ehrenpreis-Tee trinkt man täglich eine Tasse Zinnkraut-Tee. Ein gehäufter Teelöffel Zinnkraut pro Tasse, mit heißem Wasser abbrühen, eine halbe Minute ziehen lassen, abseihen und schluckweise trinken.

Kleiner Schwedenbitter

Man beträufelt einen geeignet großen Wattebausch mit Kleinem Schwedenbitter und legt sich den Umschlag auf Hinterkopf, Halswirbel und Stirn.

Verkrampfung

Bärlapp-Kissen

Man füllt einen Kissenbezug mit 100 bis 200 g Bärlapp und legt das Kräuterkissen auf die verkrampfte Stelle.

Thymian

Bei Verkrampfungen, speziell bei Magenkrämpfen, Menstruationskrämpfen oder Unterleibskrämpfen, wendet man Thymian innerlich und äußerlich an. Tagsüber trinkt man zwei Tassen Thymian-Tee. Dabei kommt ein gehäufter Teelöffel Thymian auf eine Tasse, mit heißem Wasser abbrühen, eine halbe Minute ziehen lassen, abseihen und schluckweise trinken.

Thymian-Kissen

Für die äußerliche Anwendung füllt man einen Kissenbezug mit getrockneten Thymianblüten und -stengeln und legt ihn sich auf die von den Krämpfen befallene Körperstelle. Vor dem Zubettgehen wärmt man das Kräuterkissen bei kleiner Temperatur im Backofen an und legt es sich über Nacht auf die schmerzende Körperstelle.

Kleiner Schwedenbitter

Bei starken Verkrampfungen von Händen und Füßen, die nicht selten bis zur Verkrüppelung führen, hilft der vielseitige Kleine Schwedenbitter. Pro Tag nimmt man drei Eßlöffel davon, mit etwas lauwarmen Wasser oder Tee verdünnt, vor und nach den drei Mahlzeiten ein.

Verletzung

Arnika-Essenz

Bei Verletzungen jeglicher Art empfehlen sich Auflagen aus den alkoholgetränkten Blütenblättern der Arnika-Essenz. Man füllt die Blütenblätter in ein Tuch und legt sie auf die verletzte Stelle auf.
Zur Herstellung der Arnika-Essenz füllt man eine Flasche bis zu zwei Drittel mit frischen Blütenblättern, die man aus dem grünen Kelch der Arnika herausgedreht hat. Mit 38- bis 40%igem Kornbranntwein füllt man die Flasche auf und läßt sie mindestens zwei Wochen in der Wärme stehen. Einen Teil der fertigen Essenz seiht man ab, den anderen Teil läßt man auf den Blütenblättern stehen. Nach der ersten Abfüllung in eine kleinere Flasche kann die Flasche mit den Blüten noch einmal mit Alkohol aufgefüllt werden.
Vor der Auflage wird die Hautpartie mit Ringelblumen-Salbe eingestrichen, damit der Alkohol der Essenz der Haut nicht das Fett entzieht.
Der Arnika-Ansatz mit 75%igem Weingeist aus der Apotheke muß zur Hälfte mit abgekochtem, ausgekühltem Wasser verdünnt werden, um Hautentzündungen und -verletzungen vorzubeugen. Unverdünnt kann dieser Arnika-Ansatz zu Hautverätzungen führen.

Beinwurz-Essenz

Ebenso universell wie die Arnika-Essenz ist auch die Beinwurz-Essenz bei allen äußeren und inneren Wunden und Verletzungen zu verwenden.
Die Wurzeln der Beinwurz werden mit einer Bürste gewaschen, klein geschnitten und in eine Flasche gefüllt. Das Ganze wird mit 38- bis 40%igem Kornbranntwein übergossen und mindestens zwei Wochen in die Wärme gestellt.

Johannisöl

Aus den Blüten des Johanniskrauts stellt man Johannisöl her, das man ganz leicht über die Verletzungen streicht.
Man füllt Blüten und Knospen des Johanniskrauts in eine Flasche und übergießt sie mit Öl, das die Blüten bedecken muß. Die Flasche wird drei Wochen in die Wärme gestellt, bis sich das Öl rötlich verfärbt hat.

Ringelblumen-Salbe

In einer Pfanne erhitzt man 250g reines Schweinefett und schüttet eine gehäufte Handvoll Ringelblumen (Blätter, Blüten und Stengel) in das heiße Fett. Man läßt das Ganze noch einmal aufschäumen, rührt kräftig um und nimmt die Pfanne vom Herd. Zugedeckt über Nacht auskühlen lassen. Am nächsten Tag wird die Pfanne noch einmal leicht erwärmt, der Inhalt durch ein sauberes Leinentuch passiert, die Blätter, Blüten und Stengel werden ausgepreßt und die so gewonnene Salbe in verschließbare Gläser abgefüllt.

Verrenkung

Hier empfehle ich die Verwendung derselben Heilkräuterrezepte wie bei Verstauchung.

Verschleimung

Brennessel

Verschleimungen der Atmungsorgane und des Magens löst eine Kur mit Brennessel-Tee über einige Wochen.
Ein gehäufter Teelöffel pro Tasse, mit heißem Wasser abbrühen, eine halbe Minute ziehen lassen, abseihen und schluckweise am Tag eine Tasse Tee trinken.

Salbei

Auch der Salbei hat eine schleimlösende Wirkung auf Atmungsorgane und Magen.
Ein gehäufter Teelöffel Salbei pro Tasse, mit heißem Wasser abbrühen, eine halbe Minute ziehen lassen, abseihen und schluckweise zwei Tassen Tee pro Tag trinken.

Spitzwegerich

Bei sehr starker Verschleimung der Atmungsorgane bringt ein Tee aus Spitz- oder Breitwegerichblättern rasche Hilfe.
Ein gehäufter Teelöffel Wegerich pro Tasse, mit heißem Wasser überbrühen, eine halbe Minute ziehen lassen, abseihen und schluckweise pro Tag zwei Tassen Tee trinken.

Verstauchung

Arnika-Essenz

Bei einer Verstauchung reibt man die betroffene Stelle mit Arnika-Essenz ein oder legt die alkoholgetränkten Blütenblätter der Essenz als Auflage auf die schmerzende Stelle.
Zur Herstellung der Arnika-Essenz füllt man eine Flasche bis zu zwei Drittel mit frischen Blütenblättern, die man aus dem grünen Kelch der Arnika herausgedreht hat. Mit 38- bis 40%igem Kornbranntwein füllt man die Flasche auf und läßt sie mindestens zwei Wochen in der Wärme stehen. Einen Teil der fertigen Essenz seiht man ab, den anderen Teil läßt man auf den Blütenblättern stehen. Nach der ersten Abfüllung in eine kleinere Flasche kann die Flasche mit den Blüten noch einmal mit Alkohol aufgefüllt werden.
Der Arnika-Ansatz mit 75%igem Weingeist aus der Apotheke muß zur Hälfte mit abgekochtem, abgekühltem Wasser verdünnt werden, um Hautentzündungen und -verletzungen vorzubeugen. Unverdünnt kann dieser Arnika-Ansatz zu Hautverätzungen führen.

Pestwurz

Frisch gepflückte Blätter der Pestwurz werden gewaschen, mit einem Nudelholz auf einem Holzbrett zerquetscht und als Blätterbrei auf die Verstauchung gelegt.

Thymianöl

Verstauchungen reibt man äußerlich mit Thymianöl ein.
Man füllt eine Flasche mit frisch gepflückten Thymianblättern und übergießt sie mit Öl, bis alle Blüten bedeckt sind. Die Flasche stellt man drei Wochen in die Wärme. Mit dem Thymianöl streicht man die Verstauchung mehrmals täglich ein.

Wadenkrampf

Bärlapp-Kissen

Mit getrocknetem Bärlapp, je nach Größe der verkrampften Stelle 100 bis 300g Kräuter, füllt man einen Kissenbezug, den man über Nacht auf die schmerzende Stelle legt.

Warzen

Arnika-Essenz

Zur Herstellung der Arnika-Essenz füllt man eine Flasche bis zu zwei Drittel mit frischen Blütenblättern, die man aus dem grünen Kelch der Arnika herausgedreht hat. Man füllt die Flasche mit 38- bis 40%igem Kornbranntwein auf und läßt sie mindestens zwei Wochen in der Wärme stehen. Einen Teil der fertigen Essenz seiht man ab, den anderen Teil läßt man weiter auf den Blütenblättern stehen. Nach der ersten Abfüllung kann die Flasche mit den Blüten noch einmal mit Alkohol aufgefüllt werden. Diese Arnika-Essenz drückt man mit Hilfe eines getränkten Wattebausches kräftig auf die Warze.

Ringelblumen-Saft

Der frische Saft der Ringelblume entfernt Warzen und Krätze.
Frische Blätter, Blüten und Stengel werden gewaschen und feucht in einem Entsafter ausgepreßt. Den gewonnenen frischen Saft streicht man auf die Warze.

Schöllkraut-Saft

Ebenso heilsam ist der frische Schöllkraut-Saft.
Blätter, Blüten und Stengel werden frisch gepflückt, gewaschen und feucht in einem Entsafter ausgepreßt. Mit dem Frischsaft streicht man die Warze ein.

Kleiner Schwedenbitter

Mit auf einen Wattebausch geträufeltem Kleinen Schwedenbitter feuchtet man die Warze mehrmals täglich ein, bis sie sich verliert.

Wechseljahre

Die Wechseljahre sind ein tiefer Einschnitt im Leben einer Frau und mit allerlei Beschwerden verbunden. Die nachfolgenden Heilkräuter aus dem Garten Gottes erleichtern diese schwierige Umstellungsphase.

Frauenmantel

Ein gehäufter Teelöffel Frauenmantel pro Tasse, mit heißem Wasser abbrühen, eine halbe Minute ziehen lassen, abseihen und schluckweise bis zu drei Tassen am Tag trinken.

Hirtentäschel

Während der Wechseljahre empfiehlt sich eine regelrechte Hirtentäschel-Teekur. Vier Wochen lang sollte die Frau zwei Tassen Hirteltäschel-Tee pro Tag trinken. Dabei kommt ein gehäufter Teelöffel Hirtentäschel auf eine Tasse, mit heißem Wasser abbrühen, eine halbe Minute ziehen lassen, abseihen und schluckweise über den Tag verteilt trinken. Anschließend setzt man drei Wochen aus und beginnt die vierwöchige Kur von neuem.

Mistel

Ein gehäufter Teelöffel Mistel wird 12 Stunden in einer Tasse mit kaltem Wasser eingeweicht. Danach wird der Kaltansatz erwärmt und abgeseiht. Über den Tag verteilt kann man bis zu drei Tassen Mistel-Tee trinken. Am besten füllt man seine Tagesration in eine angewärmte Thermoskanne.

Schafgarbe

Ein gehäufter Teelöffel Schafgarbe pro Tasse, mit heißem Wasser abbrühen, eine halbe Minute ziehen lassen, abseihen und schluckweise zwei bis drei Tassen Tee am Tag trinken.

Schafgarben-Sitzbad

Einmal wöchentlich sollte man dazu ein Schafgarben-Sitzbad nehmen.
12 Stunden weicht man 100 g Schafgarbe in einem 5-Liter-Eimer mit kaltem Wasser ein. Dann wird der Kaltansatz erwärmt, abgeseiht und dem Badewasser zugegossen. Die Badedauer beträgt 20 Minuten. Anschließend nicht abtrocknen, sondern in einen Bademantel gehüllt im Bett eine Stunde nachschwitzen.

Misch-Tee

Man mischt 25 g Arnikablüten, 50 g Baldrianwurzeln, 25 g Isländisches Moos, 25 g Melisse, 25 g Schafgarbe und 25 g Salbei.
Einen gehäuften Teelöffel dieser Kräutermischung mit einer Tasse heißem Wasser abbrühen, eine halbe Minute ziehen lassen, abseihen und schluckweise morgens auf nüchternen Magen eine Tasse Tee trinken.

Weißfluß

Frauenmantel

Ein gehäufter Teelöffel Frauenmantel pro Tasse, mit heißem Wasser abbrühen, eine halbe Minute ziehen lassen, abseihen und schluckweise über den Tag verteilt bis zu drei Tassen Tee trinken.

Schafgarben-Sitzbad

Ein- bis zweimal wöchentlich sollte man bei Ausfluß ein Schafgarben-Sitzbad nehmen.
12 Stunden weicht man 100 g Schafgarbe in einem 5-Liter-Eimer mit kaltem Wasser ein. Danach wird der Kaltansatz erwärmt, abgeseiht und dem Badewasser zugegossen. Die Nieren der Badenden müssen dabei bedeckt sein. Die Badedauer beträgt 20 Minuten. Anschließend nicht abtrocknen, sondern in einem Bademantel gehüllt im Bett eine Stunde nachschwitzen.

Vogelknöterich

Ein gehäufter Teelöffel Vogelknöterich pro Tasse, mit heißem Wasser abbrühen, eine halbe Minute ziehen lassen, abseihen und schluckweise über den Tag verteilt zwei Tassen Tee trinken.

Walnuß

12 Stunden weicht man zwei gehäufte Teelöffel Walnußblätter in $^1/_2$ Liter kaltem Wasser ein. Danach wird der Kaltansatz erwärmt und abgeseiht. Mit dem starken Aufguß wäscht man die Scheide äußerlich.

Zinnkraut-Sitzbad

Im Wechsel mit dem Schafgarben-Sitzbad sollte man auch Zinnkraut-Sitzbäder nehmen. Die Zubereitung des Bades ist gleich wie beim Schafgarben-Sitzbad.

Kleiner Schwedenbitter

Mit einem der obengenannten Tees nimmt man täglich drei Teelöffel Kleinen Schwedenbitter ein.
Dabei kommt ein Teelöffel auf eine halbe Tasse Tee, die je zur Hälfte vor und nach jeder Mahlzeit getrunken wird.

Wespenstich

Hier empfehle ich dieselben Heilkräuterrezepte wie unter dem Stichwort Insektenstich.

Wundbehandlung

Arnika-Essenz

Frische Wunden behandelt man äußerlich mit Arnika-Essenz.
Die Wunde wird mehrmals täglich mit Arnika-Umschlägen behandelt. Um Hautreizungen zu vermeiden, wird die Haut vorher mit Kamillen- oder Johannisöl eingestrichen.
Zur Herstellung der Arnika-Essenz füllt man eine Flasche bis zu zwei Drittel mit frischen Blütenblättern, die man aus dem grünen Kelch der Arnika herausgedreht hat. Mit 38- bis 40%igem Kornbranntwein füllt man die Flasche auf und läßt sie mindestens zwei Wochen in der Wärme stehen. Einen Teil der fertigen Essenz seiht man ab, den anderen Teil läßt man weiter auf den Blütenblättern stehen. Nach der ersten Abfüllung in eine kleinere Flasche kann der restliche Blüten-Ansatz noch einmal mit Alkohol aufgefüllt werden.
Der Arnika-Ansatz mit 75%igem Weingeist aus der Apotheke muß zur Hälfte mit abgekochtem, abgekühltem Wasser verdünnt werden, um Hautentzündungen und -verletzungen vorzubeugen. Unverdünnt kann dieser Arnika-Ansatz zu Hautverätzungen führen.

Bärlapp

Schwerkranke Menschen, die über einen längeren Zeitraum an das Bett gefesselt sind, ziehen sich oft durch das lange Liegen Wunden zu. Dank dem heilsamen Bärlappmehl, das ganz fein verteilt vorsichtig auf die offenen Stellen gestreut wird, können sich die Wunden in kurzer Zeit schließen.

Bärlauch-Saft

Der frische Saft der Bärlauchblätter, vorsichtig auf die betroffene Stelle gestrichen, schließt selbst schlechtheilende Wunden.

Beinwurz-Essenz

Umschläge mit Beinwurz-Essenz heilen alle Wunden, gleich ob äußerlich oder innerlich.
Die Wurzeln der Beinwurz werden mit einer Bürste gewaschen, klein geschnitten, in eine Flasche gefüllt und mit 38- bis 40%igem Kornbranntwein übergossen, bis alle Kräuter bedeckt sind. Die Flasche wird mindestens zwei Wochen in die Wärme gestellt. Ein sauberes Tuch wird mit der Beinwurz-Essenz getränkt und auf die Wundstelle gelegt. Vor dem Auflegen muß die Haut mit Ringelblumen-Salbe oder mit Kamillen- oder Johannisöl eingestrichen werden, damit der Alkohol der Essenz ihr nicht das Fett entzieht.

Ehrenpreis-Waschung

Schwerheilende, entzündete Wunden, vor allem im Bereich des Schienbeins, behandelt man mit Ehrenpreis-Absud.
Zwei gehäufte Teelöffel Ehrenpreis mit 1/2 Liter heißem Wasser abbrühen, eine halbe Minute ziehen lassen, abseihen und mit diesem Absud die Wunde baden.

Ehrenpreis-Umschlag

Über Nacht legt man warme Umschläge auf die Wunde. Es wird erneut ein Ehrenpreis-Absud, wie oben beschrieben, angesetzt, mit dem ein sauberes Tuch getränkt und als warmer Umschlag auf die Wunde gelegt wird. Der Umschlag muß mit weiteren Tüchern warmgehalten werden.

Frauenmantel

Frauenmantel-Tee trinkt man wegen seiner wassertreibenden und herzstärkenden Heilkräfte bei eitrigen Wunden, Wundfieber und Geschwüren.
Ein gehäufter Teelöffel Frauenmantel pro Tasse, mit heißem Wasser abbrühen, eine halbe Minute ziehen lassen, abseihen und schluckweise zwei bis drei Tassen pro Tag trinken.

Frauenmantel-Auflage

Äußerlich wendet man Frauenmantel als Blätterbrei-Auflage an. Frisch gepflückter Frauenmantel wird gewaschen und mit einem Nudelholz auf einem Holzbrett zerquetscht. Der Blätterbrei wird vorsichtig auf die Wunde gelegt. Muß die Breiauflage gewechselt werden, die Wunde nur mit ausgekühltem, abgekochtem Wasser ausspülen.

Hirtentäschel

Stark blutende Wunden, die sich scheinbar durch nichts stillen lassen, versiegen nach dem Genuß von Hirtentäschel-Tee.
Ein gehäufter Teelöffel Hirtentäschel pro Tasse, mit heißem Wasser abbrühen, eine halbe Minute ziehen lassen, abseihen und schluckweise zwei bis drei Tassen am Tag trinken.

Johannisöl

Johannisöl sollte in keiner Hausapotheke fehlen. Es ist ein vielgerühmtes Heilmittel bei offenen Wunden, frischen Verletzungen, Blutergüssen, bis hin zu Brandverletzungen und Verbrühungen. Mit dem Johannisöl wird die Wunde oder Verletzung mehrmals täglich eingestrichen.
Man füllt Blüten und Knospen des Johanniskrauts in eine Flasche und übergießt sie mit Öl (bei Brandverletzungen erfolgt der Ansatz des Johannisöls mit Leinöl), das die Blüten bedekken muß. Die Flasche wird anschließend drei Wochen in die Wärme gestellt, bis das Öl sich rötlich verfärbt hat.

Kamille

Innerlich wird die Kamille bei allen Wundschmerzen eingesetzt.
Einen gehäuften Teelöffel Kamille mit heißem Wasser abbrühen, eine halbe Minute ziehen lassen, abseihen und schluckweise drei bis vier Tassen pro Tag trinken.
Äußerlich benutzt man Kamillen-Absud für Waschungen der Wunden. Die Dosierung ist identisch mit der des Kamillen-Tees.

Käsepappel

Wunden an Händen und Füßen heilt man mit Bädern der Käsepappel aus.
Zwei gehäufte Handvoll Käsepappel werden 12 Stunden in einen 5-Liter-Eimer mit kaltem Wasser eingeweicht. Danach wird der Kaltansatz erwärmt und abgeseiht. In diesem Absud badet man Hände oder Füße 20 Minuten lang. Nach dem Bad legt man frische Spitzwegerichblätter auf. Die frisch gepflückten Blätter werden gewaschen und mit einem Nudelholz auf einem Holzbrett zerquetscht. Der Blätterbrei wird auf die offene Wunde gestrichen und mit einem Tuch fixiert. Den Umschlag läßt man über Nacht einwirken.

Labkraut-Umschlag

Warme Umschläge mit Labkraut-Absud heilen Wunden.
Zwei gehäufte Teelöffel Labkraut mit 1/2 Liter heißem Wasser abbrühen, eine halbe Minute ziehen lassen, abseihen und damit ein Leinentuch tränken. Der Umschlag wird auf die Wunde gelegt und mit einem wärmenden Tuch umwickelt.

Pestwurz

Brennende Wunden, bösartige Geschwüre und jede Art von Brand heilt man durch Auflagen mit frischen Blättern der Pestwurz.
Die frisch gepflückten Blätter werden gewaschen, mit einem Nudelholz auf einem Holzbrett zerquetscht und als Blätterbrei auf die Wunde gelegt. Diese Auflage muß mehrmals täglich wiederholt werden. Dabei wird die Wunde nur mit ausgekühltem, abgekochtem Wasser ausgespült, bis alle Rückstände des Blätterbreis entfernt sind, bevor eine neue Auflage gemacht wird.

Ringelblume

Ringelblumen-Tee fördert die Heilung von Wunden.
Ein gehäufter Teelöffel Ringelblumen pro Tasse, mit heißem Wasser abbrühen, eine halbe Minute ziehen lassen, abseihen und schluckweise ein bis zwei Tassen pro Tag trinken.

Ringelblumen-Salbe

Wundschmerzen heilt die Ringelblumen-Salbe.
In einer Pfanne erhitzt man 250 g reines Schweinefett und schüttet eine gehäufte Handvoll Ringelblumen (Blätter, Stengel und Blüten) in das heiße Fett. Man läßt das Gemisch aufschäumen, rührt kräftig um und nimmt die Pfanne vom Herd. Zugedeckt läßt man das Ganze über Nacht auskühlen. Am nächsten Tag wird die Pfanne noch einmal leicht erwärmt, ihr Inhalt durch ein sauberes Leinentuch passiert, die Blätter, Stengel und Blüten werden ausgepreßt und die so gewonnene Salbe in verschließbare Gläser gefüllt.

Ringelblumen-Essenz

Ringelblumen-Essenz, mit abgekochtem Wasser verdünnt, eignet sich für Umschläge, besonders bei Wunden, offenen Stellen durch Wundliegen und bei eitrigen Geschwüren.
Eine Handvoll Blüten füllt man in eine Flasche und übergießt sie mit 1 Liter 38- bis 40%igem Kornbranntwein. Die Flasche stellt man mindestens zwei Wochen in die Wärme. Mit der so gewonnenen Essenz, die man zur Hälfte mit abgekochtem Wasser verdünnt, befeuchtet man ein Tuch und legt es auf die Wunde. Der Umschlag wird mit einem wärmenden Tuch umwickelt.

Spitzwegerich

Frische Spitz- oder Breitwegerichblätter heilen selbst älteste Wunden.
Die frisch gepflückten Blätter werden gewaschen, mit einem Nudelholz auf einem Holzbrett zerquetscht und der Blätterbrei direkt auf die Wunde gestrichen.

Vogelknöterich-Saft

Frisch gepflückter Vogelknöterich wird gewaschen und feucht in einem Entsafter ausgepreßt. Den frischen Vogelknöterich-Saft streicht man mehrmals täglich auf die Wunden.

Zinnkraut-Umschlag

Zinnkraut-Dunstumschläge heilen selbst faulende Wunden.
Zwei gehäufte Handvoll Zinnkraut gibt man in ein Sieb, das über einen Topf mit kochendem Wasser gehängt wird. Durch den aufsteigenden Wasserdampf wird das Kraut heiß. Man kippt den Inhalt des Siebs in ein Leinentuch und legt es auf die Wunde. Mit warmen Tüchern wird der Umschlag umwickelt und mehrere Stunden oder über die ganze Nacht einwirken gelassen.

Zinnkraut-Waschung

Eine weitere Anwendungsmöglichkeit für das Zinnkraut sind Waschungen und Bäder. Für Waschungen mit Zinnkraut-Absud überbrüht man zwei gehäufte Teelöffel Zinnkraut mit $^1/_2$ Liter Wasser, eine halbe Minute ziehen lassen, abseihen und mit dem Absud die Wunde mehrmals waschen.

Zinnkraut-Sitzbad

Bei größeren Wunden im Bereich der Beine empfiehlt sich ein Zinnkraut-Sitzbad.
12 Stunden weicht man 100 g Zinnkraut in kaltem Wasser ein. Danach wird der Kaltansatz erwärmt und dem Badewasser zugegossen. Die Nieren des Badenden müssen dabei bedeckt sein. Die Badedauer beträgt 20 Minuten. Anschließend nicht abtrocknen, sondern in einen Bademantel gehüllt im Bett eine Stunde nachschwitzen.

Misch-Tee

Eiternde, schwerheilende Wunden wäscht man mit einem Aufguß aus der gleichen Menge Ringelblumen und Zinnkraut gemischt.
Ein gehäufter Eßlöffel der Kräutermischung mit $^1/_2$ Liter heißem Wasser abbrühen, eine halbe Minute ziehen lassen, abseihen und mit dem Absud die Wunde mehrmals auswaschen.

Kleiner Schwedenbitter

Wundmale und Narben verheilen spurlos, wenn sie täglich vor dem Schlafengehen mit Kleinem Schwedenbitter angefeuchtet werden. Man träufelt Kleinen Schwedenbitter auf einen Wattebausch und betupft die Narbe damit.

Würmer

Bärlauch

Dank seiner heilenden Eigenschaften auf unser Magen- und Darmsystem kuriert der Bärlauch den von Würmern befallenen Darm aus.
Im Frühjahr sammelt man die frischen Bärlauchblätter, die gewaschen und kleingeschnitten roh verzehrt werden. So wie Petersilie streut man Bärlauch auf alle Speisen, die mit frischem Grün verfeinert oder dekoriert werden. Mit Bärlauchblättern kann man einen Salat zubereiten oder Spinat kochen.

Bärlauch-Essenz

Um sich die Heilkraft des Bärlauchs das ganze Jahr über zu sichern, setzt man Bärlauch-Essenz an.
Man füllt eine Flasche mit kleingeschnittenen Bärlauchblättern oder -zwiebeln, übergießt die Kräuter mit 38- bis 40%igem Kornbranntwein und läßt die Flasche mindestens zwei Wochen in der Wärme stehen. Von der Bärlauch-Essenz nimmt man täglich viermal 10 bis 15 Tropfen, mit etwas Wasser verdünnt.

Kürbiskerne

Kürbiskerne sind ein altbekanntes Hausmittel gegen Madenwürmer. Kinder essen täglich 10 bis 15 geschälte Kürbiskerne, Erwachsene 20 bis 30. Beim Schälen ist darauf zu achten, daß die feine innere Schale erhalten bleibt und mitgegessen wird. Die Kerne müssen sehr gut gekaut werden. Eine Stunde danach trinkt man einen halben Teelöffel Rizinusöl.
Für eine Bandwurm-Kur muß die Menge der Kürbiskerne erhöht werden. Unter Einhaltung einer strengen Diät werden 80 bis 100 geschälte Kürbiskerne, auf vier Portionen verteilt, gut gekaut. Eine Stunde nach jeder Portion schluckt man einen halben Löffel Rizinusöl. Diese Kur kann beliebig oft, ohne nachteilige Nebeneffekte, wiederholt werden.
Spulwürmer bekämpft man mit rohen Möhren und roten Rüben. Dazu trinkt man rohen Sauerkrautsaft. Für einen raschen Abgang der Spulwürmer sorgen außerdem Knoblauch, Meerrettich und Zwiebeln, die man in Milch kocht und schluckweise so warm als möglich trinkt.

Ringelblume

Ein gehäufter Eßlöffel Ringelblumenblüten, mit einer Tasse heißem Wasser abbrühen, eine halbe Minute ziehen lassen, abseihen und schluckweise eine Tasse pro Tag trinken.

Sauerklee

Ein gehäufter Teelöffel frische Sauerkleeblätter pro Tasse, mit heißem Wasser abbrühen, eine halbe Minute ziehen lassen, abseihen und schluckweise zwei Tassen am Tag trinken.

Kleiner Schwedenbitter

Mit einem der obengenannten Tees nimmt man täglich drei Teelöffel Kleinen Schwedenbitter vor und nach den Mahlzeiten ein.
Man streicht den Nabel mit Ringelblumen-Salbe ein und legt darauf einen mit Kleinem Schwedenbitter befeuchteten Lappen.

Zahnbluten

Salbei

Einen Teelöffel Salbei pro Tasse mit heißem Wasser abbrühen, kurz ziehen lassen, abseihen und mit dem Absud mehrmals täglich gurgeln. Man kann auch einen Wattebausch mit dem Salbei-Absud tränken und um den blutenden Zahn legen.

Hausmittel
Man taucht eine nasse Zahnbürste in frischen Zitronensaft und massiert mit der Bürste den blutenden Zahn.

Zahnextraktion

Frauenmantel

Nach dem Zahnziehen empfiehlt es sich, den Mundraum mehrmals täglich mit Frauenmantel-Tee zu spülen.
Ein gehäufter Teelöffel Frauenmantel pro Tasse, mit heißem Wasser abbrühen, eine halbe Minute ziehen lassen, abseihen und mit dem etwas abgekühlten Tee mehrmals täglich gurgeln.

Zahnfleischentzündung

Walnuß

Ein gehäufter Teelöffel kleingeschnittene Walnußblätter pro Tasse, mit heißem Wasser abbrühen, eine halbe Minute ziehen lassen, abseihen und damit mehrmals pro Tag gurgeln.

Zinnkraut

Man mischt die gleiche Menge Zinnkraut und Johanniskraut und brüht daraus einen Tee, mit dem man täglich mehrmals gurgelt.
Ein gehäufter Teelöffel der Mischung pro Tasse, mit heißem Wasser abbrühen, eine halbe Minute ziehen lassen, abseihen, etwas abkühlen lassen und damit gurgeln.

Zahnfleischgeschwür

Labkraut

Ein gehäufter Teelöffel Labkraut pro Tasse, mit heißem Wasser abbrühen, eine halbe

Minute ziehen lassen, abseihen und damit mehrmals am Tag gurgeln.
Ab und zu sollte man die kranke Stelle mit Labkraut-Absud waschen.

Salbei

Ein gehäufter Teelöffel Salbei pro Tasse, mit heißem Wasser abbrühen, eine halbe Minute ziehen lassen, abseihen und damit mehrmals am Tag gurgeln.
Man kann auch einen Wattebausch mit dem Salbei-Absud tränken und auf das entzündete Zahnfleisch legen.

Zahnschmerzen

Kamille

Ein gehäufter Teelöffel Kamille pro Tasse, mit heißem Wasser abbrühen, eine halbe Minute ziehen lassen, abseihen und schluckweise über den Tag verteilt bis zu drei Tassen Tee trinken.
Man kann auch mit dem etwas abgekühlten Tee den Mundraum mehrmals täglich spülen.

Kleiner Schwedenbitter

Bei Zahnschmerzen nimmt man einen Eßlöffel Kleinen Schwedenbitter mit etwas Wasser oder Tee vermischt und behält diesen Schluck über eine gewisse Zeit im Mund, bevor man ihn hinunterschluckt.
Man kann auch einen Wattebausch mit dem Kleinen Schwedenbitter tränken und auf den schmerzenden Zahn legen.

Zahnwackeln

Salbei

Einen Teelöffel Salbei pro Tasse mit heißem Wasser abbrühen, eine halbe Minute ziehen lassen, abseihen und mehrmals täglich gurgeln.
Man kann auch einen Wattebausch damit tränken und um den lockeren Zahn legen.

Misch-Tee

Man mischt die gleiche Menge Eichenrinde, Frauenmantel, Salbei und Vogelknöterich und weicht für 12 Stunden zwei gehäufte Teelöffel Kräuter in $^1/_2$ Liter kaltem Wasser ein. Anschließend wird der Kaltansatz erwärmt und abgeseiht. Mit diesem Tee spült man mehrmals täglich den Mundraum aus. Praktischerweise füllt man die Tagesration in eine angewärmte Thermoskanne. Neben den Spülungen empfiehlt es sich, den Tee mit einer weichen Zahnbürste in das Zahnfleisch zu massieren.

Zungenbelag

Wermut-Tee

Wermut-Tee ist ein altes Hausmittel gegen eine belegte Zunge. Die weitverbreitete Ansicht, Wermut sei gesund und unschädlich, stimmt leider nicht. Man muß mit Wermut sehr vorsichtig umgehen. Auf eine Tasse heißes Wasser kommt deshalb nur ein halber Teelöffel Wermut. Man kann diesen Teelöffel auch mit einem Kräutertee einnehmen.

Zungenbläschen

Kleiner Schwedenbitter

Bläschen auf der Zunge, oft eine Folgeerscheinung von zu heißem Essen, behandelt man am besten mit Kleinem Schwedenbitter.
Man nimmt bis zu dreimal täglich einen Eßlöffel davon mit etwas Wasser oder Kräutertee verdünnt, behält diese Flüssigkeit eine Zeitlang im Mund, bevor man sie hinunterschluckt.

Zungenerkrankung

Labkraut

Schwellungen, Schmerzen, mit zu heißem Essen verbrannte Stellen der Zunge kuriert man mit frischem Labkraut. Pro Tag benötigt man sechs bis acht Tassen Tee aus frischgepflücktem, kleingeschnittenem Labkraut.
Ein gehäufter Teelöffel Labkraut pro Tasse, mit heißem Wasser abbrühen, eine halbe Minute ziehen lassen, abseihen und die Tagesration in eine Thermoskanne füllen.
Mit dem Tee spült man mehrmals den Mund, gurgelt und nimmt ab und zu einen kräftigen Schluck. Diese Behandlung wird mehrere Tage hintereinander fortgesetzt, bis die Beschwerden behoben sind.

IV. Der Glaube kann Berge versetzen

Die nachfolgenden Krankheiten kann nur ein Arzt diagnostizieren, darf nur ein Arzt diagnostizieren. In vielen Fällen wird es Konflikte geben zwischen dem Wissen der Schulmedizin und dem Vertrauen auf die Heilkraft unserer Kräuter aus dem Garten Gottes. Ein verständnisvoller Arzt wird Ihnen niemals die Anwendung von Heilkräutern verbieten, denn er weiß, daß sie nur helfen, nie schaden können!
Und als Patient hat jeder Mensch ein Anrecht darauf, daß er und seine Gesundheit uneingeschränkt im Mittelpunkt aller Bemühungen steht. Man ist als Patient nicht entmündigt, wenn es um die Behandlung einer Krankheit geht.
Jeder Arzt sollte vielmehr froh sein, wenn er die Verantwortung nicht alleine tragen muß, sondern mit seinem Patienten offen über alle Probleme und Maßnahmen sprechen kann. Die Entscheidung, was getan wird, treffen stets Sie! Auch wenn das nicht immer so deutlich wird wie vor einem operativen Eingriff, dem Sie in aller Regel schriftlich zustimmen müssen.
Ich bitte, mich nicht falsch zu verstehen. Diese Zeilen sollen helfen, etwas zu verändern, was ich aus unzähligen Briefen herausgelesen habe: die heimliche Nutzung der Heilkräuter, aus Angst vor der Reaktion der behandelnden Ärzte. Ein Mann schrieb mir, »meinen Ärzten habe ich nichts erzählt. Sollen sie doch ruhig weiter glauben, durch herumdoktern hätten sie etwas gefunden, was mir hilft. Sie würden mir ja doch nicht glauben, daß ich meine Gesundheit den Heilkräutern zu verdanken habe!«
Warum, so frage ich mich, sollen die Ärzte nicht ins Vertrauen gezogen werden? Wo es ihnen doch auch nur um das Wohlbefinden ihres Patienten gehen kann?
Kritiker, gleich aus welchen Beweggründen, werden mir mit Sicherheit vorwerfen, Schwerstkranken, hoffnungslosen Fällen, von der Medizin aufgegebenen Menschen falsche Hoffnungen zu machen, wenn ich schreibe, daß es selbst für Krebs, Multiple Sklerose oder die »unheilbare« Schuppenflechte, um nur einige bösartige Krankheiten zu nennen, Hilfe geben kann.
Ich kann diesen Vorwurf sehr selbstbewußt zurückweisen. Mein Glaube und meine Erfahrung haben mich gelehrt, daß es selbst in den hoffnungslosesten Situationen Hilfe geben kann. Sowenig ich weiß, warum die Heilkräuter helfen, sowenig weiß ich, ob der Glaube wichtiger ist als die Heilkräuter. Nur eines weiß ich sicher, ohne den festen Glauben an Gottes Gnade und Allmacht sind wir alle verloren, gleich ob krank oder gesund.
Ein krebskranker Mensch, der austherapiert, wie dies die Ärzte nennen, zum Sterben nach Hause geschickt wird und sich diesem Schicksal wehrlos ergibt, wird nicht mehr lange leben. Ein Patient, der neuen Mut schöpft, sich von der Hoffnungslosigkeit nicht überwältigen läßt und sein Schicksal wieder in die eigenen Hände nimmt, kann diese Krankheit besiegen.
Dies bestätigt auch eine Studie des amerikanischen Neurophysiologen Dr. Herbert Spector. Zehn Jahre lang beobachtete er Brustkrebs-Patientinnen und kam zu folgendem Ergebnis: Von den Frauen, die ihre Krankheit nicht als schicksalgegeben hinnahmen und sich kämpferisch gaben, lebten nach zehn Jahren noch 80 Prozent. Von den Frauen, die resignierten und ihren Überlebenswillen aufgaben, lebten nach zehn Jahren nur noch 10 Prozent.
Der Glaube kann Berge versetzen, dieser Satz ist uns allen geläufig. Nur wenige Menschen haben erkannt, wieviel Trost, Hoffnung und Mut dieser schlichte Satz in sich birgt. Im Verein mit den Heilkräutern aus dem Garten Gottes kann er allen Menschen den Weg aus dem Jammertal der Hoffnungslosigkeit zeigen.

Abszeß

Ringelblumen-Salbe

In einer Pfanne erhitzt man 250 g reines Schweinefett und schüttet eine gehäufte Handvoll Ringelblumen (Blätter, Blüten und Stengel) in das heiße Fett. Man läßt das Ganze noch einmal aufschäumen, rührt kräftig um und nimmt die Pfanne vom Herd. Zugedeckt über Nacht auskühlen lassen. Am nächsten Tag wird die Pfanne noch einmal leicht erwärmt, ihr Inhalt durch ein sauberes Leinentuch passiert, die Blätter, Blüten und Stengel werden ausgepreßt und die Salbe in verschließbare Gläser gefüllt. Mit der Salbe streicht man den Abszeß ein.

Wiesenbärenklau

Frisch gepflückte Blätter des Wiesenbärenklaus werden gewaschen und mit einem Nudelholz auf einem Holzbrett zerquetscht. Der frische Blätterbrei wird auf die erkrankte Stelle aufgelegt und mit einem warmen Tuch abgebunden.
Man kann selbstverständlich auch Auflagen aus ganzen, gewaschenen Blättern machen.

Zinnkraut-Umschlag

Man hängt zwei gehäufte Handvoll Zinnkraut in einem Sieb über einen Topf mit kochendem Wasser. Durch den aufsteigenden Wasserdampf wird das Zinnkraut heiß. Dann kippt man den Siebinhalt in ein sauberes Leinentuch und legt das Ganze als Umschlag auf die erkrankte Stelle. Der Zinnkraut-Dunstumschlag muß mehrere Stunden oder über die ganze Nacht einwirken.

Kleiner Schwedenbitter

Man befeuchtet den Abszeß mehrmals täglich mit unverdünntem Kleinen Schwedenbitter.

Hausmittel

Man gießt in eine Kasserolle Milch, bis der Boden bedeckt ist. Dazu gibt man 100 g Quark (Topfen) und erwärmt das Ganze unter kräftigem Umrühren. Den warmen, aber nicht heißen Quark streicht man auf ein sauberes Leinentuch und legt ihn über Nacht als Umschlag auf den Abszeß.

Adenom

Zinnkraut-Umschlag

Man legt zwei gehäufte Handvoll Zinnkraut in ein Sieb und hängt es über einen Topf mit kochendem Wasser. Durch den aufsteigenden Wasserdampf – das Sieb darf nicht im Wasser hängen – wird das Zinnkraut gedünstet und dadurch heiß. In diesem Zustand kippt man den Siebinhalt in ein sauberes Leinentuch und legt es als Umschlag auf die Stelle, wo sich das Adenom gebildet hat. Dreimal täglich legt man den Zinnkraut-Dunstumschlag an. Dazu kann man jeweils die gleichen Kräuter wieder erwärmen. Den ersten Umschlag legt man morgens nach dem Frühstück auf, der Patient sollte dabei im Bett liegen bleiben, und läßt ihn 2 Stunden einwirken. Am späten Nachmittag erneuert man die Auflage, der Patient sollte wiederum im Bett liegen bleiben, und läßt sie erneut 2 Stunden einwirken. Den dritten Zinnkraut-Dunstumschlag legt man kurz vor dem Schlafengehen auf und läßt ihn die ganze Nacht einwirken. Ganz wichtig ist es dabei, daß man über den Umschlag ein wärmedämmendes Tuch bindet und sich der Patient warm einpackt, damit die heilende Wirkung der Zinnkraut-Dämpfe nicht nutzlos verpufft.

Kleiner-Schwedenbitter-Umschlag

Mittags, zwischen dem ersten und dem zweiten Zinnkraut-Dunstumschlag, legt man für 4 Stunden einen Schwedenbitter-Umschlag auf.
Die Auflagestelle streicht man vorher mit Ringelblumen-Salbe ein, damit der Alkohol der Haut nicht das Fett entzieht. Nun beträufelt man ein geeignet großes Stück Zellstoff oder einen Wattebausch mit Kleinem Schwedenbitter und legt ihn auf die erkrankte Stelle. Als Wärmeschutz legt man darüber einen trockenen Wattebausch oder ein wärmendes Tuch, überdeckt die Auflage mit einer Plastikfolie zum Schutz der Kleidung und bindet das Ganze mit einem sauberen Tuch ab.
Mit dem Schwedenbitter-Umschlag kann sich der Patient im häuslichen Bereich bewegen und muß nicht das Bett hüten.
Nach einer Einwirkungszeit von 4 Stunden wird der Umschlag abgenommen und die Haut gepudert, um einem möglichen Juckreiz zuvorzukommen.

Zinnkraut

Parallel zu den Umschlägen nimmt man täglich morgens auf nüchternen Magen und abends eine halbe Stunde vor dem Abendessen je eine Tasse Zinnkraut-Tee zu sich.
Ein gehäufter Teelöffel Zinnkraut pro Tasse, mit heißem Wasser abbrühen, eine halbe Minute ziehen lassen, abseihen und schluckweise trinken.

Misch-Tee

Parallel zu den Umschlägen und dem Zinnkraut-Tee trinkt man tagsüber 1,5 bis 2 Liter Misch-Tee mit folgender Zusammensetzung:
100 g Brennessel, 300 g Ringelblume, 100 g Schafgarbe werden gut miteinander vermischt.

Ein gehäufter Teelöffel dieser Kräutermischung pro Tasse, mit heißem Wasser abbrühen, eine halbe Minute ziehen lassen, abseihen und schluckweise trinken.
Sofern verfügbar, mischt man diesen Tee sechsmal am Tag mit 3 bis 5 Tropfen Sauerklee-Saft pro Tasse Tee. Den Saft gewinnt man aus frischem Sauerklee, der in einem Entsafter ausgepreßt wird.

Ringelblumen-Salbe

Die vor dem Schwedenbitter-Umschlag zum Einstreichen der Haut benötigte Ringelblumen-Salbe stellt man folgendermaßen her:
In einer Pfanne erhitzt man 250 g reines Schweinefett und schüttet zwei gehäufte Handvoll Ringelblumen (Blätter, Blüten und Stengel) in das heiße Fett, läßt aufschäumen, rührt kräftig um und nimmt die Pfanne vom Herd. Zugedeckt läßt man das Ganze über Nacht auskühlen. Am nächsten Tag wird die Pfanne noch einmal leicht erwärmt, der Inhalt durch ein sauberes Leinentuch passiert, die Blätter, Blüten und Stengel werden ausgepreßt und die so gewonnene Salbe in verschließbare Gefäße abgefüllt.

Allergie

Brennessel

Ein gehäufter Teelöffel Brennessel pro Tasse, mit heißem Wasser abbrühen, eine halbe Minute ziehen lassen, abseihen und schluckweise bis zu vier Tassen Tee pro Tag trinken.

Käsepappel-Waschung

Hautallergien heilt man mit Käsepappel-Waschungen.
12 Stunden weicht man zwei gehäufte Teelöffel Käsepappel in 1/2 Liter kaltem Wasser ein. Anschließend wird der Kaltansatz erwärmt und abgeseiht. Mit dem Käsepappel-Absud wäscht man mehrmals täglich die betroffene Hautpartie.

Amputationsschmerzen

Beinwurz

Ein Eßlöffel Beinwurzmehl wird mit einer Tasse heißem Wasser und einigen Tropfen Speiseöl zu einem Brei verrührt, den man auf ein Leinentuch streicht und warm auf den Amputationsstumpf auflegt. Nach dem Auskühlen muß der Blätterbrei erneuert werden.

Schwertlilie

Im Oktober gräbt man die Wurzeln der Schwertlilie aus, wäscht sie gründlich mit einer Bürste und hängt sie zum Trocknen auf. Die getrockneten Wurzeln werden in einer Kaffeemühle zu Pulver zermahlen.
12 Stunden weicht man einen Teelöffel des Pulvers in 1/2 Liter kaltem Wasser ein. Anschließend wird der Kaltansatz erwärmt, abgeseiht und tagsüber schluckweise getrunken. Praktischerweise füllt man den Tee in eine angewärmte Thermoskanne.

Thymian-Bad

Dreimal wöchentlich sollte man den Amputationsstumpf in einem Thymian-Bad baden.
12 Stunden weicht man eine gehäufte Handvoll Thymian in 5 Liter kaltem Wasser ein. Danach wird dieser Kaltansatz angewärmt, abgeseiht und dem Badewasser zugegossen. Die Badedauer beträgt 20 Minuten.

Thymian-Kissen

Kräuterkissen mit Thymian und Bärlapp empfehlen sich während der Nacht als Auflage. Man füllt einen Kissenbezug mit jeweils 100 bis 150 g Bärlapp und Thymian, erwärmt das Kräuterkissen im Backofen und legt es über Nacht auf den Amputationsstumpf.

Zwiebel-Essenz

Gegen die unangenehmen Phantomschmerzen hilft auch eine Zwiebel-Essenz, die man in Kräuterhäusern und Reformhäusern kaufen kann. Die Herstellung ist einfach:
Die Zwiebeln werden geschält und in Ringe geschnitten. Man füllt eine Flasche mit den Zwiebelringen, übergießt sie mit 38- bis 40%igem Kornbranntwein und läßt die verschlossene Flasche mindestens zwei Wochen in der Wärme stehen. Mit der so gewonnenen Zwiebel-Essenz streicht man den Amputationsstumpf täglich mehrmals ein.

Anämie

Brennessel

Dank ihrer blutbildenden Wirkstoffe verspricht die Brennessel selbst bei Anämie Hilfe.

Ein gehäufter Teelöffel Brennessel pro Tasse, mit heißem Wasser abbrühen, eine halbe Minute ziehen lassen, abseihen und schluckweise bis zu vier Tassen Tee pro Tag trinken.

Angina

Odermennig

Ein Teelöffel Odermennig pro Tasse, mit heißem Wasser abbrühen, eine halbe Minute ziehen lassen, abseihen und schluckweise täglich zwei Tassen Tee trinken.

Angina pectoris

Arnika-Essenz

Bei Herzkranzgefäßverengungen wird die Herzgegend leicht mit Arnika-Essenz einmassiert. Es tritt sofort eine Beruhigung ein.
Die Blütenblätter der Arnika werden aus den grünen Hüllkelchen herausgedreht und in eine Flasche gefüllt. Ist diese bis zu zwei Drittel angefüllt, gießt man 38- bis 40%igen Kornbranntwein darüber und läßt die Flasche mindestens zwei Wochen in der Wärme stehen. Einen Teil der fertigen Essenz seiht man ab, den anderen Teil läßt man weiter auf den Blütenblättern stehen. Nach der ersten Abfüllung in kleinere Fläschchen kann man die große Flasche noch einmal mit Alkohol auffüllen.
Der Arnika-Ansatz mit 75%igem Weingeist aus der Apotheke muß zur Hälfte mit abgekochtem, ausgekühltem Wasser verdünnt werden, um Hautentzündungen und -verletzungen vorzubeugen. Unverdünnt kann dieser Arnika-Ansatz zu Hautverätzungen führen.

Schafgarbe

Ein gehäufter Teelöffel Schafgarbe pro Tasse, mit heißem Waser abbrühen, eine halbe Minute ziehen lassen, abseihen und schluckweise zwei Tassen pro Tag trinken.

Weißdorn

Ein gehäufter Teelöffel Weißdorn (verwendet werden Blätter und Blüten) pro Tasse, mit heißem Wasser abbrühen, eine halbe Minute ziehen lassen, abseihen und schluckweise über den Tag verteilt zwei Tassen Tee trinken.

Weißdorn-Essenz

Man füllt frisch gepflückte Blüten und Beeren, von beidem die gleiche Menge, in eine Flasche und übergießt sie mit 38- bis 40%igem Kornbranntwein. Die Flasche muß mindestens zwei Wochen in der Wärme stehenbleiben. Von der so gewonnenen Essenz nimmt man täglich 4 bis 10 Tropfen ein.

Herz-Wein

In 1 Liter naturreinen Wein schüttet man 10 frische Petersilienstengel samt Blätter, ein bis zwei Eßlöffel reinen Weinessig und läßt das Ganze 10 Minuten auf kleiner Flamme sieden. Man seiht den Wein ab und verrührt ihn mit 300 g echtem Bienenhonig. Pro Tag nimmt man zwei bis drei Eßlöffel dieses Herz-Weins. Bei der Entscheidung, welchen Wein man dazu benutzt, weißen oder roten, kann man sich vom eigenen Geschmack leiten lassen.

Kleiner Schwedenbitter

Mehrmals täglich sollte man die Herzgegend mit unverdünntem Kleinem Schwedenbitter einmassieren.

Arterienverkalkung

Bärlauch-Essenz

Viermal täglich 10 bis 12 Tropfen Bärlauch-Essenz, mit etwas Wasser verdünnt, beugen der Arterienverkalkung vor.
Man füllt eine Flasche mit kleingeschnittenen Bärlauchblättern oder -zwiebeln, übergießt die Kräuter mit 38- bis 40%igem Kornbranntwein und läßt die Flasche mindestens zwei Wochen in der Wärme stehen.

Ehrenpreis

Ein gehäufter Teelöffel Ehrenpreis pro Tasse, mit heißem Wasser abbrühen, eine halbe Minute ziehen lassen, abseihen und schluckweise ein bis zwei Tassen pro Tag trinken. Man sollte in jedem Jahr eine Zeitlang Ehrenpreis-Tee aus frisch gepflückten Kräutern trinken, um so der Arterienverkalkung vorzubeugen.

Mistel

12 Stunden weicht man einen gehäuften Teelöffel Mistel pro Tasse in kaltem Wasser ein.

Anschließend wird der Kaltansatz angewärmt und abgeseiht. Über den Tag verteilt trinkt man vorsorglich zwei bis drei Tassen Tee pro Tag. Praktischerweise füllt man die Tagesration in eine angewärmte Thermoskanne.

Weißdorn

Ein gehäufter Teelöffel Weißdorn (verwendet werden Blätter und Blüten) pro Tasse, mit heißem Wasser abbrühen, eine halbe Minute ziehen lassen, abseihen und schluckweise über den Tag verteilt zwei Tassen Tee trinken.

Weißdorn-Essenz

Man füllt frisch gepflückte Blüten und Beeren, von beidem die gleiche Menge, in eine Flasche und übergießt sie mit 38- bis 40%igem Kornbranntwein. Die Flasche muß mindestens zwei Wochen in der Wärme stehenbleiben. Von der so gewonnenen Essenz nimmt man täglich 4 bis 10 Tropfen ein.

Misch-Tee

Man mischt die gleiche Menge Ehrenpreis und Zinnkraut und trinkt den Misch-Tee zur Verhütung von Arterienverkalkung.
Ein gehäufter Teelöffel dieser Kräutermischung pro Tasse, mit heißem Wasser abbrühen, eine halbe Minute ziehen lassen, abseihen und schluckweise ein bis zwei Tassen pro Tag trinken.
Als Vorsorgemaßnahme kann man diesen Tee unbedenklich das ganze Jahr über trinken, eine Tasse pro Tag genügt.

Arthritis

Beinwurz-Essenz

Regelmäßige Einreibungen mit Beinwurz-Essenz mildern die Schmerzen.
Die Wurzeln der Beinwurz werden mit einer Bürste gewaschen und klein geschnitten. In eine Flasche gefüllt, werden die Wurzeln mit 38- bis 40%igem Kornbranntwein übergossen und mindestens zwei Wochen in die Wärme gestellt. Mit der so gewonnenen Essenz reibt man sich täglich ein.

Blätter-Auflage

Blätter von Wirsingkohl oder Weißkraut werden heiß gebügelt und auf die schmerzenden Gelenke gelegt. Die Auflage wird mit einem Tuch warm abgebunden.
Noch wirkungsvoller ist ein Blätterbrei aus frisch gepflückten Blättern des Wiesenbärenklaus. Die Blätter werden gewaschen, mit einem Nudelholz auf einem Holzbrett zerquetscht, auf die schmerzende Stelle gelegt und mit einem Tuch abgebunden. Diesen Blätterbrei läßt man über Nacht einwirken.

Brennessel

Über den Tag verteilt, zwischen zwei Tassen Zinnkraut-Tee, trinkt man vier Tassen Brennessel-Tee.
Ein gehäufter Teelöffel Brennessel pro Tasse, mit heißem Wasser abbrühen, eine halbe Minute ziehen lassen, abseihen und schluckweise trinken.

Ringelblumen-Salbe

Die vor dem Schwedenbitter-Umschlag aufzutragende Ringelblumen-Salbe stellt man folgendermaßen her:
In einer Pfanne erhitzt man 250 g reines Schweinefett und schüttet zwei gehäufte Handvoll Ringelblumen (Blätter, Blüten und Stengel) in das heiße Fett. Man läßt das Ganze noch einmal aufschäumen, rührt kräftig um und nimmt die Pfanne vom Herd. Zugedeckt über Nacht auskühlen lassen. Am nächsten Tag wird die Pfanne noch einmal leicht erwärmt, ihr Inhalt wird durch ein sauberes Leinentuch passiert, die Blätter, Blüten und Stengel werden ausgepreßt und die so gewonnene Salbe in verschließbare Gefäße abgefüllt.

Zinnkraut

Man trinkt täglich, morgens eine halbe Stunde vor dem Frühstück und abends eine halbe Stunde vor dem Abendessen, eine Tasse Zinnkraut-Tee.
Ein gehäufter Teelöffel Zinnkraut pro Tasse, mit heißem Wasser abbrühen, eine halbe Minute ziehen lassen, abseihen und schluckweise trinken.

Zinnkraut-Sitzbad

Einmal im Monat sollte man ein Zinnkraut-Sitzbad nehmen.
12 Stunden weicht man 100 g Zinnkraut in 5 Liter kaltem Wasser ein. Danach wird der Kaltansatz erwärmt, abgeseiht und dem Badewasser zugegossen. Die Wanne muß so viel Wasser fassen, daß die Nieren des Badenden

bedeckt sind. Die Badedauer beträgt 20 Minuten. Nach dem Baden nicht abtrocknen, sondern in einen Bademantel gehüllt im Bett noch eine Stunde nachschwitzen.

Kleiner Schwedenbitter

Mit den vier Tassen Brennessel-Tee trinkt man dreimal eine halbe Tasse mit einem Eßlöffel Kleinen Schwedenbitter. Die halbe Tasse wird vor und nach jeder Mahlzeit getrunken.
Täglich behandelt man die schmerzenden Stellen mit einem Schwedenbitter-Umschlag, den man vier Stunden einwirken läßt. Zunächst wird die betroffene Stelle mit Ringelblumen-Salbe eingestrichen, damit der Alkohol des Kleinen Schwedenbitters der Haut nicht das Fett entzieht. Man beträufelt einen geeignet großen Wattebausch mit Kleinem Schwedenbitter und legt ihn auf die erkrankte Stelle. Zum Wärmeschutz wird darüber ein trockener Wattebausch gelegt, den man mit einer Plastikfolie zum Schutz der Kleidung abdeckt und mit einem sauberen Tuch fixiert. Nach dem Abnehmen des Umschlags wird die Haut gepudert, um einem möglichen Juckreiz vorzubeugen.

Arthrose

Bei Arthrose empfehle ich dieselben Heilkräuterrezepte wie bei Arthritis.

Asthma

Huflattich-Saft

Frische Blätter des Huflattichs werden in einem Entsafter ausgepreßt. Pro Tag nimmt man zwei bis drei Teelöffel des Frischsaftes in einer Tasse Fleischbrühe oder warmer Milch zu sich.

Ringelblumen-Salbe

Die vor dem Schwedenbitter-Umschlag aufzutragende Ringelblumen-Salbe stellt man folgendermaßen her:
In einer Pfanne erhitzt man 250 g reines Schweinefett und schüttet eine gehäufte Handvoll Ringelblumen (Blätter, Blüten und Stengel) in das heiße Fett. Man läßt das Ganze noch einmal aufschäumen, rührt kräftig um und nimmt die Pfanne vom Herd. Zugedeckt über Nacht auskühlen lassen. Am nächsten Tag wird die Pfanne noch einmal leicht erwärmt, ihr Inhalt durch ein sauberes Leinentuch passiert, die Blätter, Blüten und Stengel werden ausgepreßt und die so gewonnene Salbe in verschließbare Gläser abgefüllt.

Kleiner Schwedenbitter

Asthma ist, nach meiner Erfahrung, oftmals auf eine Störung der Leber zurückzuführen. Das Organ ist angeschwollen, übt auf die anderen Organe Druck aus und führt zu den asthmatypischen Beschwerden. Ich empfehle deshalb einen Schwedenbitter-Umschlag auf die Leber.
Zunächst wird die Haut mit Ringelblumen-Salbe eingestrichen, damit ihr der Alkohol des Kleinen Schwedenbitters nicht das Fett entzieht. Nun beträufelt man einen geeignet großen Wattebausch mit Kleinem Schwedenbitter und legt als Wärmeschutz eine trockene Lage Watte und eine Plastikfolie darüber. Mit einem warmen Tuch wird der Umschlag fixiert. Je nach Verträglichkeit sollte der Umschlag bis zu 4 Stunden oder die ganze Nacht einwirken.

Atemnot

Bärlapp

Eine Verhärtung der Leber (Leberzirrhose) ist oft die Ursache für eine schwere Atemnot, die den Patienten nachts nicht einschlafen läßt. Hier wirkt der Bärlapp wahre Wunder.
Ein gestrichener Teelöffel Bärlapp pro Tasse, mit heißem Wasser abbrühen, eine halbe Minute ziehen lassen, abseihen und schluckweise morgens auf nüchternen Magen trinken. Pro Tag darf nur eine Tasse Tee getrunken werden.

Bärlauch-Wein

Bärlauch-Wein löst Brustverschleimungen und heilt die damit verbundenen Atembeschwerden, die bis zu Atemnot reichen können.
Eine Handvoll frische, kleingeschnittene Blätter des Bärlauchs kocht man in 1/4 Liter Weißwein auf, süßt mit etwas Honig und trinkt den ausgekühlten Bärlauch-Wein schluckweise über den ganzen Tag verteilt.

Huflattich

Bei Atemnot mit Erstickungsanfällen atmet man mehrmals täglich Huflattich-Dämpfe ein.

Man brüht einen gehäuften Eßlöffel Blätter und Blüten des Huflattichs mit heißem Wasser ab und atmet die Dämpfe unter einem Tuch ein. Diese Inhalierungen wiederholt man mehrmals täglich.

Mistel

Handelt es sich bei der auftretenden Atemnot um eine Nebenerscheinung der Wechseljahre, so sollte die Patientin über einen längeren Zeitraum täglich ein bis zwei Tassen Mistel-Tee trinken.
Ein gehäufter Teelöffel Mistel wird 12 Stunden in einer Tasse kaltem Wasser eingeweicht. Danach wird der Kaltansatz erwärmt, abgeseiht und schluckweise getrunken. Praktischerweise füllt man die Tagesration in eine angewärmte Thermoskanne.

Pestwurz

Ein gestrichener Teelöffel kleingeschnittene Wurzeln der Pestwurz wird 12 Stunden in einer Tasse kaltem Wasser eingeweicht. Danach wird der Kaltansatz erwärmt, abgeseiht und schluckweise getrunken. Je nach Schwere der Atemnot trinkt man ein bis zwei Tassen Tee pro Tag.

Ringelblumen-Salbe

Die vor dem Schwedenbitter-Umschlag aufzutragende Ringelblumen-Salbe stellt man folgendermaßen her:
In einer Pfanne erhitzt man 250 g reines Schweinefett und schüttet zwei gehäufte Handvoll Ringelblumen (Blätter, Blüten und Stengel) in das heiße Fett. Man läßt das Ganze noch einmal aufschäumen, rührt kräftig um und nimmt die Pfanne vom Herd. Zugedeckt über Nacht auskühlen lassen. Am nächsten Tag wird die Pfanne noch einmal leicht erwärmt, ihr Inhalt wird durch ein sauberes Leinentuch passiert, die Blätter, Blüten und Stengel werden ausgepreßt und die so gewonnene Salbe in verschließbare Gefäße abgefüllt.

Zinnkraut-Umschlag

In der Nacht empfiehlt sich ein Zinnkraut-Dunstumschlag.
Eine gehäufte Handvoll Zinnkraut wird in einem Sieb über einen Topf mit kochendem Wasser gehängt. Mit dem aufsteigenden Wasserdampf wird das Zinnkraut heiß. Die heißen Kräuter werden in ein Leinentuch gegeben, das auf die kranke Leber gelegt wird. Mit einem sauberen Leinentuch wird der Umschlag fixiert, warm eingepackt und über Nacht auf dem Körper belassen.

Kleiner-Schwedenbitter-Umschlag

Wie schon eingangs festgestellt, liegt die Ursache einer Atemnot nicht selten bei einer gestörten Leber. Um den Druck der Leber auf andere Organe wie Bronchien, Lunge und Herz abzubauen, legt man tagsüber für 4 Stunden einen Schwedenbitter-Umschlag auf die kranke Leber. Bevor ein mit Kleinem Schwedenbitter getränkter Wattebausch aufgelegt wird, muß die rechte Körperpartie mit Ringelblumen-Salbe eingestrichen werden, damit der Alkohol des Kleinen Schwedenbitters der Haut nicht das Fett entzieht. Über den feuchten Wattebausch legt man als Wärmeschutz einen trockenen, darüber eine Plastikfolie zum Schutz der Kleidung; das Ganze mit einem weiteren Tuch fixieren. Nach dem Abnehmen des Umschlages wird die Haut gepudert, um einem möglichen Juckreiz vorzubeugen.

Bandscheibenbeschwerden

Pfingstrosenknollen-Vollbad

Zwei gehäufte Handvoll Pfingstrosenknollen werden gewaschen, fein gerieben und in 5 Liter kaltem Wasser 12 Stunden eingeweicht. Danach wird der Kaltansatz erwärmt, abgeseiht und dem Badewasser zugegossen. Das Herz des Badenden muß dabei außerhalb des Wassers bleiben. Die Badedauer beträgt 20 Minuten. Anschließend nicht abtrocknen, sondern in einen Bademantel gehüllt im Bett eine Stunde nachschwitzen.

Pfingstrosenknollen-Essenz

Die Wirkung dieses Vollbades wird erhöht, wenn man pro Bad drei Eßlöffel Pfingstrosenknollen-Essenz dazugießt.
Die Pfingstrosenknollen werden gewaschen und gerieben, in eine Flasche gefüllt und mit 38- bis 40%igem Kornbranntwein übergossen, bis die Kräuter bedeckt sind. Die Flasche stellt man mindestens zwei Wochen in die Wärme.

Zinnkraut-Sitzbad

Gegen Bandscheibenbeschwerden helfen verblüffend schnell Zinnkraut-Sitzbäder.
12 Stunden weicht man 100 g Zinnkraut in

einem 5-Liter-Eimer mit kaltem Wasser ein. Anschließend wird der Kaltansatz erwärmt, abgeseiht und dem Badewasser zugegossen. Die Wanne muß dabei so viel Wasser fassen, daß die Nieren des Badenden bedeckt sind. Die Badedauer beträgt 20 Minuten. Anschließend nicht abtrocknen, sondern in einen Bademantel gehüllt im Bett eine Stunde nachschwitzen.

Bandscheibenschäden

Beinwurz-Vollbad

Bei Bandscheibenschäden sollte man öfters ein Vollbad mit Blättern der Beinwurz nehmen.
500 g frische oder 200 g getrocknete Blätter der Beinwurz weicht man 12 Stunden in einem 5-Liter-Eimer mit kaltem Wasser ein. Danach wird der Kaltansatz erwärmt, abgeseiht und dem Badewasser zugegossen. Das Herz des Badenden muß dabei außerhalb des Wassers sein. Die Badedauer beträgt 20 Minuten. Anschließend nicht abtrocknen, sondern in einen Bademantel gehüllt im Bett eine Stunde nachschwitzen.

Zinnkraut-Sitzbad

12 Stunden weicht man 100 g Zinnkraut in einem 5-Liter-Eimer mit kaltem Wasser ein. Anschließend wird der Kaltansatz erwärmt und dem Badewasser für ein Sitzbad zugegossen. Dabei muß die Wanne so viel Wasser fassen, daß die Nieren des Badenden bedeckt sind. Die Badedauer beträgt 20 Minuten. Anschließend nicht abtrocknen, sondern in einen Bademantel gehüllt im Bett eine Stunde nachschwitzen.

Bartflechte

Zinnkraut-Waschung

Zinnkraut-Waschungen und -bäder heilen die Bartflechte aus.
Vier gehäufte Teelöffel Zinnkraut mit 1 Liter heißem Wasser abbrühen, eine halbe Minute ziehen lassen, abseihen und mit dem Absud die Bartflechte mehrmals täglich waschen.

Zinnkraut-Umschlag

Man kann auch die abgeseihten Kräuter warm in ein sauberes Tuch einschlagen und als Umschlag auf die Bartflechte legen. Ist dieser Kräuterumschlag ausgekühlt, wird der Zinnkraut-Absud angewärmt und damit die Bartflechte gewaschen.

Bauchspeicheldrüsenerkrankung

Kalmus

12 Stunden weicht man einen gestrichenen Teelöffel Kalmuswurzel in einer Tasse mit kaltem Wasser ein. Anschließend wird dieser Kaltansatz angewärmt und abgeseiht. Vor und nach jeder Mahlzeit trinkt man einen Schluck aus dieser Tasse. Das macht am Tag sechs Schluck, mit anderen Worten, pro Tag darf nicht mehr als eine Tasse Kalmus-Tee getrunken werden. Den Tee füllt man praktischerweise in eine angewärmte Thermoskanne.

Mistel

12 Stunden weicht man einen gehäuften Teelöffel Mistel in einer Tasse mit kaltem Wasser ein. Danach wird dieser Kaltansatz angewärmt, abgeseiht und schluckweise zwei Tassen pro Tag getrunken. Praktischerweise füllt man die Tagesration in eine angewärmte Thermoskanne.

Ringelblumen-Salbe

Die Ringelblumen-Salbe, mit der man die Haut vor dem Auflegen eines Schwedenbitter-Umschlags einstreicht, wird wie folgt hergestellt:
In einer Pfanne erhitzt man 250 g reines Schweinefett und schüttet zwei gehäufte Handvoll Ringelblumen (Blätter, Blüten und Stengel) in das heiße Fett. Man läßt das Ganze noch einmal aufschäumen, rührt kräftig um und nimmt die Pfanne vom Herd. Zugedeckt über Nacht auskühlen lassen. Am nächsten Tag wird die Pfanne noch einmal leicht erwärmt, ihr Inhalt wird durch ein sauberes Leinentuch passiert, die Blätter, Blüten und Stengel werden ausgepreßt und die so gewonnene Salbe in verschließbare Gefäße abgefüllt.

Zinnkraut-Umschlag

Bei dieser Erkrankung empfiehlt es sich auch, zweimal täglich für 2 Stunden einen Zinnkraut-Dunstumschlag auf den Bauch zu legen. Zwei gehäufte Handvoll Zinnkraut hängt man in einem Sieb über einen Topf mit kochendem Wasser. Durch den aufsteigenden Wasserdampf wird das Zinnkraut heiß. Man kippt den Inhalt des Siebes in ein sauberes Leinentuch und legt den warmen Umschlag auf die Bauchdecke. Mit einem weiteren, wärmenden Tuch wird der Umschlag abgedeckt. Der Patient sollte während der Einwirkzeit – sie beträgt mindestens 2 Stunden – im Bett liegen und sich warm einpacken. Den Zinnkraut-Umschlag kann man auch die ganze Nacht über einwirken lassen.

Misch-Tee

Man mischt 100 g Brennessel, 300 g Ringelblume und 100 g Schafgarbe.
Für eine Tasse Tee benötigt man einen gehäuften Teelöffel dieser Kräutermischung. Die Tagesration beträgt 1,5 bis 2 Liter Tee. Für 2 Liter Tee brüht man 8 gehäufte Teelöffel dieser Mischung mit 2 Liter heißem Wasser, läßt den Tee eine halbe Minute ziehen, seiht ihn ab und füllt ihn in eine angewärmte Thermosflasche. Der Patient trinkt alle 20 Minuten einen Schluck dieses Tees. Auf diese Weise ist garantiert, daß der Magen die relativ große Teemenge gut aufnimmt.
Mit diesem Misch-Tee trinkt man morgens, mittags und abends je eine halbe Tasse mit einem Eßlöffel bzw. Teelöffel (je nach Verträglichkeit) Kleinem Schwedenbitter. Die halbe Tasse trinkt man jeweils vor und nach jeder Mahlzeit in kleinen Schlucken.

Kleiner Schwedenbitter

Mit einem der obengenannten Tees nimmt man täglich drei Teelöffel Kleinen Schwedenbitter zu sich, mit etwas Wasser oder Kräutertee verdünnt und je zur Hälfte vor und nach jeder der drei Mahlzeiten.

Kleiner-Schwedenbitter-Umschlag

Bei Erkrankungen der Bauchspeicheldrüse empfehlen sich auch Schwedenbitter-Umschläge über den gesamten Bauch.
Man beträufelt ein geeignet großes Stück Watte mit Kleinem Schwedenbitter, zieht die Watte anschließend so dünn als möglich auseinander und legt sie auf die Bauchdecke. Vorher muß der Bauch mit Ringelblumen-Salbe eingestrichen werden, damit der Alkohol der Haut nicht das Fett entzieht. Über die feuchte Watte kommt eine trockene Watteauflage als Wärmeschutz, darüber eine Kunststoffolie zum Schutz der Kleidung, und mit einem wärmenden Tuch wird die Auflage fixiert. Den Umschlag läßt man 4 Stunden einwirken. Anschließend wird die Haut gepudert, um einem möglichen Juckreiz der Haut zu begegnen.

Beinfraß

Beinwurz

Frischgepflückte Blätter der Beinwurz werden gewaschen und mit einem Nudelholz auf einem Holzbrett zerquetscht. Den frischen Blätterbrei gibt man auf die vom Beinfraß befallene Stelle und bindet ihn mit einem sauberen Tuch ab.

Waschungen

Man mischt die gleiche Menge Ringelblumen und Zinnkraut. Einen gehäuften Eßlöffel dieser Kräutermischung mit $^1/_2$ Liter heißem Wasser abbrühen, eine halbe Minute ziehen lassen, abseihen und mit dem abgekühlten Absud mehrmals täglich die Wunde waschen. Man kann auch die abgebrühten Kräuter in ein Leinentuch geben und als warmen Umschlag auf die vom Beinfraß befallene Stelle legen.

Beinhautentzündung

Beinwurz

Warme Breiumschläge mit Beinwurzmehl sind die einzige Hilfe bei der äußerst schmerzhaften Beinhautentzündung.
Ein Eßlöffel Beinwurzmehl wird mit einer Tasse heißem Wasser und einigen Tropfen Speiseöl zu einem Brei verrührt. Der warme Brei wird auf ein Leinentuch gestrichen und auf die entzündete Stelle gelegt; mit einem wärmenden Tuch fixiert man die Breiauflage, die nach dem Auskühlen erneuert werden muß.

Beulen

Ringelblumen-Essenz

Ringelblumenblüten, nach Möglichkeit frisch gepflückt, füllt man bis zum Hals in eine Flasche und übergießt sie mit 38- bis 40%igem Kornbranntwein. Die Flasche stellt man mindestens zwei Wochen in die Wärme. Die so gewonnene Essenz wird mit abgekochtem

Wasser verdünnt, und darin tränkt man ein sauberes Leinentuch und macht feuchte Umschläge über die Beule.

Kleiner Schwedenbitter

Man beträufelt einen Wattebausch mit Kleinem Schwedenbitter, betupft die Beule mehrmals täglich und hält sie auf diese Weise feucht.

Bindehautentzündung

Kamille

Bei Bindehautentzündungen empfehlen sich Umschläge und Waschungen mit Kamille.
Für einen Umschlag gießt man über einen gehäuften Eßlöffel Kamille 1/4 Liter kochende Milch, läßt das Ganze eine halbe Minute ziehen, seiht ab und tränkt mit der abgekühlten Milch ein Leinentuch, das man über die geschlossenen Augenlider legt.
Für eine Waschung mit Kamillen-Absud kommt ein gehäufter Teelöffel Kamille auf eine Tasse heißes Wasser, abbrühen, eine halbe Minute ziehen lassen, abseihen, etwas abkühlen lassen und bei geschlossenem Auge die Augenhöhlen damit auswaschen.

Bindehautkatarrh

Wegwarte

12 Stunden weicht man zwei gehäufte Teelöffel Wegwartewurzeln in 1/2 Liter kaltem Wasser ein. Anschließend wird der Kaltansatz erwärmt und abgeseiht. Mit dem Absud tränkt man ein sauberes Tuch und legt es auf oder nimmt Waschungen vor.

Blasenerkrankung

Kamillen-Umschlag

Eine Handvoll Kamillenblüten überbrüht man mit heißem Wasser, seiht sie ab, gibt sie in ein Leinentuch und legt die warmen Blüten als Umschlag auf die Blase. Als Wärmeschutz bindet man den Blütenumschlag mit einem weiteren warmen Tuch ab.

Kleinblütiges Weidenröschen

Ein gehäufter Teelöffel Kleinblütiges Weidenröschen pro Tasse, mit heißem Wasser abbrühen, eine halbe Minute ziehen lassen, abseihen und schluckweise, morgens auf nüchternen Magen und abends eine halbe Stunde vor dem Abendessen, je eine Tasse trinken.

Zinnkraut-Dampfbad

Vier Teelöffel Zinnkraut brüht man mit 1 Liter heißem Wasser ab. In einen Bademantel gehüllt, hockt man sich über das Gefäß mit dem Zinnkraut-Absud und läßt die Dämpfe 10 Minuten auf die Blase einwirken.
Man kann die abgebrühten Kräuter auch in ein sauberes Leinentuch geben und als Umschlag auf die Blase legen.

Blasengrieß

Zinnkraut-Sitzbad

Rascheste Hilfe bei Blasengrieß versprechen Zinnkraut-Sitzbäder, während man zur gleichen Zeit ein bis zwei Tassen Zinnkraut-Tee trinkt. Auf diese Weise wird die Blasentätigkeit angeregt. Man hält den Urin solange wie möglich zurück, um dann unter starkem Druck zu urinieren. Auf diese Weise wird der Blasengrieß herausgespült.
Für ein Zinnkraut-Sitzbad benötigt man 100 g Zinnkraut, das 12 Stunden in einem 5-Liter-Eimer mit kaltem Wasser eingeweicht wird. Anschließend wird der Kaltansatz erwärmt, abgeseiht und dem Badewasser zugegossen. Die Badewanne muß so viel Wasser fassen, daß die Nieren des Badenden bedeckt sind. Die Badedauer beträgt 20 Minuten. Anschließend nicht abtrocknen, sondern in einen Bademantel gehüllt im Bett noch eine Stunde nachschwitzen.
Während des Sitzbades sollte man ein bis zwei Tassen Zinnkraut-Tee trinken.
Ein gehäufter Teelöffel Zinnkraut pro Tasse, mit heißem Wasser abbrühen, eine halbe Minute ziehen lassen, abseihen und schluckweise trinken.

Misch-Tee

Man mischt je 20 g Birkenblätter, Hauhechel, Hirtentäschel und Odermennig. Ein gehäufter Teelöffel dieser Mischung pro Tasse, mit heißem Wasser abbrühen, eine halbe Minute ziehen lassen, abseihen und schluckweise ein bis zwei Tassen pro Tag trinken.

Blasenkatarrh

Mais

Ein gehäufter Teelöffel Maisbart pro Tasse, mit heißem Wasser abbrühen, eine halbe Minute ziehen lassen, abseihen und alle 2 bis 3 Stunden einen Eßlöffel von diesem Tee einnehmen. Praktischerweise füllt man seine Tagesration in eine angewärmte Thermoskanne.

Taubnessel-Sitzbad

12 Stunden weicht man 100 g weiße oder gelbe Taubnessel in einem 5-Liter-Eimer mit kaltem Wasser ein. Danach wird der Kaltansatz erwärmt, abgeseiht und dem Badewasser zugegossen. Für das Sitzbad muß die Wanne so viel Wasser fassen, daß die Nieren des Badenden bedeckt sind. Die Badedauer beträgt 20 Minuten. Anschließend nicht abtrocknen, sondern in einen Bademantel gehüllt im Bett eine Stunde nachschwitzen.
Neben den Sitzbädern sollte man täglich eine Tasse Taubnessel-Tee trinken.
Ein gehäufter Teelöffel pro Tasse, mit heißem Wasser abbrühen, eine halbe Minute ziehen lassen, abseihen und schluckweise trinken.

Zinnkraut-Dampfbad

Vier Teelöffel Zinnkraut brüht man mit 1 Liter heißem Wasser ab. In einen Bademantel gehüllt, hockt man sich über das Gefäß mit dem Zinnkraut-Absud und läßt die Dämpfe 10 Minuten auf die Blase einwirken.
Man kann die abgebrühten Kräuter auch in ein sauberes Leinentuch geben und als Umschlag auf die Blase legen.

Blasenkrampf

Bärlapp-Kissen

Ein Kräuterkissen mit getrocknetem Bärlapp löst rasch und zuverlässig jeden Blasenkrampf. Man füllt einen Kissenbezug mit 100 bis 300 g getrocknetem Bärlapp, je nach Größe der verkrampften Stelle, wärmt es im Backofen trocken an und legt es über Nacht auf die Blase.

Blasenkrebs

Kleinblütiges Weidenröschen

Es grenzt sicherlich an ein Wunder, wenn ich Ihnen sage, daß das Kleinblütige Weidenröschen in der Lage ist, Blasenkrebs auszuheilen. Zwei Tassen Tee, eine morgens auf nüchternen Magen und eine zweite eine halbe Stunde vor dem Abendessen, können genügen, um dieser schweren Krankheit erfolgreich zu begegnen.
Ein gehäufter Teelöffel frische Blätter, Blüten und Stengel des Kleinblütigen Weidenröschens pro Tasse, mit heißem Wasser abbrühen, eine halbe Minute ziehen lassen, abseihen und schluckweise trinken.

Blasenlähmung

Taubnessel

12 Stunden weicht man 100 g weiße oder gelbe Taubnessel in einem 5-Liter-Eimer mit kaltem Wasser ein. Anschließend wird der Kaltansatz erwärmt, abgeseiht und dem Badewasser zugegossen. Für das Sitzbad muß die Wanne so viel Wasser fassen, daß die Nieren des Badenden bedeckt sind. Die Badedauer beträgt 20 Minuten. Anschließend nicht abtrocknen, sondern in einen Bademantel gehüllt im Bett eine Stunde nachschwitzen.
Neben den Sitzbädern sollte man täglich eine Tasse Taubnessel-Tee trinken.
Ein gehäufter Teelöffel pro Tasse, mit heißem Wasser abbrühen, eine halbe Minute ziehen lassen, abseihen und schluckweise trinken.

Blasenleiden

Goldrute

Dank ihrer entwässernden Wirkung empfiehlt sich die Goldrute bei allen Blasenleiden.
Ein gehäufter Teelöffel Goldrute pro Tasse, mit heißem Wasser abbrühen, eine halbe Minute ziehen lassen, abseihen und schluckweise bis zu vier Tassen Tee pro Tag trinken.

Odermennig

Ein gehäufter Teelöffel Odermennig pro Tasse, mit heißem Wasser abbrühen, eine halbe

Minute ziehen lassen, abseihen und schluckweise drei Tassen Tee am Tag trinken.

Misch-Tee

Man mischt die gleiche Menge Spitzwegerich und Thymian.
Einen gehäuften Teelöffel dieser Kräutermischung pro Tasse mit heißem Wasser abbrühen, eine halbe Minute ziehen lassen, abseihen und schluckweise ein bis zwei Tassen pro Tag trinken.

Blasenschmerzen

Kleinblütiges Weidenröschen

Zwei Tassen Tee aus dem Kleinblütigen Weidenröschen, eine Tasse morgens auf nüchternen Magen und eine eine halbe Stunde vor dem Abendessen, genügen, um Blasenschmerzen jeglicher Art zu vertreiben.
Ein gehäufter Teelöffel Kleinblütiges Weidenröschen pro Tasse, mit heißem Wasser abbrühen, eine halbe Minute ziehen lassen, abseihen und schluckweise trinken.

Blasenschwäche

Frauenmantel

Ein gehäufter Teelöffel Frauenmantel pro Tasse, mit heißem Wasser abbrühen, eine halbe Minute ziehen lassen, abseihen und schluckweise über den Tag verteilt vier Tassen Tee trinken.

Hirtentäschel-Essenz

Mit Hirtentäschel-Essenz reibt man die Blasengegend ein, um die Muskulatur von außen zu beleben.
Frisch gepflücktes Hirtentäschelkraut, verwendet werden Blätter, Blüten und Stengel, wird gewaschen und klein geschnitten. Mit den Kräutern füllt man eine Flasche und übergießt sie mit 38- bis 40%igem Kornbranntwein. Die Flasche stellt man mindestens zwei Wochen in die Wärme. Mit der so gewonnenen Essenz reibt man die Blasengegend mehrmals täglich ein.

Vogelknöterich

12 Stunden weicht man einen gehäuften Teelöffel Vogelknöterichwurzeln in einer Tasse mit kaltem Wasser ein. Danach wird der Kaltansatz erwärmt und abgeseiht. Über den Tag verteilt trinkt man schluckweise vier Tassen. Praktischerweise füllt man seine Tagesration in eine angewärmte Thermoskanne.

Kochsalz-Sitzbad

Zu den alten überlieferten Hausmitteln zählt das Kochsalz-Sitzbad, das bei Blasenschwäche gute Heilerfolge verspricht. In das angenehm temperierte Wasser – es muß die Nieren des Badenden bedecken – gibt man eine Handvoll Kochsalz. Die Badedauer beträgt 20 Minuten. Anschließend nicht abtrocknen, sondern in einen Bademantel gehüllt im Bett eine Stunde nachschwitzen.

Sitzbäder

Hirteltäschel-, Schafgarben- und Zinnkraut-Sitzbäder sind bei Blasenschwäche besonders zu empfehlen.
Pro Bad werden 100 g Kräuter in einem 5-Liter-Eimer mit kaltem Wasser 12 Stunden eingeweicht. Anschließend wird der Kaltansatz erwärmt, abgeseiht und dem Badewasser zugegossen. Die Wanne muß dabei so viel Wasser fassen, daß die Nieren des Badenden bedeckt sind. Die Badedauer beträgt 20 Minuten. Anschließend nicht abtrocknen, sondern in einen Bademantel gehüllt im Bett eine Stunde nachschwitzen.
Selbstverständlich kann man Hirtentäschel, Schafgarbe und Zinnkraut zu gleichen Teilen mischen und daraus ein Sitzbad ansetzen.

Blasensteine

Schlüsselblume

Ein gehäufter Teelöffel Schlüsselblumenwurzeln pro Tasse, mit heißem Wasser abbrühen, eine halbe Minute ziehen lassen, abseihen und mit Honig vermischt schluckweise ein bis zwei Tassen pro Tag trinken.

Spitzwegerichsamen

Der Samen des Spitz- oder Breitwegerichs gilt seit alters als Heilmittel gegen Steinbildung jeglicher Art. Pro Tag sollte man 8 g des

Samens mit einer Tasse Spitzwegerich-Tee einnehmen.
Ein gehäufter Teelöffel Spitzwegerich pro Tasse, mit heißem Wasser abbrühen, eine halbe Minute ziehen lassen, abseihen und schluckweise trinken und damit den Samen hinunterspülen.

Zinnkraut-Sitzbad

Rascheste Hilfe bei Blasensteinen versprechen Zinnkraut-Sitzbäder, während man zur gleichen Zeit ein bis zwei Tassen Zinnkraut-Tee trinkt. Auf diese Weise wird der Harnfluß angeregt. Man hält den Urin solange als möglich zurück, um dann unter starkem Druck zu urinieren. Auf diese Weise werden die Blasensteine herausgespült. Für ein Zinnkraut-Sitzbad benötigt man 100 g Zinnkraut, das 12 Stunden in einem 5-Liter-Eimer mit kaltem Wasser eingeweicht wird. Danach wird der Kaltansatz erwärmt, abgeseiht und dem Badewasser zugegossen. Die Badewanne muß dabei so viel Wasser fassen, daß die Nieren des Badenden bedeckt sind. Die Badedauer beträgt 20 Minuten. Anschließend nicht abtrocknen, sondern in einen Bademantel gehüllt im Bett noch eine Stunde nachschwitzen.
Während des Sitzbades sollte man ein bis zwei Tassen Zinnkraut-Tee trinken.
Ein gehäufter Teelöffel Zinnkraut pro Tasse, mit heißem Wasser abbrühen, eine halbe Minute ziehen lassen, abseihen und schluckweise trinken.

Blässe

Frauenmantel

Ein gehäufter Teelöffel Frauenmantel pro Tasse, mit heißem Wasser abbrühen, eine halbe Minute ziehen lassen, abseihen und schluckweise zwei bis drei Tassen Tee am Tag trinken.

Spitzwegerich

Der Spitz- oder Breitwegerich reinigt Blut, Lunge und Magen und empfiehlt sich daher für alle Menschen, die durch ein bläßliches Aussehen auffallen.
Ein gehäufter Teelöffel kleingeschnittener Blätter pro Tasse, mit heißem Wasser abbrühen, eine halbe Minute ziehen lassen, abseihen und schluckweise ein bis zwei Tassen pro Tag trinken.

Blinddarmreizung

Brombeerblätter

Ein gehäufter Teelöffel frisch gepflückte und kleingeschnittene Brombeerblätter pro Tasse, mit heißem Wasser abbrühen, eine halbe Minute ziehen lassen, abseihen und schluckweise ein bis zwei Tassen am Tag trinken. Den Brombeerblätter-Tee trinkt man so lange, bis die Blinddarmreizung abgeklungen ist.

Blutandrang

Mistel

Unregelmäßigkeiten des Blutdrucks sind oft die Ursache für starken Blutandrang im Kopf. Hier hilft die kreislaufregulierende Mistel.
12 Stunden weicht man einen gehäuften Teelöffel Mistel pro Tasse in kaltem Wasser ein. Anschließend wird der Kaltansatz erwärmt und abgeseiht. Über den Tag verteilt trinkt man schluckweise drei Tassen Tee. Praktischerweise füllt man die Tagesration in eine angewärmte Thermoskanne.

Schafgarbe

Ein gehäufter Teelöffel Schafgarbe pro Tasse, mit heißem Wasser abbrühen, eine halbe Minute ziehen lassen, abseihen und schluckweise bis zu drei Tassen Tee am Tag trinken.

Bluter

Die Bluterkrankheit ist gottlob zwar sehr selten, für den Betroffenen aber sehr gefährlich. Da dem eigenen Blut ein bestimmter Gerinnungsfaktor fehlt, kann selbst die kleinste Verwundung zum Tod durch Verbluten führen. Bluter müssen deshalb zeit ihres Lebens Injektionen erhalten, die den fehlenden Blutgerinnungsfaktor enthalten. Ich bin davon überzeugt, daß, über einen langen Zeitraum angewendet, folgender Misch-Tee in Kombination mit Sitzbädern helfen kann, daß das eigene Blut diesen lebensnotwendigen Gerinnungsfaktor selbst bildet.

Misch-Tee

Man mischt die gleiche Menge Ehrenpreis, Frauenmantel, Hirtentäschel, Schafgarbe und Zinnkraut.

Ein gehäufter Teelöffel dieser Mischung pro Tasse, mit heißem Wasser abbrühen, eine halbe Minute ziehen lassen, abseihen und schluckweise pro Tag vier Tassen Tee trinken.

Sitzbäder

Alle zwei Wochen sollte man ein Sitzbad mit der gleichen Kräutermischung wie beim obengenannten Misch-Tee ansetzen.
12 Stunden weicht man 100 g Kräuter in einem 5-Liter-Eimer mit kaltem Wasser ein. Anschließend wird der Kaltansatz erwärmt, abgeseiht und dem Badewasser zugegossen. Die Wanne muß dabei so viel Wasser fassen, daß die Nieren des Badenden bedeckt sind. Die Badedauer beträgt 20 Minuten. Anschließend nicht abtrocknen, sondern in einen Bademantel gehüllt im Bett eine Stunde nachschwitzen.

Bluterbrechen

Zinnkraut

Wenn der Kranke Blut erbricht, liegt in der Regel eine Magenblutung vor. In diesem Fall kann ein starker Zinnkraut-Tee helfen dank der blutstillenden Kraft dieser Heilpflanze.
Zwei bis drei gehäufte Teelöffel Zinnkraut pro Tasse, mit heißem Wasser abbrühen, eine halbe Minute ziehen lassen, abseihen und schluckweise, je nach Stärke der Magenblutung, ein bis zwei Tassen pro Tag trinken.

Blutharn

Ringelblume

Geht mit dem Harn Blut ab, kann ein Tee aus Ringelblumenblüten helfen.
Ein gehäufter Teelöffel Ringelblumenblüten pro Tasse, mit heißem Wasser abbrühen, eine halbe Minute ziehen lassen, abseihen und schluckweise bis zu drei Tassen pro Tag trinken.

Blutungen

Hirtentäschel

Bei Blutungen aller Art hilft der Hirtentäschel-Tee.

Ein gehäufter Teelöffel Hirtentäschel pro Tasse, mit heißem Wasser abbrühen, eine halbe Minute ziehen lassen, abseihen und schluckweise zwei bis drei Tassen täglich trinken.

Mistel

Die kreislaufregulierende Heilkraft der Mistel hilft bei starken monatlichen Blutungen für eine rasche Normalisierung.
Ein gehäufter Teelöffel Mistel wird 12 Stunden in einer Tasse mit kaltem Wasser eingeweicht. Danach wird der Kaltansatz angewärmt und abgeseiht. Je nach Stärke der Blutungen trinkt man ein bis drei Tassen Mistel-Tee pro Tag. Praktischerweise füllt man die Tagesration in eine angewärmte Thermoskanne.

Zinnkraut

Zinnkraut ist ein ausgezeichnetes blutstillendes Mittel und hilft bei Gebärmutter-, Hämorrhoidal-, Lungen- und Magenblutungen. Auf eine Tasse kommen zwei bis drei gehäufte Teelöffel Zinnkraut, mit heißem Wasser abbrühen, eine halbe Minute ziehen lassen, abseihen und schluckweise trinken. Je nach Schwere der Blutung trinkt man zwei bis drei Tassen Tee am Tag.

Brandwunden

Johanniskraut

Frisch gepflückte Johanniskrautblüten füllt man bis zum Hals in eine Flasche und übergießt sie mit Leinöl, bis die Blüten bedeckt sind. Die Flasche stellt man drei Wochen in die Wärme, bis sich das Öl rötlich verfärbt hat.
Mit diesem Öl streicht man die Brandverletzung vorsichtig ein. Auch hier nochmals der Hinweis, anschließend sofort den Arzt aufsuchen!

Ringelblumen-Salbe

In einer Pfanne erhitzt man 250 g reines Schweinefett und schüttet zwei gehäufte Handvoll Ringelblumen (Blätter, Blüten und Stengel) in das heiße Fett. Man läßt das Ganze noch einmal aufschäumen, rührt kräftig um und nimmt die Pfanne vom Herd. Zugedeckt über Nacht auskühlen lassen. Am nächsten Tag wird die Pfanne noch einmal leicht erwärmt, der Inhalt wird durch ein sauberes

Leinentuch passiert, die Blätter, Blüten und Stengel werden ausgepreßt und die so gewonnene Salbe in verschließbare Gefäße abgefüllt. Mit der Ringelblumen-Salbe bestreicht man die Brandwunde ganz vorsichtig.

Kleiner Schwedenbitter

Wenn man eine Brandwunde immer wieder mit Kleinem Schwedenbitter anfeuchtet, so steht es in der alten Handschrift des Dr. Samst, wird der Wunde die Hitze genommen, es bilden sich keine Blasen, und die Wunde verheilt rasch.

Hausmittel

Man schlägt ein Ei auf, trennt das Eiweiß (Eiklar) vom Dotter, streicht das Eiweiß auf ein sauberes Leinentuch und legt es auf die Brandwunde. Nach dieser Sofortmaßnahme unbedingt einen Arzt aufsuchen!

Bronchialasthma

Huflattich

Ein gehäufter Teelöffel Huflattichblätter und -blüten pro Tasse, mit heißem Wasser abbrühen, eine halbe Minute ziehen lassen, abseihen und schluckweise zwei bis drei Tassen pro Tag trinken.

Huflattich-Saft

Im Frühjahr preßt man mit einem Entsafter aus frisch gewaschenen Huflattichblättern Frischsaft. Pro Tag nimmt man zwei bis drei Teelöffel dieses Saftes mit einer Tasse Fleischbrühe oder einer Tasse warmer Milch zu sich.

Misch-Tee

Man mischt die gleiche Menge Spitzwegerich und Thymian.
Dann bringt man eine Tasse kaltes Wasser mit einer Scheibe Zitrone und einem Teelöffel braunem Kandiszucker zum Kochen, nimmt das Wasser vom Herd und gibt einen gehäuften Teelöffel der Kräutermischung hinein. Eine halbe Minute ziehen lassen, abseihen und den Tee schluckweise, so heiß als möglich, trinken. Pro Tag werden vier bis fünf Tassen, jeweils frisch zubereitet, getrunken.

Brustfellentzündung

Huflattich

Ein gehäufter Teelöffel Huflattich (Blüten und Blätter) pro Tasse, mit heißem Wasser abbrühen, eine halbe Minute ziehen lassen, abseihen und schluckweise zwei bis vier Tassen pro Tag trinken.

Brustgeschwür

Ringelblumen-Salbe

Äußerlich verwendet man Ringelblumen-Salbe. Mit ihr wird die Brust mehrmals täglich eingestrichen. Ist bereits eine Operation erfolgt, streicht man mit Ringelblumen-Salbe die großflächigen Narben ein. Für die Glättung der Haut benutzt man die abgeseihten Rückstände der Ringelblumen-Salbe, die wiedererwärmt vier- bis fünfmal als warmer Umschlag verwendet werden können.
In einer Pfanne erhitzt man 250 g reines Schweinefett und schüttet zwei gehäufte Handvoll Ringelblumen (Blätter, Blüten und Stengel) in das heiße Fett. Man läßt das Ganze noch einmal aufschäumen, rührt kräftig um und nimmt die Pfanne vom Herd. Zugedeckt über Nacht auskühlen lassen. Am nächsten Tag wird die Pfanne noch einmal leicht erwärmt, der Inhalt durch ein sauberes Leinentuch passiert, die Blätter, Blüten und Stengel werden ausgepreßt und die so gewonnene Salbe in verschließbare Gefäße abgefüllt.

Brustkrebs

Die nachfolgenden Hinweise und Rezepte sollten sowohl vor als auch nach einer Operation beachtet werden. Je früher die Heilkräuter aus dem Garten Gottes eingesetzt werden, umso wahrscheinlicher die Hoffnung, daß eine Amputation umgangen werden kann. Denn mit den schrecklichen Folgen einer Amputation taucht für eine Frau ein weiteres, psychologisches Problem auf. Nur ganz wenige, starke Persönlichkeiten können den Verlust ihrer weiblichen Attribute seelisch verkraften. Viele Frauen fühlen sich nach einer Brustamputation minderwertig, auf ewig von unserer Gesellschaft ausgeschlossen, und flüchten sich in eine Isolation, in der sie an Herz und Seele verkümmern.

Bei den geringsten Anzeichen von Knötchen oder Verhärtungen, noch lange bevor der medizinische Untersuchungsbefund vorliegt, sollte man deshalb mit der im nachfolgenden beschriebenen Kräuterkur beginnen.

Ringelblumen-Salbe

Äußerlich verwendet man Ringelblumen-Salbe. Mit ihr wird die Brust mehrmals täglich eingestrichen. Ist bereits eine Operation erfolgt, streicht man mit Ringelblumen-Salbe die großflächigen Narben bis über die Achselhöhle ein. Für die Glättung der Haut benutzt man die abgeseihten Rückstände der Ringelblumen-Salbe, die wiedererwärmt vier- bis fünfmal als warmer Umschlag verwendet werden können.
In einer Pfanne erhitzt man 250 g reines Schweinefett und schüttet zwei gehäufte Handvoll Ringelblumen (Blätter, Blüten und Stengel) in das heiße Fett. Man läßt das Ganze noch einmal aufschäumen, rührt kräftig um und nimmt die Pfanne vom Herd. Zugedeckt über Nacht auskühlen lassen. Am nächsten Tag wird die Pfanne noch einmal leicht erwärmt, der Inhalt durch ein sauberes Leinentuch passiert, die Blätter, Blüten und Stengel werden ausgepreßt und die so gewonnene Salbe in verschließbare Gefäße abgefüllt.

Zinnkraut-Umschlag

Zwei gehäufte Handvoll Zinnkraut hängt man in einem Sieb über einen Topf mit kochendem Wasser. Durch den aufsteigenden Wasserdampf wird das Zinnkraut heiß. Man kippt es in ein sauberes Leinentuch und legt es über die schmerzende Brust. Der Umschlag wird mit einem warmen Tuch fixiert und muß mehrere Stunden oder über die ganze Nacht einwirken.

Misch-Tee

Man mischt 100 g Brennessel, 300 g Ringelblumen und 100 g Schafgarbe.
Ein gehäufter Teelöffel pro Tasse, mit heißem Wasser abbrühen, eine halbe Minute ziehen lassen, abseihen und schluckweise am Tag sechs bis acht Tassen Tee trinken. Praktischerweise füllt man seine Tagesration in eine angewärmte Thermoskanne.

Kleiner Schwedenbitter

Mit dem obengenannten Tee nimmt man täglich drei Eßlöffel Kleinen Schwedenbitter ein. Dabei kommt ein Eßlöffel auf eine halbe Tasse Tee, die man jeweils zur Hälfte eine halbe Stunde vor und nach den drei Mahlzeiten schluckweise trinkt.
Bei auftretenden Schmerzen macht man wechselweise Schwedenbitter-Umschläge und Zinnkraut-Umschläge.

Kleiner-Schwedenbitter-Umschlag

Vor dem Auflegen streicht man die Brust mit Ringelblumen-Salbe ein, damit der Alkohol der Auflage der Haut nicht das Fett entzieht. Ein geeignet großer Wattebausch wird mit Kleinem Schwedenbitter beträufelt und aufgelegt. Als Wärmeschutz legt man darüber eine trockene Lage Watte, bedeckt diese mit einer Plastikfolie zum Schutz der Kleidung und fixiert die Auflage mit einem warmen Tuch. Den Kleinen-Schwedenbitter-Umschlag läßt man je nach Verträglichkeit 2 bis 4 Stunden oder über die ganze Nacht einwirken.

Brustverschleimung

Bärlauch-Wein

Bei Brustverschleimung verspricht der sogenannte Bärlauch-Wein rasche Hilfe.
In $^1/_4$ Liter Weißwein kocht man eine Handvoll kleingeschnittene Blüten kurz auf und trinkt diesen Bärlauch-Wein schluckweise über den ganzen Tag verteilt. Empfindliche Gaumen können den Bärlauch-Wein mit etwas Honig oder Sirup süßen.

Cholesterinspiegel (erhöht)

Ehrenpreis

Einen erhöhten Cholesterinspiegel senkt man mit Ehrenpreis-Tee.
Ein gehäufter Teelöffel Ehrenpreis pro Tasse, mit heißem Wasser abbrühen, eine halbe Minute ziehen lassen, abseihen und schluckweise zwei Tassen Tee pro Tag trinken.

Coxarthrose

Hier empfehle ich dieselben Heilkräuterrezepte wie unter dem Stichwort Arthritis.

Darmblutung

Goldrute

Ein gehäufter Teelöffel Goldrute pro Tasse, mit heißem Wasser abbrühen, eine halbe Minute ziehen lassen, abseihen und schluckweise, je nach Stärke der Blutung, zwei bis vier Tassen Tee pro Tag trinken.

Hirtentäschel

Ein gehäufter Teelöffel Hirtentäschel pro Tasse, mit heißem Wasser abbrühen, eine halbe Minute ziehen lassen, abseihen und schluckweise zwei bis drei Tassen pro Tag trinken.

Mistel

Ein gehäufter Teelöffel Mistel pro Tasse wird in kaltem Wasser 12 Stunden eingeweicht. Anschließend wird der Kaltansatz erwärmt und abgeseiht. Über den Tag verteilt trinkt man schluckweise drei Tassen Tee. Praktischerweise füllt man seine Tagesration in eine angewärmte Thermoskanne.

Kleiner Schwedenbitter

Je nach Schwere der Darmblutung nimmt man zwischen drei Teelöffel und drei Eßlöffel Kleinen Schwedenbitter pro Tag mit einem der obengenannten Kräutertees zu sich. Dabei entfällt ein Eßlöffel Kleiner Schwedenbitter auf eine halbe Tasse, die man jeweils eine halbe Stunde vor und nach den Mahlzeiten trinkt.

Darmerkrankung

Goldrute

Ein gehäufter Teelöffel Goldrute pro Tasse, mit heißem Wasser abbrühen, eine halbe Minute ziehen lassen, abseihen und tagsüber zwei bis drei Tassen Tee trinken.

Kalmus

Ein gestrichener Teelöffel Kalmuswurzel wird in einer Tasse kaltem Wasser 12 Stunden eingeweicht. Danach wird der Kaltansatz erwärmt und abgeseiht. Über den Tag verteilt trinkt man schluckweise nur diese eine Tasse Tee. Da der Tee rasch auskühlt, muß er vor jedem Schluck in einem heißen Wasserbad wiedererwärmt werden.

Ringelblume

Ein gehäufter Teelöffel Ringelblume pro Tasse, mit heißem Wasser abbrühen, eine halbe Minute ziehen lassen, abseihen und drei bis vier Tassen Tee täglich trinken.

Kleiner Schwedenbitter

Mit einem der obengenannten Tees nimmt man dreimal täglich einen Teelöffel Kleinen Schwedenbitter ein.

Darmerweiterung

Odermennig

Ein gehäufter Teelöffel Odermennig pro Tasse, mit heißem Wasser abbrühen, eine halbe Minute ziehen lassen, abseihen und täglich drei Tassen Tee schluckweise trinken.

X

Darmfäulnis

Walnuß-Essenz

Bis zu 25 grüne Nüsse, klein geschnitten, füllt man in eine Flasche, übergießt sie mit 38- bis 40%igem Kornbranntwein und läßt die Flasche mindestens drei Wochen in der Wärme stehen. Pro Tag nimmt man einen Teelöffel Walnuß-Essenz ein.

Darmgeschwür

Brennessel

Ein gehäufter Teelöffel Brennessel pro Tasse, mit heißem Wasser abbrühen, eine halbe Minute ziehen lassen, abseihen und schluckweise über den Tag verteilt drei bis vier Tassen Tee trinken.

Käsepappel

Man kocht eine Gerstensuppe und streut darüber frisch gepflückte, gewaschene und kleingeschnittene Blätter der Käsepappel. Auf keinen Fall dürfen die Kräuter mit der Suppe gekocht werden, da sie sonst einen Teil ihrer Schleimstoffe verlieren.

Ringelblume

Ein gehäufter Teelöffel Ringelblume pro Tasse, mit heißem Wasser abbrühen, eine halbe Minute ziehen lassen, abseihen und schluckweise über den Tag verteilt zwei Tassen Tee trinken.

Vogelknöterich

Ein gehäufter Teelöffel Vogelknöterich pro Tasse, mit heißem Wasser abbrühen, eine halbe Minute ziehen lassen, abseihen und schluckweise über den Tag verteilt zwei Tassen Tee trinken.

Darmkrebs

Kalmus

12 Stunden weicht man einen gestrichenen Teelöffel Kalmuswurzel in einer Tasse mit kaltem Wasser ein. Anschließend wird der Kaltansatz erwärmt und abgeseiht. Vor und nach jeder Mahlzeit trinkt man einen Schluck. Pro Tag darf nicht mehr als eine Tasse getrunken werden. Praktischerweise füllt man den Tee in eine angewärmte Thermoskanne.

Ringelblumen-Salbe

Die vor dem Schwedenbitter-Umschlag aufzutragende Ringelblumen-Salbe stellt man folgendermaßen her:
In einer Pfanne erhitzt man 250 g reines Schweinefett und schüttet eine gehäufte Handvoll Ringelblumen (Blätter, Blüten und Stengel) in das heiße Fett. Man läßt das Ganze noch einmal aufschäumen, rührt kräftig um und nimmt die Pfanne vom Herd. Zugedeckt über Nacht auskühlen lassen. Am nächsten Tag wird die Pfanne noch einmal leicht erwärmt, ihr Inhalt durch ein sauberes Leinentuch passiert, die Blätter, Blüten und Stengel werden ausgepreßt und die so gewonnene Salbe in verschließbare Gläser abgefüllt.

Zinnkraut-Umschlag

Über Nacht legt man einen Zinnkraut-Dunstumschlag auf.
Zwei gehäufte Handvoll Zinnkraut hängt man in einem Sieb über einen Topf mit kochendem Wasser. Durch den aufsteigenden Wasserdampf wird das Zinnkraut heiß. Man kippt den Siebinhalt in ein sauberes Leinentuch und legt den warmen Umschlag auf den Bauch. Mit einem wärmenden Tuch wird der Umschlag festgebunden.

Misch-Tee

Man mischt die gleiche Menge Brennessel, Ringelblume und Schafgarbe und trinkt von dieser Kräutermischung über den Tag verteilt schluckweise mindestens 2 Liter.
Dabei kommt ein gehäufter Teelöffel der Kräutermischung auf eine Tasse, mit heißem Wasser abbrühen, eine halbe Minute ziehen lassen, abseihen und schluckweise trinken.

Kleiner Schwedenbitter

Mit dem obengenannten Misch-Tee nimmt man täglich drei Eßlöffel Kleinen Schwedenbitter ein. Dabei kommt ein Eßlöffel auf eine halbe Tasse Tee, die jeweils eine halbe Stunde vor und nach der Mahlzeit getrunken wird.

Kleiner-Schwedenbitter-Umschlag

Zunächst streicht man den ganzen Bauch mit Ringelblumen-Salbe ein, damit der Alkohol des Kleinen Schwedenbitters der Haut nicht das Fett entzieht.
Anschließend beträufelt man eine geeignet große Watteauflage mit Kleinem Schwedenbitter und legt sie über den ganzen Darmbereich. Als Wärmeschutz kommt darüber eine trockene Lage Watte und eine Plastikfolie. Mit einem warmen Tuch wird der Umschlag fixiert und 4 Stunden einwirken gelassen.

Darmtuberkel

Kalmus

12 Stunden weicht man einen gestrichenen Teelöffel Kalmuswurzel in einer Tasse kaltem Wasser ein. Danach wird der Kaltansatz erwärmt und abgeseiht. Vor und nach jeder Mahlzeit trinkt man einen Schluck, das macht sechs Schluck Tee am Tag und entspricht einer Tasse. Mehr darf nicht getrunken werden. Den Tee füllt man in eine angewärmte Thermoskanne, damit er nicht auskühlt.

Darmverschluß

Wenn es sich bei Darmverschluß um eine Verkrampfung des Schließmuskels nach innen handelt, könnte das Auflegen eines Bärlapp-Kissens helfen.

Bärlapp-Kissen

Man füllt einen Kissenbezug mit 100 bis 200 g Bärlapp und legt das Kräuterkissen auf den Schließmuskel.

Darmvorfall

Frauenmantel

Ein gehäufter Teelöffel Frauenmantel pro Tasse, mit heißem Wasser abbrühen, eine halbe Minute ziehen lassen, abseihen und schluckweise vier Tassen pro Tag trinken.

Hirtentäschel-Essenz

Frisches Hirtentäschelkraut – verwendet wird die ganze Pflanze bis auf die Wurzel – wird gewaschen, klein geschnitten und in eine Flasche gefüllt. Die Kräuter übergießt man mit 38- bis 40%igem Kornbranntwein und läßt die Flasche mindestens zwei Wochen in der Wärme stehen. Mit der so gewonnenen Essenz reibt man die Hautpartie um den After mehrmals täglich ein.
Für die innerliche Anwendung nimmt man dreimal täglich 10 Tropfen der Hirtentäschel-Essenz in Frauenmantel-Tee.

Deformierungen

Arnika-Essenz

Bei Verwachsungen und Verhärtungen der Handfläche helfen Einreibungen mit Arnika-Essenz.
Die Blütenblätter der Arnika werden aus den grünen Hüllkelchen herausgedreht und in eine Flasche gefüllt. Ist diese bis zu zwei Drittel angefüllt, gießt man 38- bis 40%igen Kornbranntwein darüber und läßt die verschlossene Flasche mindestens zwei Wochen in der Wärme stehen. Einen Teil der fertigen Essenz seiht man ab, den anderen Teil läßt man weiter auf den Blütenblättern stehen. Nach der ersten Abfüllung in kleinere Flaschen kann man die große Flasche noch einmal mit Alkohol auffüllen.
Der Arnika-Ansatz mit 75%igem Weingeist aus der Apotheke muß zur Hälfte mit abgekochtem, ausgekühltem Wasser verdünnt werden, um Hautentzündungen und -verletzungen vorzubeugen. Unverdünnt kann dieser Arnika-Ansatz zu Hautverätzungen führen.

Arnikaöl

Neben der Arnika-Essenz massiert man die deformierten Hände mit Arnikaöl ein.
Man füllt eine Flasche mit Blüten der Arnika, übergießt sie mit Öl und läßt die Flasche mindestens drei Wochen in der Wärme stehen.

Beinwurz-Essenz

Neben der Arnika empfehlen sich Einreibungen mit Beinwurz-Essenz.
Die Wurzeln der Beinwurz werden mit einer Bürste gewaschen, klein geschnitten und in eine Flasche gefüllt. Die Kräuter übergießt man mit 38- bis 40%igem Kornbranntwein und läßt die verschlossene Flasche mindestens zwei Wochen in der Wärme stehen.

Beinwurz-Salbe

In einer Pfanne erhitzt man 250 g reines Schweinefett, schüttet sechs frisch gewaschene und kleingeschnittene Wurzeln der Beinwurz hinzu, läßt noch einmal kurz aufschäumen und nimmt die Pfanne vom Herd. Abgedeckt muß das Ganze über Nacht auskühlen. Am nächsten Tag wird die Pfanne leicht erwärmt, ihr Inhalt durch ein sauberes Tuch passiert, die Wurzelrückstände ausgepreßt und in verschraubbare Gläser abgefüllt. Mit dieser Salbe massiert man die deformierten Hände ein.

Brennessel-Bad

Ein tägliches Bad der deformierten Hände, Füße oder Gelenke in Brennessel-Absud fördert die Heilung.
Vier gehäufte Handvoll frische Brennesselblätter und -stengel werden 12 Stunden in einem 5-Liter-Eimer mit kaltem Wasser eingeweicht. Danach wird der Kaltansatz erwärmt und die betroffenen Körperpartien darin 20 Minuten gebadet. Die Kräuter bleiben dabei im Badewasser. Wiedererwärmt, kann das Badewasser noch zweimal verwendet werden.

Kleiner Schwedenbitter

Bei Gelenkdeformierungen, Verkrampfung und Verkrüppelung der Hände oder Füße nimmt man täglich drei Eßlöffel Kleinen Schwedenbitter, mit etwas lauwarmem Wasser oder Kräutertee verdünnt. Je zur Hälfte trinkt man einen Eßlöffel Kleinen Schwedenbitter vor und nach jeder Mahlzeit.

Diabetes

Ganz wichtig für die Heilung der Zuckerkrankheit, einer Erkrankung der Bauchspeicheldrüse, ist das Einhalten der ärztlich verordneten Diätvorschriften.

Brennessel

Die blutbildende und blutreinigende Brennessel wirkt heilend auf die Bauchspeicheldrüse, die für unseren Blutzuckerhaushalt verantwortlich ist.
Ein gehäufter Teelöffel Brennessel pro Tasse, mit heißem Wasser abbrühen, eine halbe Minute ziehen lassen, abseihen und schluckweise bis zu vier Tassen Tee pro Tag trinken.

Heidelbeerblätter

Vier gehäufte Eßlöffel vor der Fruchtreife gepflückte Heidelbeerblätter weicht man 12 Stunden in 2 Liter kaltem Wasser ein. Anschließend wird der Kaltansatz bis auf die Hälfte eingekocht. Über den Tag verteilt trinkt man die vier Tassen Tee schluckweise so heiß als möglich.

Holunder

Ein gehäufter Teelöffel Blätter und junge Triebe des Holunders pro Tasse, mit heißem Wasser abbrühen, eine halbe Minute ziehen lassen, abseihen und schluckweise über den Tag verteilt zwei Tassen Tee trinken.

Kalmus

12 Stunden weicht man einen gestrichenen Teelöffel Kalmuswurzel in einer Tasse mit kaltem Wasser ein. Anschließend wird der Kaltansatz angewärmt, abgeseiht und je ein Schluck vor und nach den drei Mahlzeiten getrunken. Das heißt, nur eine Tasse pro Tag, mit sechs Schluck. Vor dem Trinken muß der ausgekühlte Tee im Wasserbad erwärmt werden.

Knoblauch-Essenz

Man zerdrückt vier große Knoblauchzwiebeln, füllt sie in eine 1-Liter-Flasche und übergießt sie mit 38- bis 40%igem Kornbranntwein. Die Flasche läßt man mindestens zwei Wochen in der Wärme stehen. Von der so gewonnenen Knoblauch-Essenz nimmt man vor dem Frühstück täglich einen Teelöffel.

Löwenzahn

Im Frühjahr, wenn die Wiesen zu grünen beginnen, sticht man Löwenzahn mit der Wurzel und verwendet ihn gut gewaschen als Salat. Steht der Löwenzahn in voller Blüte, empfiehlt sich eine vierwöchige Kur. Täglich pflückt man 10 bis 15 Löwenzahnstengel mit den Blüten, wäscht sie und entfernt dann die Blütenköpfe. Die gewaschenen Stengel verzehrt man roh.

Mistel

12 Stunden weicht man einen gehäuften Teelöffel Mistel pro Tasse in kaltem Wasser ein. Anschließend wird der Kaltansatz erwärmt, abgeseiht und schluckweise getrunken. Als sehr wirkungsvoll hat sich folgende Mistel-Kur erwiesen:
Vier Wochen trinkt man täglich drei Tassen, in den folgenden zwei Wochen täglich zwei und in der letzten Woche eine Tasse Mistel-Tee pro Tag.

Porree-Wein

500 g kleingeschnittener Porree wird mit 1 Liter herben Weißwein übergossen und zugedeckt 24 Stunden stehengelassen. Anschließend wird der Porree-Wein abgeseiht und in eine Flasche gefüllt, von der man morgens und abends jeweils einen Schluck trinkt. Die abgeseihten Porree-Rückstände können als Brotaufstrich verzehrt werden.

Ringelblumen-Salbe

Die vor dem Schwedenbitter-Umschlag aufzutragende Ringelblumen-Salbe stellt man folgendermaßen her:
In einer Pfanne erhitzt man 250 g reines Schweinefett und schüttet eine gehäufte Handvoll Ringelblumen (Blätter, Blüten und Stengel) in das heiße Fett. Man läßt das Ganze noch einmal aufschäumen, rührt kräftig um und nimmt die Pfanne vom Herd. Zugedeckt über Nacht auskühlen lassen. Am nächsten Tag wird die Pfanne noch einmal leicht erwärmt, ihr Inhalt durch ein sauberes Leinentuch passiert, die Blätter, Blüten und Stengel werden ausgepreßt und die so gewonnene Salbe in verschließbare Gläser abgefüllt.

Misch-Tee

Pro Tag sollte der Zuckerkranke 1,5 bis 2 Liter Tee aus folgender Mischung trinken:
Drei Teile Fingerkraut, zwei Teile grüne gedörrte Bohnenschalen, ein Teil Brombeerblätter, ein Teil Heidelbeerblätter (die Heidelbeerblätter müssen vor der Fruchtreife gepflückt werden). Von dieser Kräutermischung nimmt man einen gehäuften Teelöffel pro Tasse, mit heißem Wasser abbrühen, eine halbe Minute ziehen lassen, abseihen und schluckweise trinken.

Kleiner-Schwedenbitter-Umschlag

Einmal im Monat empfiehlt sich ein 4stündiger Kleiner-Schwedenbitter-Umschlag auf die Bauchspeicheldrüse.
Zunächst streicht man die Haut mit Ringelblumen-Salbe ein, damit der Alkohol des Kleinen Schwedenbitter-Umschlags ihr nicht das Fett entziehen kann.
Anschließend befeuchtet man einen geeignet großen Wattebausch mit Kleinem Schwedenbitter und legt ihn auf den Bauch. Als Wärmeschutz dient ein zweiter trockener Wattebausch, den man mit einer Plastikfolie zum Schutz der Kleidung abdeckt und mit einem warmen Tuch fixiert.

> **Hausmittel**
> Als alte Hausmittel zur Senkung des Blutzuckergehalts gelten Sauerkrautsaft, Knoblauchzehen und Zwiebeln als Brotauflage, frische Möhren, Sellerie, Schwarzwurzel – zubereitet wie Spargel –, frischer Gurkensaft und roh gegessener grüner Porree.

Dialyse

Misch-Tee

Man mischt zu gleichen Teilen Goldrute, Labkraut und weiße oder gelbe Taubnessel.
Ein gehäufter Teelöffel dieser Kräutermischung pro Tasse, mit heißem Wasser abbrühen, eine halbe Minute ziehen lassen, abseihen.
Wenn der Arzt einverstanden ist, nehmen Sie die von ihm vorgeschriebene Flüssigkeitsmenge in Form dieses Tees ein.

Dickblütigkeit

Löwenzahn

Roh gegessene Löwenzahnwurzeln machen das menschliche Blut dünnflüssig. Die getrocknete Wurzel des Löwenzahns erzielt die gleiche Wirkung, wenn man daraus einen Tee brüht.
Ein gehäufter Teelöffel Löwenzahnwurzeln wird 12 Stunden in einer Tasse mit kaltem Wasser eingeweicht. Danach wird der Kaltansatz angewärmt, abgeseiht und je zur Hälfte schluckweise vor und nach dem Frühstück getrunken.

Walnuß-Essenz

Walnuß-Essenz ist ebenfalls ein geeignetes Mittel gegen dickflüssiges Blut.
Bis zu 25 grüne Nüsse – kleingeschnitten – füllt man in eine Flasche, übergießt sie mit 38- bis 40%igem Kornbranntwein und läßt die Flasche mindestens drei Wochen in der Wärme stehen. Die so gewonnene Walnuß-Essenz wird teelöffelweise täglich eingenommen.

Dickdarmentzündung

Käsepappel

Zwei gehäufte Teelöffel Käsepappel weicht man 12 Stunden in zwei Tassen kaltem Wasser ein. Anschließend wird der Kaltansatz erwärmt und abgeseiht. Der Tee wird schluckweise, über den Tag verteilt, getrunken.

Ringelblume

Ein gehäufter Teelöffel Ringelblume pro Tasse, mit heißem Wasser abbrühen, eine halbe Minute ziehen lassen, abseihen und schluckweise pro Tag zwei Tassen Tee trinken.

Drüsenerkrankung

Kalmus

Ein gestrichener Teelöffel Kalmuswurzel wird 12 Stunden in einer Tasse kaltem Wasser eingeweicht. Anschließend wird der Kaltansatz leicht angewärmt und abgeseiht. Vor und nach jeder Mahlzeit trinkt man nur einen Schluck. Man trinkt nur eine Tasse pro Tag.

Mistel

Ein gehäufter Teelöffel Mistel wird 12 Stunden in einer Tasse kaltem Wasser eingeweicht. Danach wird der Kaltansatz erwärmt, abgeseiht und schluckweise bis zu drei Tassen am Tag getrunken. Praktischerweise füllt man seine Tagesration in eine angewärmte Thermoskanne.

Salbei

Ein gehäufter Teelöffel Salbei pro Tasse, mit heißem Wasser abbrühen, eine halbe Minute ziehen lassen, abseihen und schluckweise zwei Tassen am Tag trinken.

Spitzwegerich

Bösartige Drüsenerkrankungen kann man mit dem Spitz- oder Breitwegerich-Blätterbrei heilen.
Frische, gewaschene Blätter des Spitz- oder Breitwegerichs werden mit einem Nudelholz auf einem Holzbrett zerquetscht. Der Blätterbrei wird auf die erkrankten Drüsen aufgetragen.

Drüsenschwellung

Johannisöl

Frische Blüten und Knospen des Johanniskrauts füllt man in eine Glasflasche und übergießt sie mit Öl, bis die Blüten bedeckt sind. Für drei Wochen muß die Flasche in der Wärme stehen. Mit der Zeit verfärbt sich das Öl und bekommt eine rote Farbe.
Mit dem Johannisöl streicht man die geschwollenen Drüsen ein.

Löwenzahn

Man pflückt in der Blüte stehende Löwenzahnstengel, wäscht sie mit den Blüten, entfernt dann die Blütenköpfe und ißt über einen Zeitraum von drei bis vier Wochen täglich 10 bis 12 Stengel roh.

Ringelblume

Drüsenschwellungen wäscht man mit einem Aufguß aus Ringelblumen.
Einen gehäuften Eßlöffel Ringelblumen mit 1/2 Liter heißem Wasser abbrühen, eine halbe Stunde ziehen lassen, abseihen und mit dem Absud die geschwollenen Körperpartien waschen.

Eierstockentzündung

Frauenmantel

Ein gehäufter Teelöffel Frauenmantel pro Tasse, mit heißem Wasser abbrühen, eine halbe Minute ziehen lassen, abseihen und schluckweise zwei bis vier Tassen am Tag trinken.

Schafgarben-Sitzbad

Bei einer Eierstockentzündung kann schon ein einziges Schafgarben-Sitzbad zur Heilung ausreichen.
12 Stunden weicht man 100 g Schafgarbe, verwendet wird das ganze Kraut, in einem 5-Liter-Eimer mit kaltem Wasser ein. Danach wird der Kaltansatz erwärmt, abgeseiht und dem Badewasser zugegossen. Die Wanne darf dabei nur so viel Wasser fassen, daß die Nieren des Badenden bedeckt sind. Die Badedauer beträgt 20 Minuten. Anschließend nicht abtrocknen, sondern in einen Bademantel gehüllt im Bett eine Stunde nachschwitzen.

Eierstockerkrankung

Schafgarben-Sitzbad

Je nach Verträglichkeit empfehlen sich dreimal wöchentlich oder tägliche Schafgarben-Sitzbäder.
12 Stunden weicht man 100 g Schafgarbe, verwendet wird das ganze Kraut, in einem 5-Liter-Eimer mit kaltem Wasser ein. Anschließend wird der Kaltansatz erwärmt, abgeseiht und dem Badewasser zugegossen. Die Wanne darf dabei nur so viel Wasser fassen, daß die Nieren des Badenden bedeckt sind. Die Badedauer beträgt 20 Minuten. Anschließend nicht abtrocknen, sondern in einen Bademantel gehüllt im Bett eine Stunde nachschwitzen.

Zinnkraut-Umschlag

Bei starken Schmerzen empfiehlt sich ein Zinnkraut-Dunstumschlag.
Zwei gehäufte Handvoll Zinnkraut hängt man in einem Sieb über einen Topf mit kochendem Wasser. Die Kräuter dürfen nicht im Wasser liegen. Durch den aufsteigenden Wasserdampf wird das Zinnkraut heiß. Man kippt den Sieb-

inhalt in ein sauberes Leinentuch und legt den warmen Umschlag auf die schmerzende Stelle. Mit einem warmen Tuch wird der Umschlag fixiert. Der Patient sollte dabei im Bett liegen und den Zinnkraut-Dunstumschlag so lange einwirken lassen, bis er abgekühlt ist.

Misch-Tee

Pro Tag trinkt man 1,5 bis 2 Liter Tee der nachfolgenden Kräutermischung:
Je 300 g Ringelblume und 300 g Schafgarbe werden gut gemischt. Ein gehäufter Teelöffel dieser Kräutermischung pro Tasse, mit heißem Wasser abbrühen, eine halbe Minute ziehen lassen, abseihen und schluckweise sechs bis acht Tassen Tee am Tag trinken.

Kleiner Schwedenbitter

Pro Tag nimmt man drei Eßlöffel Kleinen Schwedenbitter mit dem Misch-Tee zu sich. Dabei trinkt man einen Eßlöffel Kleinen Schwedenbitter jeweils zur Hälfte vor und nach jeder Mahlzeit.

Kleiner-Schwedenbitter-Umschlag

Bei akuten Schmerzen empfehlen sich Umschläge mit Kleinem Schwedenbitter.
Die betreffende Hautpartie wird dick mit Ringelblumen-Salbe eingestrichen, damit der Alkohol der Haut nicht das Fett entzieht. Anschließend beträufelt man einen geeignet großen Wattebausch mit Kleinem Schwedenbitter und legt ihn auf die Hautpartie. Als Wärmeschutz kommt eine Lage trockene Watte darüber, die mit einer Plastikfolie zum Schutz der Kleidung abgedeckt wird. Mit einem warmen Tuch wird der Umschlag fixiert und muß 4 Stunden einwirken.

Ringelblumen-Salbe

In einer Pfanne erhitzt man 250 g reines Schweinefett und schüttet eine gehäufte Handvoll Ringelblumen (Blätter, Blüten und Stengel) in das heiße Fett. Man läßt das Ganze noch einmal aufschäumen, rührt kräftig um und nimmt die Pfanne vom Herd. Zugedeckt über Nacht auskühlen lassen. Am nächsten Tag wird die Pfanne noch einmal leicht erwärmt, ihr Inhalt durch ein sauberes Leinentuch passiert, die Blätter, Blüten und Stengel werden ausgepreßt und die so gewonnene Salbe in verschließbare Gläser abgefüllt.

Eisenmangel

Brennessel

Ein aus frischen Blättern der Brennessel gebrühter Tee erhöht den Eisengehalt im Körper.
Eine Handvoll frische Brennesselblätter pro Tasse mit heißem Wasser abbrühen, eine halbe Minute ziehen lassen, abseihen und schluckweise über den Tag verteilt zwei bis drei Tassen Tee trinken.

Ekzeme

Brennessel

Ein gehäufter Teelöffel Brennessel pro Tasse, mit heißem Wasser abbrühen, eine halbe Minute ziehen lassen, abseihen und schluckweise über den Tag verteilt bis zu vier Tassen Tee trinken.

Misch-Tee

Man mischt die gleiche Menge Ehrenpreis mit frischen Spitzen der Brennessel und brüht daraus einen Tee.
Ein gehäufter Teelöffel pro Tasse, mit heißem Wasser abbrühen, eine halbe Minute ziehen lassen, abseihen und schluckweise zwei Tassen Tee am Tag trinken.

Elefantiasis

Elefantiasis nennt man bösartige Lymphdrüsenerkrankungen, bei denen Arme und Beine sehr stark anschwellen, gefühllos und steinhart werden. Hier helfen frische Kräuterbrei-Auflagen aus frischem Labkraut, Blättern der Pestwurz, Stengeln und Blättern der Ringelblume und Blattauflagen von Spitz- oder Breitwegerich.
Die Kräuter werden gewaschen und feucht mit einem Nudelholz auf einem Holzbrett zerquetscht. Den frischen Blätterbrei streicht man über die erkrankten Drüsen und die angeschwollenen Arme oder Beine.
Besonders hervorzuheben ist an dieser Stelle die Heilwirkung des Wiesenbärenklaus. Die Blätter werden ebenfalls frisch gepflückt, gewaschen und feucht mit einem Nudelholz

auf einem Holzbrett zerquetscht. Der aufgetragene Blätterbrei soll über Nacht aufgelegt und mit einem sauberen Tuch gut abgebunden werden.

Hauhechel

12 Stunden weicht man zwei gehäufte Teelöffel kleingeschnittene Wurzeln der Hauhechel in einer Tasse mit kaltem Wasser ein. Danach wird der Kaltansatz erwärmt und abgeseiht. Die Tasse Tee trinkt man zur Hälfte vor und nach dem Frühstück.

Holunder

12 Stunden weicht man einen gestrichenen Teelöffel Holunderrinde in eineinhalb Tassen kaltem Wasser ein. Danach wird der Kaltansatz erwärmt und abgeseiht. Man trinkt je eine halbe Tasse Tee nach den drei Mahlzeiten. Praktischerweise füllt man seine Tagesration in eine angewärmte Thermoskanne.

Käsepappel-Vollbad

12 Stunden weicht man 200 g Käsepappel in einem 5-Liter-Eimer mit kaltem Wasser ein. Anschließend wird der Kaltansatz erwärmt, abgeseiht und dem Badewasser zugegossen. Die Wanne darf dabei nur so viel Wasser fassen, daß das Herz des Badenden außerhalb des Wassers ist. Die Badedauer beträgt 20 Minuten. Anschließend nicht abtrocknen, sondern in einen Bademantel gehüllt im Bett eine Stunde nachschwitzen.

Sauerklee-Saft

Die frisch gepflückten Blätter des Sauerklees werden gewaschen und feucht in einem Entsafter ausgepreßt. Mit dem Frischsaft streicht man die starken Schwellungen an Armen oder Beinen täglich ein.

Emphysem

Als Emphysem bezeichnet man Luftansammlungen im Gewebe. Ursächlich für diese Erkrankung ist in vielen Fällen eine gestörte Leber.

Bärlapp

Ein gestrichener Teelöffel Bärlapp pro Tasse, mit heißem Wasser abbrühen, eine halbe Minute ziehen lassen, abseihen und eine Tasse am Tag trinken, nicht mehr. Den Tee nimmt man eine halbe Stunde vor und nach dem Frühstück ein.

Ringelblumen-Salbe

Die vor dem Schwedenbitter-Umschlag aufzutragende Ringelblumen-Salbe stellt man folgendermaßen her:
In einer Pfanne erhitzt man 250 g reines Schweinefett und schüttet eine gehäufte Handvoll Ringelblumen (Blätter, Blüten und Stengel) in das heiße Fett. Man läßt das Ganze noch einmal aufschäumen, rührt kräftig um und nimmt die Pfanne vom Herd. Zugedeckt über Nacht auskühlen lassen. Am nächsten Tag wird die Pfanne noch einmal leicht erwärmt, ihr Inhalt durch ein sauberes Leinentuch passiert, die Blätter, Blüten und Stengel werden ausgepreßt und die so gewonnene Salbe in verschließbare Gläser abgefüllt.

Zinnkraut-Umschlag

Über Nacht legt man einen Zinnkraut-Dunstumschlag auf die angegriffene Leber.
Zwei gehäufte Handvoll Zinnkraut hängt man in einem Sieb über einen Topf mit kochendem Wasser. Die Kräuter dürfen nicht im Wasser liegen. Durch den aufsteigenden Wasserdampf wird das Zinnkraut heiß. Man kippt den Siebinhalt in ein sauberes Leinentuch und legt den warmen Umschlag auf die Leber. Der Umschlag wird mit einem warmen Tuch fixiert.

Kleiner-Schwedenbitter-Umschlag

Äußerlich legt man Schwedenbitter-Umschläge auf die gestörte Leber.
Zunächst muß die Haut mit Ringelblumen-Salbe eingestrichen werden, damit der Alkohol des Kleinen Schwedenbitters der Haut nicht das Fett entzieht. Anschließend legt man einen geeignet großen Wattebausch auf, den man mit Kleinem Schwedenbitter beträufelt hat. Als Wärmeschutz kommt eine trockene Lage Watte darüber, die mit einer Plastikfolie zum Schutz der Kleidung abgedeckt wird. Mit einem warmen Tuch fixiert man den Umschlag und läßt ihn tagsüber 4 Stunden einwirken.

Entschlackungs-Kur

Bärlauch

Dank seiner blutreinigenden Eigenschaften empfiehlt sich der Bärlauch für eine gründliche Entschlackungs-Kur.

Im Frühjahr sammelt man die frischen Bärlauchblätter, die gewaschen und kleingeschnitten verzehrt werden. So wie die Petersilie streut man Bärlauch auf alle Speisen, die üblicherweise mit frischem Grün verfeinert und dekoriert werden. Mit Bärlauchblättern kann man auch einen Salat zubereiten oder Spinat kochen.

Brennessel

Die frischen jungen Triebe der Brennessel eignen sich ebenfalls für eine Entschlackungs-Kur (bei der man täglich 2 Liter Tee trinkt).
Eine Handvoll frische Brennesseltriebe pro Tasse, mit heißem Wasser abbrühen, eine halbe Minute ziehen lassen, abseihen und schluckweise vier Tassen Tee am Tag trinken.

Epilepsie

Frauenmantel

Ein gehäufter Teelöffel Frauenmantel pro Tasse, mit heißem Wasser abbrühen, eine halbe Minute ziehen lassen, abseihen und schluckweise zwei bis drei Tassen am Tag trinken.

Labkraut

Ein gehäufter Teelöffel Labkraut pro Tasse, mit heißem Wasser abbrühen, eine halbe Minute ziehen lassen, abseihen und schluckweise zwei bis drei Tassen am Tag trinken.

Mistel

Ein gehäufter Teelöffel Mistel wird 12 Stunden in einer Tasse mit kaltem Wasser eingeweicht. Anschließend wird der Kaltansatz erwärmt, abgeseiht und schluckweise getrunken. Pro Tag trinkt man zwei bis drei Tassen Mistel-Tee. Praktischerweise füllt man seine Tagesration in eine angewärmte Thermoskanne.

Thymian

Ein gehäufter Teelöffel Thymian pro Tasse, mit heißem Wasser abbrühen, eine halbe Minute ziehen lassen, abseihen und schluckweise zwei Tassen am Tag trinken. Es empfiehlt sich, Thymian-Tee über das ganze Jahr zu trinken, wobei diese Teekur alle zwei bis drei Wochen für 10 Tage unterbrochen werden sollte.

Wiesenbärenklau

Ein gehäufter Teelöffel kleingeschnittene Wiesenbärenklaublätter pro Tasse, mit heißem Wasser abbrühen, eine halbe Minute ziehen lassen, abseihen und schluckweise über den Tag verteilt zwei bis drei Tassen Tee trinken.

Kleiner Schwedenbitter

Bei epileptischen Anfällen flößt man den Patienten einen Eßlöffel Kleinen Schwedenbitter mit lauwarmem Wasser oder Kräutertee vermischt ein.
Daneben empfehlen sich Schwedenbitter-Umschläge auf den Hinterkopf des Epileptikers. Ein geeignet großer Wattebausch wird mit Kleinem Schwedenbitter beträufelt und auf den Hinterkopf aufgelegt. Mit einer Binde fixiert, sollte der Umschlag 4 Stunden einwirken.

Erfrierungen

Kalmus

12 Stunden weicht man 100 g Kalmuswurzeln in einem 5-Liter-Eimer mit kaltem Wasser ein. Anschließend wird der Kaltansatz erwärmt und abgeseiht. 20 Minuten lang badet man die Erfrierungen in diesem Absud.

Mistel

12 Stunden weicht man eine Handvoll Mistelblätter in einem 5-Liter-Eimer kaltem Wasser ein. Danach wird der Kaltansatz erwärmt und abgeseiht. 20 Minuten lang badet man die erfrorenen Körperstellen in diesem Absud.
Man kann auch frisch gepflückte und gewaschene Mistelblätter mit einem Nudelholz auf einem Holzbrett zerquetschen und den Blätterbrei auf die erfrorene Stelle streichen.

Mistelbeeren-Salbe

Die frischen Beeren der Mistel können äußerlich, kalt mit Schweinefett zu einer Salbe verrührt, bei Erfrierungen eingesetzt werden.

Ringelblumen-Salbe

Die vor dem Schwedenbitter-Umschlag aufzutragende Ringelblumen-Salbe stellt man folgendermaßen her:
In einer Pfanne erhitzt man 250 g reines Schweinefett und schüttet eine gehäufte Handvoll Ringelblumen (Blätter, Blüten und Stengel) in das heiße Fett. Man läßt das Ganze noch

einmal aufschäumen, rührt kräftig um und nimmt die Pfanne vom Herd. Zugedeckt über Nacht auskühlen lassen. Am nächsten Tag wird die Pfanne noch einmal leicht erwärmt, ihr Inhalt durch ein sauberes Leinentuch passiert, die Blätter, Blüten und Stengel werden ausgepreßt und die so gewonnene Salbe in verschließbare Gläser abgefüllt.

Kleiner-Schwedenbitter-Umschlag

Schwedenbitter-Umschläge sind bei Erfrierungen ebenfalls ein probates Mittel. Zunächst wird die betroffene Hautpartie mit Ringelblumen-Salbe eingestrichen, damit der Alkohol des Kleinen Schwedenbitters ihr nicht das Fett entzieht. Anschließend beträufelt man einen geeignet großen Wattebausch mit Kleinem Schwedenbitter und legt ihn auf die erfrorene Stelle. Als Wärmeschutz legt man darüber eine Lage trockene Watte und deckt sie mit einer Plastikfolie ab. Mit einem warmen Tuch wird der Umschlag fixiert.

Fallsucht

Pestwurz

Für 12 Stunden weicht man einen gestrichenen Teelöffel Pestwurzwurzeln in einer Tasse mit kaltem Wasser ein. Anschließend wird der Kaltansatz erwärmt, abgeseiht und schluckweise getrunken. Pro Tag trinkt man ein bis zwei Tassen. Praktischerweise füllt man die Tagesration in eine angewärmte Thermoskanne.

Fehlgeburt

Frauenmantel

Um einer Fehlgeburt vorzubeugen, sollte die Schwangere ab dem dritten Monat täglich Frauenmantel-Tee trinken.
Ein gehäufter Teelöffel Frauenmantel pro Tasse, mit heißem Wasser abbrühen, eine halbe Minute ziehen lassen, abseihen und täglich vier Tassen Tee trinken.

Hainbuche

Die jungen Triebe der Hainbuche, über einen längeren Zeitraum angewendet, beugen Fehlgeburten vor.
Eine Handvoll frische Blattspitzen kocht man in 1/2 Liter Milch auf. In die abgeseihte Milch schlägt man einen Eidotter und bindet sie mit einer Mehlschwitze zu einer Suppe. Über mehrere Wochen, unbedenklich auch über Monate, ißt man einen Teller dieser Suppe zum Abendessen.

Thymian

Ein gehäufter Teelöffel Thymian pro Tasse, mit heißem Wasser abbrühen, eine halbe Minute ziehen lassen, abseihen und schluckweise zwei Tassen am Tag trinken.

Misch-Tee

Man mischt die gleiche Menge Frauenmantel und Schafgarbe.
Ein gehäufter Teelöffel dieser Kräutermischung pro Tasse, mit heißem Wasser abbrühen, eine halbe Minute ziehen lassen, abseihen und schluckweise zwei bis drei Tassen am Tag trinken.

Fingerwurm

Johannisöl

Man füllt eine Flasche mit frischen Blüten und Knospen des Johanniskrauts und übergießt sie mit Öl, so daß die Blüten bedeckt sind. Die Flasche stellt man drei Wochen in die Wärme. Mit der Zeit verfärbt sich das Öl rot.
Mit dem Johannisöl tränkt man ein sauberes Tuch und legt es als Umschlag um den Finger.

Kamille

Eine Handvoll Kamillenblüten mit 1/2 Liter heißem Wasser abbrühen, eine halbe Minute ziehen lassen, abseihen und den Finger 20 Minuten lang in diesem Kräuter-Absud baden. Anschließend wird der Finger mit einer Abszeßsalbe eingestrichen und darüber ein Lehmverband angelegt.

Knoblauch-Milch

Eine große Knoblauchzwiebel wird zerquetscht und mit einem Teller voll Milch aufgekocht. In dieser Knoblauch-Milch badet man die Hand.
Wenn der Finger eitert, macht man Umschläge mit Leinsamen-Brei.
Wenn sich das Geschwür öffnet, badet man den Finger in warmem Kamillen-Tee. Zur

Ausheilung legt man Johannisöl-Umschläge auf.

Mischkräuter-Bad

Man mischt die gleiche Menge Bibernelle, Eibisch, Farnkrautwurzeln und Holunderblüten. Für 12 Stunden weicht man 15 g dieser Kräutermischung in $^1/_2$ Liter Weißwein ein. Danach wird dieser Kaltansatz erwärmt, abgeseiht und der Finger 2 Stunden in diesem lauwarmen Kräuterwein gebadet. Anschließend wird der Finger nicht abgetrocknet, sondern mit Bärlappmehl bestreut und mit einem sauberen Tuch zugebunden.

Fistel

Brennessel

Ein gehäufter Teelöffel Brennessel pro Tasse, mit heißem Wasser abbrühen, eine halbe Minute ziehen lassen, abseihen und schluckweise täglich drei Tassen Tee trinken.

Ringelblume-Salbe

Äußerlich bekämpft man Fisteln mit der Ringelblumen-Salbe.
In einer Pfanne erhitzt man 250 g reines Schweinefett und schüttet eine gehäufte Handvoll Ringelblumen (Blätter, Blüten und Stengel) in das heiße Fett. Man läßt das Ganze noch einmal aufschäumen, rührt kräftig um und nimmt die Pfanne vom Herd. Zugedeckt über Nacht auskühlen lassen. Am nächsten Tag wird die Pfanne noch einmal leicht erwärmt, ihr Inhalt durch ein sauberes Leinentuch passiert, die Blätter, Blüten und Stengel werden ausgepreßt und die so gewonnene Salbe in verschließbare Gläser abgefüllt.
Aus den abgeseihten Rückständen kann man auch einen Umschlag machen, der wiedererwärmt noch zweimal verwendet werden kann.

Zinnkraut-Sitzbad

Regelmäßige Zinnkraut-Sitzbäder fördern die Ausheilung einer Fistel.
12 Stunden weicht man 100 g Zinnkraut in einem 5-Liter-Eimer mit kaltem Wasser ein. Anschließend wird der Kaltansatz erwärmt, abgeseiht und dem Badewasser zugegossen. Die Wanne muß dabei so viel Wasser fassen, daß die Nieren des Badenden bedeckt sind. Die Badedauer beträgt 20 Minuten. Anschließend nicht abtrocknen, sondern in einen Bademantel gehüllt im Bett eine Stunde nachschwitzen.

Zinnkraut-Umschlag

Über Nacht legt man Zinnkraut-Dunstumschläge auf.
Zwei gehäufte Handvoll Zinnkraut hängt man in einem Sieb über einen Topf mit kochendem Wasser. Die Kräuter dürfen nicht im Wasser liegen. Durch den aufsteigenden Wasserdampf wird das Zinnkraut heiß. Man kippt den Siebinhalt in ein sauberes Leinentuch und legt es als warmen Umschlag auf die entsprechende Körperpartie. Mit einem warmen Tuch wird der Umschlag fixiert.

Waschungen

12 Stunden weicht man Gundelrebe, Leinkraut und Zinnkraut, zu gleichen Teilen gemischt, in kaltem Wasser ein. Anschließend wird der Kaltansatz erwärmt und abgeseiht. Mit diesem Kräuterabsud nimmt man täglich Waschungen vor. Anschließend wird die Körperregion, an der sich die Fistel gebildet hat, äußerlich mit Kleinem Schwedenbitter betupft.

Misch-Tee

Man mischt die gleiche Menge Zinnkraut mit Johanniskraut und brüht daraus einen Tee, den man zum Gurgeln benützt, wenn sich am Gaumen oder im Halsraum eine Fistel gebildet hat.
Ein gehäufter Teelöffel pro Tasse, mit heißem Wasser abbrühen, eine halbe Minute ziehen lassen, abseihen und damit mehrmals täglich gurgeln.

Kleiner Schwedenbitter

Mit dem oben beschriebenen Brennessel-Tee nimmt man dreimal täglich einen Teelöffel Kleinen Schwedenbitter. Jeder Teelöffel wird zur Hälfte vor und nach einer Mahlzeit eingenommen.

Flechte

Bärlauch

Dank seiner blutreinigenden Eigenschaften verspricht der Bärlauch bei Flechten rasche Hilfe.
Im Frühjahr sammelt man die frischen Bärlauchblätter, die gewaschen und kleingeschnitten verzehrt werden. So wie Petersilie streut man Bärlauch auf alle Speisen, die üblicherweise mit frischem Grün verfeinert und dekoriert werden. Mit Bärlauchblättern kann man auch einen Salat zubereiten oder Spinat kochen.

Bärlauch-Essenz

Um sich die Heilkraft des Bärlauchs das ganze Jahr über zu sichern, setzt man Bärlauch-Essenz an.
Man füllt eine Flasche mit kleingeschnittenen Bärlauchblättern oder Bärlauchzwiebeln, übergießt die Kräuter mit 38- bis 40%igem Kornbranntwein und läßt die Flasche mindestens zwei Wochen in der Wärme stehen. Von dieser Bärlauch-Essenz nimmt man täglich viermal 10 bis 15 Tropfen, mit etwas Wasser verdünnt.

Löwenzahn

Während der Blütezeit sammelt man Löwenzahnstengel mit den Blüten, wäscht sie, entfernt die Blütenköpfe und ißt täglich bis zu 10 rohe Löwenzahnstengel.

Ringelblumen-Waschung

Ein gehäufter Teelöffel Ringelblume pro Tasse, mit heißem Wasser abbrühen, eine halbe Minute ziehen lassen, abseihen und mit dem warmen Teeaufguß die mit Flechten befallene Haut waschen.

Schöllkraut-Waschung

Ein gestrichener Teelöffel Schöllkraut pro Tasse, mit heißem Wasser abbrühen, eine halbe Minute ziehen lassen, abseihen und mit dem warmen Tee die Flechtenpartie waschen.

Schöllkraut-Saft

Man kann auch frische Blätter, Blüten und Stengel des Schöllkrauts in einem Entsafter auspressen, den gewonnenen Frischsaft mit der gleichen Menge Wasser verdünnen und damit die Flechtenpartie waschen.

Spitzwegerich

Ein gehäufter Teelöffel Spitzwegerichblätter pro Tasse, mit heißem Wasser abbrühen, eine halbe Minute ziehen lassen, abseihen und zwei Tassen am Tag trinken.

Wegwarte

Ein gehäufter Teelöffel Wegwarte pro Tasse, mit heißem Wasser abbrühen, eine halbe Minute ziehen lassen, abseihen und schluckweise eine Tasse am Morgen trinken.

Zinnkraut-Waschung

Ein gehäufter Teelöffel Zinnkraut pro Tasse, mit heißem Wasser abbrühen, eine halbe Minute ziehen lassen, abseihen und mit dem warmen Tee die Flechte mehrmals am Tag waschen. In ein sauberes Tuch gehüllt kann man die gebrühten Kräuter auch als Umschlag auf die Flechte auflegen.

Frauenleiden

Frauenmantel

Der Frauenmantel gilt seit alters als Allheilmittel bei Frauenleiden jeglicher Art. Man sollte ihn deshalb auch vorbeugend trinken.
Ein gehäufter Teelöffel Frauenmantel pro Tasse, mit heißem Wasser abbrühen, eine halbe Minute ziehen lassen, abseihen und schluckweise über den Tag zwei bis vier Tassen Tee trinken.

Taubnessel

Ein gehäufter Teelöffel weiße oder gelbe Taubnessel pro Tasse, mit heißem Wasser abbrühen, eine halbe Minute ziehen lassen, abseihen und schluckweise über den Tag verteilt zwei Tassen Tee trinken.

Frostbeulen

Kalmus-Bad

Frostbeulen heilt man mit warmen Kalmuswurzel-Bädern.
Für 12 Stunden weicht man 100 g Kalmuswurzeln in einem 5-Liter-Eimer mit kaltem Wasser ein. Anschließend wird der Kaltansatz erwärmt und abgeseiht. Die erkrankte Stelle badet man in dem abgekühlten Absud 20 Minuten lang.

Ringelblumen-Salbe

Mehrmals täglich sollte man Frostbeulen mit Ringelblumen-Salbe einstreichen.
In einer Pfanne erhitzt man 250 g reines Schweinefett und schüttet eine gehäufte Handvoll Ringelblumen (Blätter, Blüten und Stengel) in das heiße Fett. Man läßt das Ganze noch einmal aufschäumen, rührt kräftig um und nimmt die Pfanne vom Herd. Zugedeckt über Nacht auskühlen lassen. Am nächsten Tag wird die Pfanne noch einmal leicht erwärmt, ihr Inhalt durch ein sauberes Leinentuch passiert, die Blätter, Blüten und Stengel werden ausgepreßt und die so gewonnene Salbe in verschließbare Gefäße abgefüllt.

Walnuß

Zwei gehäufte Teelöffel kleingeschnittene Walnußblätter brüht man mit 1/2 Liter heißem Wasser, eine halbe Minute ziehen lassen, abseihen und dem Badewasser zugießen. Mit diesem starken Walnußblätter-Absud als Badezusatz können Frostbeulen ausgeheilt werden.

Furunkel

Labkraut-Waschung

Ein gehäufter Teelöffel Labkraut pro Tasse, mit heißem Wasser abbrühen, eine halbe Minute ziehen lassen, abseihen und mit dem frisch gebrühten, etwas abgekühlten Tee den Furunkel waschen.

Labkraut-Saft

Hilfreich ist es auch, frisch gepflücktes Labkraut zu waschen, in einem Entsafter auszupressen und den Furunkel mit dem frischen Saft einzustreichen.

Wiesenbärenklau-Auflage

Frisch gepflückte Blätter des Wiesenbärenklaus werden gewaschen und mit einem Nudelholz auf einem Holzbrett zerquetscht. Der frische Blätterbrei wird auf die erkrankte Stelle aufgelegt und mit einem warmen Tuch abgebunden.
Man kann selbstverständlich auch Auflagen aus ganzen, gewaschenen Blättern machen.

Fuß (offen)

Käsepappel-Fußbad

12 Stunden weicht man zwei gehäufte Handvoll Käsepappel in einem 5-Liter-Eimer mit kaltem Wasser ein. Anschließend wird der Kaltansatz erwärmt, abgeseiht und der Fuß 20 Minuten lang darin gebadet.
Dieses Fußbad ist vor allem dann empfehlenswert, wenn mit dem offenen Fuß eine starke Schwellung verbunden ist.

Ringelblumen-Salbe

Nach dem Bad werden die Wundränder eines offenen Fußes mit Ringelblumen-Salbe eingestrichen.
In einer Pfanne erhitzt man 250 g reines Schweinefett und schüttet eine gehäufte Handvoll Ringelblumen (Blätter, Blüten und Stengel) in das heiße Fett. Man läßt das Ganze noch einmal aufschäumen, rührt kräftig um und nimmt die Pfanne vom Herd. Zugedeckt über Nacht auskühlen lassen. Am nächsten Tag wird die Pfanne noch einmal leicht erwärmt, ihr Inhalt durch ein sauberes Leinentuch passiert, die Blätter, Blüten und Stengel werden ausgepreßt und die so gewonnene Salbe in verschließbare Gläser abgefüllt.

Ringelblumen-Waschung

Man mischt die gleiche Menge Ringelblume und Zinnkraut und brüht aus dieser Kräutermischung einen Absud, mit dem der offene Fuß gewaschen wird.
Zwei gehäufte Eßlöffel der Kräutermischung brüht man mit 1/2 Liter heißem Wasser, eine halbe Minute ziehen lassen, abseihen und den Fuß damit waschen.

Spitzwegerich-Auflage

Im Anschluß an das Fußbad legt man frisch gewaschene Spitzwegerichblätter auf die offene Wunde. Die Kräuter dürfen nicht abgetrocknet werden, sondern müssen feucht aufgelegt werden.
Frisch gepflückte Blätter des Spitz- oder Breitwegerichs werden gewaschen, mit einem Nudelholz auf einem Holzbrett zerquetscht und als Blätterbrei auf den offenen Fuß gelegt.

Zinnkraut-Fußbad

Fußbäder mit einem Zinnkraut-Absud helfen ebenfalls, die Schwellungen zu dämpfen.

Zwei gehäufte Eßlöffel Zinnkraut werden mit 1/2 Liter heißem Wasser abgebrüht, eine halbe Minute ziehen lassen, abseihen und den Fuß 20 Minuten in dem Absud baden.

Fußkrampf

Bärlapp-Kissen

Fuß- und Wadenkrämpfe kuriert man mit dem Bärlapp-Kissen aus. Je nach Größe der Krampfstelle füllt man einen Kissenbezug mit 100 bis 200 g getrocknetem Bärlapp, den man über Nacht auf die schmerzende Stelle legt.

Gallenanfall

Zinnkraut-Umschlag

Ein Zinnkraut-Dunstumschlag bringt rasche Linderung bei einem oft sehr schmerzhaften Gallenanfall.
Zwei gehäufte Handvoll Zinnkraut werden in einem Sieb über einen Topf mit kochendem Wasser gehängt. Durch den aufsteigenden Wasserdampf wird das Zinnkraut heiß. Der Siebinhalt wird durch ein sauberes Leinentuch gekippt und als warmer Umschlag auf die schmerzende Galle gelegt. Der Umschlag wird mit einem warmen Tuch fixiert.

Kleiner-Schwedenbitter-Umschlag

Bei schweren Gallenanfällen empfehlen sich auch Schwedenbitter-Umschläge. Zunächst streicht man die Haut mit Ringelblumen-Salbe ein, damit ihr der Alkohol nicht das Fett entzieht. Anschließend wird ein geeignet großer Wattebausch mit Kleinem Schwedenbitter beträufelt und aufgelegt. Als Wärmeschutz legt man darüber eine trockene Schicht Watte und eine Plastikfolie. Der Umschlag wird mit einem warmen Tuch fixiert und sollte 4 Stunden einwirken.

Ringelblumen-Salbe

In einer Pfanne erhitzt man 250 g reines Schweinefett und schüttet eine gehäufte Handvoll Ringelblumen (Blätter, Blüten und Stengel) in das heiße Fett. Man läßt das Ganze noch einmal aufschäumen, rührt kräftig um und nimmt die Pfanne vom Herd. Zugedeckt über Nacht auskühlen lassen. Am nächsten Tag wird die Pfanne noch einmal leicht erwärmt, der Inhalt durch ein sauberes Leinentuch passiert, die Blätter, Blüten und Stengel werden ausgepreßt und die so gewonnene Salbe in verschließbare Gläser abgefüllt.

Gallenleiden

Brennessel

Bei Gallenleiden und -beschwerden empfehle ich eine Brennessel-Kur über mehrere Wochen.
Ein gehäufter Teelöffel Brennessel pro Tasse, mit heißem Wasser abbrühen, eine halbe Minute ziehen lassen, abseihen und schluckweise bis zu vier Tassen Tee am Tag trinken.

Kalmus

12 Stunden weicht man einen gestrichenen Teelöffel Kalmuswurzeln in einer Tasse mit kaltem Wasser ein. Danach wird der Kaltansatz erwärmt und abgeseiht. In sechs Schlukken wird diese Tasse vor und nach jeder Mahlzeit getrunken. Den Tee füllt man praktischerweise in eine angewärmte Thermoskanne. Man trinkt nur eine Tasse pro Tag!

Löwenzahn

Wenn der Löwenzahn in Blüte steht, sollte man täglich 5 bis 6 frische Löwenzahnstengel roh essen. Man pflückt den Löwenzahn mit Blüte, wäscht ihn, entfernt dann die Blütenköpfe und verzehrt ihn roh.

Schöllkraut-Saft

In einem Entsafter preßt man frisch gepflückte Blätter, Blüten und Stengel des Schöllkrauts aus. Pro Tag trinkt man einen Teelöffel frisch gepreßten Schöllkraut-Saft mit einer Tasse Wasser verdünnt.

Wegwarte

12 Stunden weicht man einen gehäuften Teelöffel Wegwartewurzeln in einer Tasse mit kaltem Wasser ein. Anschließend wird der Kaltansatz erwärmt und abgeseiht. Über den Tag verteilt trinkt man zwei Tassen Tee. Praktischerweise füllt man seine Tagesration in eine angewärmte Thermoskanne.

Gallensteine

Löwenzahn

Man pflückt frische Stengel, wenn der Löwenzahn in der Blüte steht, wäscht sie mitsamt der Blüte, entfernt den Blütenkopf und ißt täglich 5 bis 6 Stück roh. Nach einer Löwenzahn-Kur können sich Gallensteine völlig schmerzlos lösen.

Rettich-Saft

Eine sechswöchige Rettich-Saftkur gilt als ein zuverlässiges und sicheres Hausmittel zur Auflösung von Gallensteinen.
In einem Entsafter wird der gewaschene und geschälte Rettich ausgepreßt. Auf nüchternen Magen trinkt man 100 g frisch gepreßten Saft. Von Woche zu Woche steigert man die Dosis bis auf 400 g und baut sie in den folgenden Wochen wieder Woche für Woche schrittweise bis auf 100 g ab.
Menschen mit Magen- oder Darmerkrankungen sollten allerdings diese Rettich-Saftkur vermeiden.

Spitzwegerich

Ein gehäufter Teelöffel Spitzwegerich pro Tasse, mit heißem Wasser abbrühen, eine halbe Minute ziehen lassen, abseihen und schluckweise zwei bis drei Tassen Tee am Tag trinken.
Mit dem Spitzwegerich-Tee nimmt man täglich acht Gramm Spitzwegerichsamen ein. Er soll weitere Steinbildung verhindern.

Misch-Tee

Man mischt jeweils 20 g Birkenblätter, Hauhechel, Hirtentäschel und Odermennig.
Ein gehäufter Teelöffel dieser Kräutermischung pro Tasse, mit heißem Wasser abbrühen, eine halbe Minute ziehen lassen, abseihen und schluckweise täglich zwei Tassen trinken.

Kräuter-Wein

Man mischt je 20 g Bibernelle, Efeu, Hopfen, Pfefferminze, Odermennig und Wermut. Drei Eßlöffel dieser Kräutermischung weicht man 12 Stunden in 1 Liter Apfelwein oder Apfelmost ein. Danach wird dieser Kaltansatz bis zum Kochen erhitzt, vom Herd genommen, eine halbe Minute ziehen lassen, abseihen und warm in eine Thermoskanne füllen. Achtmal täglich nimmt man jede Stunde einen Eßlöffel warm zu sich.

Gastritis

Käsepappel

Ein gehäufter Teelöffel Käsepappel pro Tasse wird 12 Stunden in kaltem Wasser eingeweicht. Anschließend wird der Kaltansatz erwärmt, abgeseiht und schluckweise, bis zu vier Tassen am Tag, getrunken.

Kleiner Schwedenbitter

Je nach Schwere der Gastritis nimmt man täglich zwei bis drei Eßlöffel Kleinen Schwedenbitter ein. Dabei kommt ein Eßlöffel auf eine halbe Tasse Kräutertee, die man am wirkungsvollsten jeweils zur Hälfte eine halbe Stunde vor und nach dem Essen trinkt.

Gebärmuttererkrankung

Frauenmantel

Ein gehäufter Teelöffel Frauenmantel pro Tasse, mit heißem Wasser abbrühen, eine halbe Minute ziehen lassen, abseihen und schluckweise am Tag bis zu vier Tassen Tee trinken.

Hirtentäschel

Ein gehäufter Teelöffel Hirtentäschel pro Tasse, mit heißem Wasser abbrühen, eine halbe Minute ziehen lassen, abseihen und schluckweise zwei bis drei Tassen Tee am Tag trinken.
Dank der blutstillenden Wirkung ist Hirtentäschel vor allem bei Gebärmutterblutungen sehr hilfreich.

Labkraut

Bei Gebärmutterbeschwerden ist das Labkraut ein sehr zuverlässiger Helfer.
Ein gehäufter Teelöffel Labkraut pro Tasse, mit heißem Wasser abbrühen, eine halbe Minute ziehen lassen, abseihen und schluckweise zwei bis drei Tassen am Tag trinken.

Mistel

Die normalisierende Wirkung der Mistel auf den Blutkreislauf bringt vor allem Gebärmutter- und Menstruationsstörungen zum raschen Stillstand.
Ein gehäufter Teelöffel Mistel wird 12 Stunden in einer Tasse kaltem Wasser eingeweicht. Anschließend wird der Kaltansatz erwärmt und abgeseiht. Über den Tag verteilt trinkt man schluckweise zwei bis drei Tassen Tee. Praktischerweise füllt man die Tagesration in eine angewärmte Thermoskanne.

Schafgarbe

Ein gehäufter Teelöffel Schafgarbe pro Tasse, mit heißem Wasser abbrühen, eine halbe Minute ziehen lassen, abseihen und schluckweise zwei bis drei Tassen Tee trinken.

Schafgarben-Sitzbad

Bei einer Gebärmuttererkrankung kann schon ein einziges Schafgarben-Sitzbad zur Heilung ausreichen.
12 Stunden weicht man 100 g Schafgarbe, verwendet wird das ganze Kraut, in einem 5-Liter-Eimer mit kaltem Wasser ein. Danach wird der Kaltansatz erwärmt, abgeseiht und dem Badewasser zugegossen. Die Wanne darf nur so viel Wasser fassen, daß die Nieren des Badenden bedeckt sind. Die Badedauer beträgt 20 Minuten. Anschließend nicht abtrocknen, sondern in Bademantel oder -tuch gehüllt im Bett eine Stunde nachschwitzen.

Zinnkraut

Die blutstillende Wirkung des Zinnkrauts macht man sich bei Gebärmutterblutungen zunutze.
Drei gehäufte Teelöffel Zinnkraut pro Tasse, mit heißem Wasser abbrühen, eine halbe Minute ziehen lassen, abseihen und schluckweise ein bis zwei Tassen am Tag trinken.

Gebärmuttersenkung und Gebärmuttervorfall

Frauenmantel

Ein gehäufter Teelöffel Frauenmantel pro Tasse, mit heißem Wasser abbrühen, eine halbe Minute ziehen lassen, abseihen und schluckweise über den Tag verteilt vier Tassen Tee trinken.

Hirtentäschel-Essenz

Mit der Hirtentäschel-Essenz reibt man bei einem Gebärmuttervorfall den Unterleib von der Scheide an aufwärts ein.
Frisch gepflücktes Hirtentäschel, verwendet werden Blätter, Blüten und Stengel, wird gewaschen, klein geschnitten und locker in eine Flasche gefüllt. Die Kräuter werden mit 38- bis 40%igem Kornbranntwein übergossen. Die Flasche läßt man mindestens zwei Wochen in der Wärme stehen.

Schafgarben-Sitzbad

Dreimal wöchentlich sollte man ein Schafgarben-Sitzbad nehmen.
12 Stunden weicht man 100 g Schafgarbe in einem 5-Liter-Eimer mit kaltem Wasser ein. Anschließend wird der Kaltansatz erwärmt, abgeseiht und dem Badewasser zugegossen. Die Wanne muß so viel Wasser fassen, daß die Nieren der Badenden bedeckt sind. Die Badedauer beträgt 20 Minuten. Anschließend nicht abtrocknen, sondern in einen Bademantel gehüllt im Bett eine Stunde nachschwitzen.

Gedächtnisschwund

Misch-Tee

Zinnkraut und Ehrenpreis, die gleiche Menge gemischt, sind ein exzellentes Mittel gegen den altersbedingten Gedächtnisschwund.
Ein gehäufter Teelöffel dieser Kräutermischung pro Tasse, mit heißem Wasser abbrühen, eine halbe Minute ziehen lassen, abseihen und schluckweise über einen längeren Zeitraum ein bis zwei Tassen am Tag trinken.

Gefäßkrampf

Bärlapp-Kissen

Man füllt einen Kissenbezug mit 100 bis 250 g getrocknetem Bärlapp, näht es zu und legt es auf.

Schafgarbe

Ein gehäufter Teelöffel Schafgarbe pro Tasse, mit heißem Wasser abbrühen, eine halbe Minute ziehen lassen, abseihen und schluckweise bis zu drei Tassen Tee am Tag trinken.

Gefäßverengung

Brennessel-Bad

Gefäßverengungen lassen sich mit Brennessel-Bädern ausheilen.
Für 12 Stunden weicht man frische Brennessel (Blätter und Stengel) in 5 Liter kaltem Wasser ein. Anschließend wird der Kaltansatz erwärmt. Die Kräuter bleiben im Badewasser. Die Badedauer beträgt 20 Minuten.

Gehirnhautentzündung

Kleiner-Schwedenbitter-Umschlag

Mit regelmäßigen Schwedenbitter-Umschlägen kann man diese schreckliche Krankheit bekämpfen.
Auf einen geeignet großen Wattebausch träufelt man Kleinen Schwedenbitter und legt den Umschlag für 4 Stunden auf den Hinterkopf.

Gelbsucht

Löwenzahn

Dank seiner blutreinigenden Wirkung ist der Löwenzahn ein wirksames Kraut im Kampf gegen die Gelbsucht.
Man sammelt die Löwenzahnstengel während der Blütezeit, wäscht sie, entfernt die Blütenköpfe und ißt sie roh, täglich bis zu 10 Stück.

Ringelblumen-Salbe

Die vor dem Schwedenbitter-Umschlag aufzutragende Ringelblumen-Salbe stellt man folgendermaßen her:
In einer Pfanne erhitzt man 250 g reines Schweinefett und schüttet eine gehäufte Handvoll Ringelblumen (Blätter, Blüten und Stengel) in das heiße Fett. Man läßt das Ganze noch einmal aufschäumen, rührt kräftig um und nimmt die Pfanne vom Herd. Zugedeckt über Nacht auskühlen lassen. Am nächsten Tag wird die Pfanne noch einmal leicht erwärmt, ihr Inhalt durch ein sauberes Leinentuch passiert, die Blätter, Blüten und Stengel werden ausgepreßt und die so gewonnene Salbe in verschließbare Gläser abgefüllt.

Sauerklee

Ein gehäufter Teelöffel frische Blätter pro Tasse, mit heißem Wasser abbrühen, eine halbe Minute ziehen lassen, abseihen und schluckweise zwei Tassen am Tag warm trinken.

Schöllkraut-Wein

Man legt 30 g Schöllkraut mit Wurzeln, sauber gewaschen, für 2 Stunden in 1/2 Liter herben Weißwein ein. Der Wein wird anschließend abgeseiht. Man nimmt pro Stunde ein paar Tropfen ein, über den ganzen Tag verteilt einen Eßlöffel, nicht mehr.

Walnuß

Ein gehäufter Teelöffel kleingeschnittene Walnußblätter pro Tasse, mit heißem Wasser abbrühen, eine halbe Minute ziehen lassen, abseihen und schluckweise zwei bis drei Tassen Tee am Tag trinken.

Wegwarte

12 Stunden weicht man einen gehäuften Teelöffel Wegwartewurzeln in einer Tasse mit kaltem Wasser ein. Anschließend wird der Kaltansatz erwärmt und abgeseiht. Über den Tag verteilt trinkt man zwei Tassen Tee. Praktischerweise füllt man seine Tagesration in eine angewärmte Thermoskanne.

Misch-Tee

Folgende Kräuter werden gut gemischt:
50 g Ehrenpreis, 50 g Löwenzahnwurzeln, 25 g Waldmeister und 25 g Wegwarteblüten.
Ein gehäufter Teelöffel dieser Kräutermischung pro Tasse, mit heißem Wasser abbrühen, eine halbe Minute ziehen lassen, abseihen und schluckweise zwei Tassen am Tag trinken.

Kleiner Schwedenbitter

Mit einem der obengenannten Tees nimmt man pro Tag drei Eßlöffel Kleinen Schwedenbitter ein. Dabei kommt ein Eßlöffel auf eine halbe Tasse Tee, die man je zur Hälfte vor und nach der Mahlzeit trinkt.

Kleiner-Schwedenbitter-Umschlag

Äußerlich verwendet man den Schwedenbitter als Umschlag auf die angegriffene Leber. Zunächst wird die Hautpartie mit Ringelblumen-Salbe eingestrichen, damit der Alkohol der Haut nicht das Fett entzieht. Anschließend beträufelt man einen geeignet großen Wattebausch mit Kleinem Schwedenbitter und legt ihn auf. Als Wärmeschutz kommt darüber eine trockene Lage Watte und eine Plastikfolie. Mit einem warmen Tuch wird der Umschlag fixiert und muß 4 Stunden lang einwirken.

Gelbsucht (infektiös)

Ringelblume

Ein gehäufter Teelöffel Ringelblume pro Tasse, mit heißem Wasser abbrühen, eine halbe Minute ziehen lassen, abseihen und schluckweise drei bis vier Tassen am Tag trinken.

Gelenkabnutzungserscheinungen

Beinwurz-Essenz

Regelmäßige Einreibungen mit Beinwurz-Essenz mildern die Schmerzen.
Die Wurzeln der Beinwurz werden mit einer Bürste gewaschen und klein geschnitten. In eine Flasche gefüllt, werden die Wurzeln mit 38- bis 40%igem Kornbranntwein übergossen und mindestens zwei Wochen in die Wärme gestellt. Mit der Essenz reibt man täglich die Gelenke ein.

Blätter-Auflage

Blätter von Wirsingkohl oder Weißkraut werden heiß gebügelt und auf die schmerzenden Gelenke gelegt. Die Blätter-Auflage wird mit einem Tuch warm abgebunden.
Noch wirkungsvoller ist ein Blätterbrei aus frisch gepflückten Blättern des Bärlapps. Die Blätter werden gewaschen, mit einem Nudelholz auf einem Holzbrett zerquetscht, auf die schmerzende Stelle gelegt und mit einem Tuch abgebunden. Diesen Blätterbrei läßt man über Nacht einwirken.

Brennessel

Über den Tag verteilt, zwischen zwei Tassen Zinnkraut-Tee, trinkt man vier Tassen Brennnessel-Tee.
Ein gehäufter Teelöffel Brennessel pro Tasse, mit heißem Wasser abbrühen, eine halbe Minute ziehen lassen, abseihen und schluckweise trinken.

Ringelblumen-Salbe

Die vor dem Schwedenbitter-Umschlag aufzutragende Ringelblumen-Salbe stellt man folgendermaßen her:
In einer Pfanne erhitzt man 250g reines Schweinefett und schüttet zwei gehäufte Handvoll Ringelblumen (Blätter, Blüten und Stengel) in das heiße Fett. Man läßt das Ganze noch einmal aufschäumen, rührt kräftig um und nimmt die Pfanne vom Herd. Zugedeckt über Nacht auskühlen lassen. Am nächsten Tag wird die Pfanne noch einmal leicht erwärmt, der Inhalt wird durch ein sauberes Leinentuch passiert, die Blätter, Blüten und Stengel werden ausgepreßt und die so gewonnene Salbe in verschließbare Gefäße abgefüllt.

Wiesengeißbart

Ein gehäufter Teelöffel kleingeschnittene Wiesengeißbartblüten pro Tasse, mit heißem Wasser abbrühen, eine halbe Minute ziehen lassen, abseihen und schluckweise zwei bis drei Tassen am Tag trinken.

Zinnkraut

Man trinkt täglich, morgens eine halbe Stunde vor dem Frühstück und abends eine halbe Stunde vor dem Abendessen, eine Tasse Zinnkraut-Tee.
Ein gehäufter Teelöffel Zinnkraut pro Tasse, mit heißem Wasser abbrühen, eine halbe Minute ziehen lassen, abseihen und schluckweise trinken.

Zinnkraut-Sitzbad

Einmal im Monat sollte man ein Zinnkraut-Sitzbad nehmen.
12 Stunden weicht man 100g Zinnkraut in 5 Liter kaltem Wasser ein. Danach wird der Kaltansatz erwärmt, abgeseiht und dem Badewasser zugegossen. Die Wanne muß so viel Wasser fassen, daß die Nieren des Badenden bedeckt sind. Die Badedauer beträgt 20 Minuten. Nach dem Baden nicht abtrocknen, sondern in einen Bademantel gehüllt im Bett eine Stunde nachschwitzen.

Kleiner Schwedenbitter

Mit den vier Tassen Brennessel-Tee trinkt man dreimal eine halbe Tasse mit einem Eßlöffel Kleinen Schwedenbitter. Die halbe Tasse wird vor und nach jeder Mahlzeit getrunken.

Kleiner-Schwedenbitter-Umschlag

Täglich behandelt man die schmerzenden Stellen mit einem Schwedenbitter-Umschlag, den man 4 Stunden einwirken läßt. Zunächst wird die betroffene Stelle mit Ringelblumen-Salbe eingestrichen, damit der Alkohol der Haut nicht das Fett entzieht. Man beträufelt einen geeignet großen Wattebausch mit

Kleinem Schwedenbitter und legt ihn auf die erkrankte Stelle. Zum Wärmeschutz wird darüber ein trockener Wattebausch gelegt, den man mit einer Plastikfolie zum Schutz der Kleidung abdeckt und mit einem sauberen Tuch fixiert.

Gelenkdeformierung

Beinwurz-Essenz

Regelmäßige Einreibungen mit Beinwurz-Essenz mildern die Schmerzen.
Die Wurzeln der Beinwurz werden mit einer Bürste gewaschen und klein geschnitten. In eine Flasche gefüllt, werden die Wurzeln mit 38- bis 40%igem Kornbranntwein übergossen und mindestens zwei Wochen in die Wärme gestellt. Mit der Essenz reibt man täglich die Gelenke ein.

Blätter-Auflage

Blätter von Wirsingkohl oder Weißkraut werden heiß gebügelt und auf die schmerzenden Gelenke gelegt. Die Blätter-Auflage wird mit einem Tuch warm abgebunden.
Noch wirkungsvoller ist ein Blätterbrei aus frisch gepflückten Blättern des Bärlapps. Die Blätter werden gewaschen, mit einem Nudelholz auf einem Holzbrett zerquetscht, auf die schmerzende Stelle gelegt und mit einem Tuch abgebunden. Diesen Blätterbrei läßt man über Nacht auskühlen.

Brennessel

Über den Tag verteilt, zwischen zwei Tassen Zinnkraut-Tee, trinkt man vier Tassen Brennnessel-Tee.
Ein gehäufter Teelöffel Brennessel pro Tasse, mit heißem Wasser abbrühen, eine halbe Minute ziehen lassen, abseihen und schluckweise trinken.

Ringelblumen-Salbe

Die vor dem Schwedenbitter-Umschlag aufzutragende Ringelblumen-Salbe stellt man folgendermaßen her:
In einer Pfanne erhitzt man 250g reines Schweinefett und schüttet zwei gehäufte Handvoll Ringelblumen (Blätter, Blüten und Stengel) in das heiße Fett. Man läßt das Ganze noch einmal aufschäumen, rührt kräftig um und nimmt die Pfanne vom Herd. Zugedeckt über Nacht auskühlen lassen. Am nächsten Tag wird die Pfanne noch einmal leicht erwärmt, ihr Inhalt wird durch ein sauberes Leinentuch passiert, die Blätter, Blüten und Stengel werden ausgepreßt und die so gewonnene Salbe in verschließbare Gefäße abgefüllt.

Zinnkraut

Man trinkt täglich, morgens eine halbe Stunde vor dem Frühstück und abends eine halbe Stunde vor dem Abendessen, eine Tasse Zinnkraut-Tee.
Ein gehäufter Teelöffel Zinnkraut pro Tasse, mit heißem Wasser abbrühen, eine halbe Minute ziehen lassen, abseihen und schluckweise trinken.

Zinnkraut-Sitzbad

Einmal im Monat sollte man ein Zinnkraut-Sitzbad nehmen.
12 Stunden weicht man 100g Zinnkraut in 5 Liter kaltem Wasser ein. Anschließend wird der Kaltansatz erwärmt, abgeseiht und dem Badewasser zugegossen. Die Wanne muß so viel Wasser fassen, daß die Nieren des Badenden bedeckt sind. Die Badedauer beträgt 20 Minuten. Nach dem Baden nicht abtrocknen, sondern in einen Bademantel gehüllt im Bett eine Stunde nachschwitzen.

Kleiner Schwedenbitter

Mit den vier Tassen Brennessel-Tee trinkt man dreimal eine halbe Tasse mit einem Eßlöffel Schwedenbitter. Die halbe Tasse wird vor und nach jeder Mahlzeit getrunken.

Kleiner-Schwedenbitter-Umschlag

Täglich behandelt man die schmerzenden Stellen mit einem Schwedenbitter-Umschlag, den man 4 Stunden einwirken läßt. Zunächst wird die betroffene Stelle mit Ringelblumen-Salbe eingestrichen, damit der Alkohol der Haut nicht das Fett entzieht. Man beträufelt einen geeignet großen Wattebausch mit Kleinem Schwedenbitter und legt ihn auf die erkrankte Stelle. Zum Wärmeschutz wird darüber ein trockener Wattebausch gelegt, den man mit einer Plastikfolie zum Schutz der Kleidung abdeckt und mit einem sauberen Tuch fixiert.
Nach dem Abnehmen des Umschlags wird die Haut gepudert, um einem möglichen Juckreiz vorzubeugen.

Gelenkentzündung

Beinwurz

Regelmäßige Einreibungen mit Beinwurz-Essenz mildern die Schmerzen.
Die Wurzeln der Beinwurz werden mit einer Bürste gewaschen und klein geschnitten. In eine Flasche gefüllt, werden die Wurzeln mit 38- bis 40%igem Kornbranntwein übergossen und mindestens zwei Wochen in die Wärme gestellt. Mit der Essenz reibt man täglich die Gelenke ein.

Blätter-Auflage

Blätter von Wirsingkohl oder Weißkraut werden heiß gebügelt und auf die schmerzenden Gelenke gelegt. Die Blätter-Auflage wird mit einem Tuch warm abgebunden.
Noch wirkungsvoller ist ein Blätterbrei aus frisch gepflückten Blättern des Bärlapps. Die Blätter werden gewaschen, mit einem Nudelholz auf einem Holzbrett zerquetscht, auf die schmerzende Stelle gelegt und mit einem Tuch abgebunden. Diesen Blätterbrei läßt man über Nacht einwirken.

Brennessel

Über den Tag verteilt, zwischen zwei Tassen Zinnkraut-Tee, trinkt man vier Tassen Brennnessel-Tee.
Ein gehäufter Teelöffel Brennessel pro Tasse, mit heißem Wasser abbrühen, eine halbe Minute ziehen lassen, abseihen und schluckweise trinken.

Ringelblumen-Salbe

Die vor dem Schwedenbitter-Umschlag aufzutragende Ringelblumen-Salbe stellt man folgendermaßen her:
In einer Pfanne erhitzt man 250g reines Schweinefett und schüttet zwei gehäufte Handvoll Ringelblumen (Blätter, Blüten und Stengel) in das heiße Fett. Man läßt das Ganze noch einmal aufschäumen, rührt kräftig um und nimmt die Pfanne vom Herd. Zugedeckt über Nacht auskühlen lassen. Am nächsten Tag wird die Pfanne noch einmal leicht erwärmt, der Inhalt durch ein sauberes Leinentuch passiert, die Blätter, Blüten und Stengel werden ausgepreßt und die so gewonnene Salbe in verschließbare Gefäße abgefüllt.

Zinnkraut

Man trinkt täglich, morgens eine halbe Stunde vor dem Frühstück und abends eine halbe Stunde vor dem Abendessen, eine Tasse Zinnkraut-Tee.
Ein gehäufter Teelöffel Zinnkraut pro Tasse, mit heißem Wasser abbrühen, eine halbe Minute ziehen lassen, abseihen und schluckweise trinken.

Zinnkraut-Umschlag

Bei Entzündungen der Gelenke sollte man zusätzlich Zinnkraut-Dunstumschläge anwenden.
Zwei gehäufte Handvoll Zinnkraut werden in einem Sieb über einen Topf mit kochendem Wasser gehängt. Durch den aufsteigenden Wasserdampf wird das Zinnkraut heiß. Man gibt den Siebinhalt in ein sauberes Leinentuch und legt es auf das entzündete Gelenk. Mit einem weiteren Tuch wird der Zinnkraut-Umschlag warm eingepackt, damit seine Heilkräfte nicht nutzlos verpuffen. Den Zinnkraut-Umschlag läßt man mehrere Stunden einwirken.
Wiedererwärmt kann das Zinnkraut noch zweimal für einen Dunstumschlag verwendet werden.

Zinnkraut-Sitzbad

Einmal im Monat sollte man ein Zinnkraut-Sitzbad nehmen.
12 Stunden weicht man 100g Zinnkraut in 5 Liter kaltem Wasser ein. Anschließend wird der Kaltansatz erwärmt und abgeseiht und dem Badewasser zugegossen. Die Wanne muß so viel Wasser fassen, daß die Nieren des Badenden bedeckt sind. Die Badedauer beträgt 20 Minuten. Nach dem Baden nicht abtrocknen, sondern in einen Bademantel gehüllt im Bett noch eine Stunde nachschwitzen.

Kleiner Schwedenbitter

Mit den vier Tassen Brennessel-Tee trinkt man dreimal eine halbe Tasse mit einem Eßlöffel Kleinen Schwedenbitter. Die halbe Tasse wird vor und nach jeder Mahlzeit getrunken.

Kleiner-Schwedenbitter-Umschlag

Täglich behandelt man die schmerzenden Stellen mit einem Schwedenbitter-Umschlag, den man 4 Stunden einwirken läßt. Zunächst wird die betroffene Stelle mit Ringelblumen-

Salbe eingestrichen, damit der Alkohol der Haut nicht das Fett entzieht. Man beträufelt einen geeignet großen Wattebausch mit Kleinem Schwedenbitter und legt ihn auf die erkrankte Stelle. Zum Wärmeschutz wird darüber ein trockener Wattebausch gelegt, den man mit einer Plastikfolie zum Schutz der Kleidung abdeckt und mit einem sauberen Tuch fixiert.

Gelenkerkrankung

Bärlapp

Ein gestrichener Teelöffel Bärlapp pro Tasse, mit heißem Wasser abbrühen, eine halbe Minute ziehen lassen, abseihen und schluckweise eine Tasse auf nüchternen Magen trinken.

Gelenkschwellung

Beinwurz-Essenz

Gelenkschwellungen klingen ab, wenn sie regelmäßig mit Beinwurz-Essenz eingerieben werden.
Mit einer Bürste gewaschene Wurzeln der Beinwurz werden klein geschnitten in eine Flasche gefüllt. Die Kräuter übergießt man mit 38- bis 40%igem Kornbranntwein und stellt die Flasche mindestens zwei Wochen in die Wärme. Mit der Beinwurz-Essenz reibt man die geschwollenen Gelenke regelmäßig ein.

Geschwulst

Beinwurz

Man mischt einen Eßlöffel Beinwurzmehl mit einer Tasse heißem Wasser und einigen Tropfen Speiseöl. Den so gewonnenen Brei streicht man auf ein sauberes Leinentuch und legt ihn warm auf die kranke Körperpartie. Mit einem warmen Tuch wird der Umschlag fixiert.

Ringelblumen-Essenz

Man füllt eine Flasche mit Ringelblumenblüten, übergießt die Kräuter mit 38- bis 40%igem Kornbranntwein und läßt die Flasche mindestens zwei Wochen in der Wärme stehen. Diese Ringelblumen-Essenz wird zu gleichen Teilen mit abgekochtem Wasser verdünnt, in dieser Mischung wird ein Leinentuch getränkt und als Umschlag auf die erkrankte Stelle gelegt.

Ringelblumen-Salbe

Die vor dem Schwedenbitter-Umschlag aufzutragende Ringelblumen-Salbe stellt man folgendermaßen her:
In einer Pfanne erhitzt man 250 g reines Schweinefett und schüttet eine gehäufte Handvoll Ringelblumen (Blätter, Blüten und Stengel) in das heiße Fett. Man läßt das Ganze noch einmal aufschäumen, rührt kräftig um und nimmt die Pfanne vom Herd. Zugedeckt über Nacht auskühlen lassen. Am nächsten Tag wird die Pfanne noch einmal leicht erwärmt, der Inhalt durch ein sauberes Leinentuch passiert, die Blätter, Blüten und Stengel werden ausgepreßt und die so gewonnene Salbe in verschließbare Gläser abgefüllt.

Thymian-Kissen

Man füllt einen geeignet großen Kissenbezug mit getrocknetem Thymian und legt sich das Kräuterkissen nachts auf die von einer Geschwulst befallene Körperpartie.

Zinnkraut-Umschlag

Zinnkraut-Dunstumschläge sind ebenfalls ein probates Mittel gegen Geschwülste.
Man hängt zwei Handvoll Zinnkraut in einem Sieb über einen Topf mit kochendem Wasser. Durch den aufsteigenden Wasserdampf wird das Zinnkraut heiß. Man kippt den Siebinhalt in ein sauberes Leinentuch und legt diesen Dunstumschlag auf die erkrankte Stelle. Mit einem warmen Tuch wird der Umschlag fixiert.

Kleiner-Schwedenbitter-Umschlag

Umschläge mit Kleinem Schwedenbitter sind ebenfalls hilfreich zum Ausheilen einer Geschwulst. Zunächst muß man die betroffene Hautpartie mit Ringelblumen-Salbe einstreichen, damit der Alkohol des Kleinen Schwedenbitters der Haut nicht das Fett entzieht. Anschließend beträufelt man einen geeignet großen Wattebausch mit Kleinem Schwedenbitter und legt den Umschlag auf die betroffene Körperpartie auf. Als Wärmeschutz legt man darüber eine trockene Lage Watte und eine Plastikfolie. Mit einem sauberen Tuch wird der Umschlag fixiert und muß 4 Stunden einwirken.

Geschwulst (krebsartig)

Hier empfehle ich dieselben Heilkräuterrezepte wie unter dem Stichwort Geschwür (krebsartig).

Geschwür

Frauenmantel

Ein gehäufter Teelöffel Frauenmantel pro Tasse, mit heißem Wasser abbrühen, eine halbe Minute ziehen lassen, abseihen und schluckweise zwei bis drei Tassen Tee am Tag trinken.

Käsepappel-Waschung

Käsepappel verwendet man äußerlich für Waschungen bei Geschwüren.
Zwei Handvoll Käsepappel weicht man 12 Stunden in einem 5-Liter-Eimer kaltem Wasser ein. Anschließend wird der Kaltansatz erwärmt, abgeseiht und die betroffene Körperpartie darin 20 Minuten lang gebadet oder mit dem Absud mehrmals gewaschen.

Pestwurz

Frisch gepflückte, gewaschene Blätter der Pestwurz werden mit einem Nudelholz auf einem Holzbrett zerquetscht. Den so gewonnenen Blätterbrei trägt man auf das Geschwür auf. Diese Blätterbrei-Auflage muß täglich mehrmals wiederholt werden.

Ringelblumen-Essenz

Für die äußerliche Anwendung empfiehlt sich auch eine Einreibung mit Ringelblumen-Essenz.
Man füllt eine Flasche mit Ringelblumen-Blüten, übergießt die Kräuter mit 38- bis 40%igem Kornbranntwein und läßt die Flasche mindestens zwei Wochen in der Wärme stehen. Diese Ringelblumen-Essenz wird zu gleichen Teilen mit abgekochtem Wasser verdünnt, in dieser Mischung wird ein Leinentuch getränkt und als Umschlag auf die erkrankte Stelle gelegt.

Schöllkraut-Saft

Frisch gepflückte Blätter, Blüten und Stengel des Schöllkrauts werden gewaschen und feucht in einem Entsafter ausgepreßt. Mit dem Saft betupft man die erkrankte Stelle fünf- bis sechsmal am Tag.
Täglich nimmt man einen Teelöffel des Schöllkraut-Safts, mit einer Tasse Wasser verdünnt ein.

Taubnessel

Man brüht drei gehäufte Teelöffel weiße oder gelbe Taubnessel mit 1/2 Liter heißem Wasser, eine halbe Minute ziehen lassen, abseihen, in dem Aufguß ein sauberes Tuch einweichen und als warmen Umschlag auf das Geschwür legen. Darüber bindet man ein wärmendes Tuch.

Zinnkraut

Ein gehäufter Teelöffel Zinnkraut pro Tasse, mit heißem Wasser abbrühen, eine halbe Minute ziehen lassen, abseihen und schluckweise zwei bis drei Tassen Tee am Tag trinken.

Zinnkraut-Umschlag

Äußerlich macht man Zinnkraut-Dunstumschläge.
Zwei Handvoll Zinnkraut werden in einem Sieb über einen Topf mit kochendem Wasser gehängt. Durch den aufsteigenden Wasserdampf wird das Zinnkraut heiß. Man kippt den Siebinhalt in ein sauberes Leinentuch und legt dies als Dunstumschlag auf die von einem Geschwür befallene Körperpartie. Mit einem warmen Tuch wird der Umschlag fixiert und mehrere Stunden einwirken gelassen.

Sauerklee-Saft

Bei inneren und äußeren Geschwüren empfehle ich die Einnahme von frischem Sauerklee-Saft.
Die frisch gepflückten und gewaschenen Blätter werden in einem Entsafter ausgepreßt. Stündlich trinkt man von dem Sauerklee-Saft 3 bis 5 Tropfen, mit etwas Wasser oder Kräutertee verdünnt.
Bei äußerlichen Geschwüren streicht man darüber hinaus die kranke Stelle mehrmals am Tag mit dem frischgepreßten Sauerklee-Saft ein.

Kleiner-Schwedenbitter-Umschlag

Neben den Zinnkraut-Dunstumschlägen empfehle ich bei allen Arten von Geschwüren auch Schwedenbitter-Umschläge.
Zunächst muß die Haut mit Ringelblumen-Salbe eingestrichen werden, damit der Alkohl des Umschlags ihr nicht das Fett entzieht. Anschließend befeuchtet man einen geeignet großen Wattebausch mit Kleinem Schwedenbitter und legt ihn auf. Als Wärmeschutz kommt darüber eine trockene Lage Watte und eine Plastikfolie. Mit einem warmen Tuch wird der Umschlag fixiert, der 4 Stunden einwirken muß.

Ringelblumen-Salbe

Die vor dem Schwedenbitter-Umschlag aufzutragende Ringelblumen-Salbe stellt man folgendermaßen her:
In einer Pfanne erhitzt man 250g reines Schweinefett und schüttet eine gehäufte Handvoll Ringelblumen (Blätter, Blüten und Stengel) in das heiße Fett. Man läßt das Ganze noch einmal aufschäumen, rührt kräftig um und nimmt die Pfanne vom Herd. Zugedeckt über Nacht auskühlen lassen. Am nächsten Tag wird die Pfanne noch einmal leicht erwärmt, der Inhalt durch ein sauberes Leinentuch passiert, die Blätter, Blüten und Stengel werden ausgepreßt und die so gewonnene Salbe in verschließbare Gläser abgefüllt.

Labkraut

Geschwüre in der Mundhöhle bekämpft man mit warmem Labkraut.
Ein gehäufter Teelöffel Labkraut pro Tasse, mit heißem Wasser abbrühen, eine halbe Minute ziehen lassen, abseihen und mit dem warmen Tee mehrmals täglich gurgeln.
Eine andere Möglichkeit, die Hilfe verspricht, ist das Gurgeln mit 30 bis 40 Tropfen Myrrhen-Tinktur, verdünnt mit lauwarmem Wasser.

Huflattich-Umschlag

Skrofulöse Geschwüre behandelt man mit Umschlägen aus Huflattich-Absud.
Zwei gehäufte Teelöffel Huflattich pro Tasse, mit heißem Wasser abbrühen, eine halbe Minute ziehen lassen, abseihen, damit ein Tuch tränken und als warmen Umschlag auf die befallene Körperstelle legen. Der Umschlag wird mit einem warmen Tuch fixiert.

Geschwür (krebsartig)

Labkraut

Bei bösartigen, krebsartigen Geschwüren empfehle ich Labkraut-Tee.
Ein gehäufter Teelöffel Labkraut pro Tasse, mit heißem Wasser abbrühen, eine halbe Minute ziehen lassen, abseihen und schluckweise zwei Tassen Tee am Tag trinken.

Labkraut-Salbe

Äußerlich empfiehlt es sich, das Geschwür mit Labkraut-Salbe einzureiben.
Frisch gepflücktes Labkraut wird gewaschen und in einem Entsafter ausgepreßt. Den so gewonnenen Frischsaft verrührt man mit Butter zu einer Salbe, die im Kühlschrank aufbewahrt werden muß.

Zinnkraut-Umschlag

Meine praktischen Erfahrungen besagen, die beste Hilfe sind Zinnkraut-Dunstumschläge.
Man legt zwei gehäufte Handvoll Zinnkraut in ein Sieb und hängt es über einen Topf mit kochendem Wasser. Durch den aufsteigenden Wasserdampf, das Sieb darf nicht im Wasser hängen, wird das Zinnkraut heiß. Dann kippt man den Siebinhalt in ein sauberes Leinentuch und legt es als Umschlag auf die Stelle, wo sich das Geschwür gebildet hat. Dreimal täglich legt man diesen Zinnkraut-Dunstumschlag an. Dazu kann man jeweils die gleichen Kräuter wiedererwärmt verwenden.
Den ersten Umschlag legt man morgens nach dem Frühstück auf, der Patient sollte dabei im Bett liegen bleiben, und läßt ihn 2 Stunden einwirken. Am späten Nachmittag erneuert man die Auflage, der Patient sollte wiederum im Bett liegen bleiben, und läßt sie erneut 2 Stunden einwirken. Den dritten Zinnkraut-Dunstumschlag legt man kurz vor dem Schlafengehen auf und läßt ihn die ganze Nacht einwirken. Ganz wichtig ist es dabei, daß man über den Umschlag ein weiteres Tuch bindet und sich der Patient warm einpackt, damit die heilende Wirkung der Zinnkraut-Dämpfe nicht nutzlos verpufft.

Kleiner-Schwedenbitter-Umschlag

Mittags, zwischen dem ersten und dem zweiten Zinnkraut-Dunstumschlag, legt man für vier Stunden einen Schwedenbitter-Umschlag auf.

Die Auflagestelle streicht man vorher mit Schweinefett oder Ringelblumen-Salbe ein, damit der Alkohol des Kleinen Schwedenbitters der Haut nicht das Fett entzieht. Nun beträufelt man ein geeignet großes Stück Zellstoff oder einen Wattebausch mit Kleinem Schwedenbitter und legt ihn auf die erkrankte Stelle. Als Wärmeschutz legt man darüber einen trockenen Wattebausch oder ein wärmendes Tuch, überdeckt die Auflage mit einer Plastikfolie zum Schutz der Kleidung und bindet das Ganze mit einem sauberen Tuch ab. Mit dem Schwedenbitter-Umschlag kann sich der Patient im häuslichen Bereich bewegen und muß nicht das Bett hüten.
Nach einer Einwirkungszeit von 4 Stunden wird der Umschlag abgenommen und die Haut gepudert, um einem möglichen Juckreiz zuvorzukommen.

Zinnkraut

Parallel zu den Umschlägen nimmt man täglich, morgens auf nüchternen Magen und abends eine halbe Stunde vor dem Abendessen, je eine Tasse Zinnkraut-Tee zu sich.
Ein gehäufter Teelöffel Zinnkraut pro Tasse, mit heißem Wasser abbrühen, eine halbe Minute ziehen lassen, abseihen und schluckweise trinken.

Misch-Tee

Parallel zu den oben beschriebenen Umschlägen und dem Zinnkraut-Tee trinkt man tagsüber 1,5 bis 2 Liter einen krebshemmenden Misch-Tee mit folgender Zusammensetzung:
100 g Brennessel, 300 g Ringelblume, 100 g Schafgarbe werden gut miteinander vermischt.
Ein gehäufter Teelöffel dieser Kräutermischung pro Tasse, mit heißem Wasser abbrühen, eine halbe Minute ziehen lassen, abseihen und schluckweise trinken.
Sofern verfügbar, mischt man diesen Tee sechsmal am Tag mit 3 bis 5 Tropfen Sauerklee-Saft pro Tasse Tee. Den Saft gewinnt man aus frischem Sauerklee, der in einem Entsafter ausgepreßt wird.

Ringelblumen-Salbe

Die vor dem Schwedenbitter-Umschlag aufzutragende Ringelblumen-Salbe stellt man folgendermaßen her:
In einer Pfanne erhitzt man 250 g reines Schweinefett und schüttet zwei gehäufte Handvoll Ringelblumen (Blätter, Blüten und Stengel) in das heiße Fett. Man läßt das Ganze noch einmal aufschäumen, rührt kräftig um und nimmt die Pfanne vom Herd. Zugedeckt über Nacht auskühlen lassen. Am nächsten Tag wird die Pfanne noch einmal leicht erwärmt, ihr Inhalt durch ein sauberes Leinentuch passiert, die Blätter, Blüten und Stengel werden ausgepreßt und die so gewonnene Salbe in verschließbare Gefäße abgefüllt.

Ringelblumen-Waschung

Darüber hinaus empfiehlt es sich bei bösartigen, krebsartigen Geschwüren, öfters Waschungen mit einem Absud von Ringelblume und Zinnkraut zu gleichen Teilen gemischt, vorzunehmen.
Man brüht einen gehäuften Eßlöffel dieser Kräutermischung mit 1/2 Liter heißem Wasser, eine halbe Minute ziehen lassen, abseihen und mit dem Absud das Geschwür waschen.

Blätter-Auflage

Bei äußerlichen Geschwüren ersetzt man den Zinnkraut-Dunstumschlag und den Schwedenbitter-Umschlag durch frische Blätter-Auflagen.
Die frisch gepflückten Blätter des Spitz- oder Breitwegerichs und des Wiesenbärenklaus werden gewaschen und feucht mit einem Nudelholz auf einem Holzbrett zerquetscht. Dieser Blätterbrei wird regelmäßig mehrmals täglich auf die Wunde aufgetragen und mit einem sauberen Tuch abgebunden. Für eine Erneuerung der Auflage wird der Blätterbrei mit klarem Wasser abgespült.
Zusätzlich kann man die Wunde mit dem frischen Saft des Sauerklees einstreichen. Sauerkleeblätter werden gewaschen, feucht in den Entsafter gegeben und ausgepreßt.

Sauerklee-Saft

Bei bösartigen, krebsartigen Geschwüren trinkt man stündlich 3 bis 5 Tropfen frisch gepreßten Sauerklee-Saft, mit Wasser oder Kräutertee verdünnt.
Frische, gewaschene Blätter des Sauerklees werden in einem Entsafter ausgepreßt. Bei äußeren Geschwüren trägt man den Sauerklee-Saft direkt auf.

Spitzwegerich-Auflage

Frisch gepflückte Blätter des Spitz- oder Breitwegerichs werden gewaschen und mit einem

Nudelholz auf einem Holzbrett zerquetscht. Den so gewonnenen Blätterbrei streicht man auf die bösartige Geschwulst.

Vogelknöterich

Zwei gehäufte Handvoll Vogelknöterich brüht man mit 1/2 Liter heißem Wasser. Eine halbe Minute ziehen lassen, abseihen und mit dem Absud die erkrankte Stelle waschen.

Gesichtsallergie

Käsepappel-Waschung

Brennende und juckende Gesichtsallergien bekämpft man mit Waschungen aus Käsepappel-Absud.
12 Stunden weicht man zwei Handvoll Käsepappel in einem 5-Liter-Eimer mit kaltem Wasser ein. Anschließend wird der Kaltansatz erwärmt und abgeseiht. Mit dem lauwarmen Absud wäscht man mehrmals täglich das Gesicht.

Gesichtsneuralgie und Trigeminusneuralgie

Misch-Tee

Man mischt die gleiche Menge Blüten von Johanniskraut, Kamille, Königskerze, Schafgarbe, Thymian und Bärlappsporen.
Ein gehäufter Teelöffel dieser Kräutermischung pro Tasse, mit heißem Wasser abbrühen, eine halbe Minute ziehen lassen, abseihen und schluckweise über den Tag verteilt vier Tassen Tee trinken.
Für die äußerliche Anwendung füllt man einen geeignet großen Kissenbezug mit den obengenannten Kräutern und legt ihn auf die schmerzende Gesichtspartie.

Brennessel-Waschung

Ist die Gesichtsneuralgie mit krampfhaften Schmerzen verbunden, dann sollte man das Gesicht mit einem warmen Brennessel-Absud abwaschen.
Eine Handvoll Brennessel mit 1/2 Liter heißem Wasser abbrühen, eine halbe Minute ziehen lassen, abseihen und das Gesicht gründlich damit spülen. Anschließend frottiert man das Gesicht ab und legt einen kleinen Leinenbeutel mit kleingeschnittenem Bärlapp auf.

Johannisöl

Äußerlich reibt man die von den Nervenschmerzen betroffenen Stellen mit Johannisöl ein.
Dazu sammelt man frische Johanniskrautblüten und -knospen, füllt sie in eine Flasche und übergießt sie mit Öl, bis es die Blüten bedeckt. Die Flasche läßt man drei Wochen in der Wärme stehen. Mit dem Johannisöl reibt man sich mehrmals täglich ein.

Kleiner Schwedenbitter

Mit dem obengenannten Misch-Tee nimmt man täglich drei Teelöffel Kleinen Schwedenbitter ein. Dabei kommt ein Teelöffel auf eine halbe Tasse Tee, die zur Hälfte vor und nach jeder Mahlzeit getrunken wird.

Kleiner-Schwedenbitter-Umschlag

Äußerlich angewendet, empfehlen sich Schwedenbitter-Umschläge auf das Gesicht. Zunächst muß die Haut mit Ringelblumen-Salbe eingestrichen werden, damit der Alkohol des Umschlags ihr nicht das Fett entzieht. Anschließend beträufelt man einen geeignet großen Wattebausch mit Kleinem Schwedenbitter und legt ihn auf das Gesicht. Als Wärmeschutz legt man darüber eine trockene Lage Watte und eine Plastikfolie und deckt den ganzen Umschlag mit einem warmen Tuch ab. Der Patient sollte während der Einwirkzeit von 2 bis 4 Stunden im Bett ruhen.

Ringelblumen-Salbe

In einer Pfanne erhitzt man 250 g reines Schweinefett und schüttet eine gehäufte Handvoll Ringelblumen (Blätter, Blüten und Stengel) in das heiße Fett. Man läßt das Ganze noch einmal aufschäumen, rührt kräftig um und nimmt die Pfanne vom Herd. Zugedeckt über Nacht auskühlen lassen. Am nächsten Tag wird die Pfanne noch einmal leicht erwärmt, der Inhalt durch ein sauberes Leinentuch passiert, die Blätter, Blüten und Stengel werden ausgepreßt und die so gewonnene Salbe in verschließbare Gläser abgefüllt.

Kräuterkissen

Eine weitere Möglichkeit zur Linderung einer Gesichtsneuralgie ist das sogenannte Roßkastanien-Kissen.

Frische Roßkastanien werden von ihrer braunen Schale befreit, der innere, weiße Kern in einem Mixer zerkleinert, in einen Kissenbezug gefüllt, zugenäht und auf die nervenentzündliche Stelle gelegt.
Eine andere Möglichkeit wäre ein Kräuterkissen mit kleingeschnittenem Bärlapp, das man in der oben beschriebenen Weise herstellt.

Getreideunverträglichkeit

Kalmus

Ein gestrichener Teelöffel Kalmuswurzel wird 12 Stunden in einer Tasse kaltem Wasser eingeweicht. Danach wird der Kaltansatz erwärmt und abgeseiht. Pro Tag trinkt man nur eine Tasse Kalmuswurzel-Tee, jeweils einen Schluck vor und nach den Mahlzeiten. Der Tee wird in eine heiß ausgespülte Thermoskanne gefüllt.

Gewebeverletzung

Huflattich

Frisch gepflückte und gewaschene Huflattichblätter werden mit einem Nudelholz auf einem Holzbrett zerquetscht und als Blätterbrei auf die Gewebeverletzung gestrichen.

Gliederlähmung

Beinwurz

Man mischt einen Eßlöffel Beinwurzmehl mit einer Tasse heißem Wasser und einigen Tropfen Speiseöl. Der so gewonnene Brei wird auf ein Leinentuch gestrichen, auf das gelähmte Glied gelegt und mit einem warmen Tuch abgebunden.

Kamillenöl

Einreibungen mit Kamillenöl versprechen ebenfalls Linderung bei gelähmten Gliedern. Man füllt eine Flasche mit frischen Blüten der Kamille, übergießt sie mit Öl und stellt sie drei Wochen in die Wärme. Mit dem Kamillenöl streicht man die kranken Glieder regelmäßig ein.

Gürtelrose

Hauswurz-Saft

Frisch gepflückte Blätter der Hauswurz werden gewaschen und in einem Entsafter ausgepreßt. Mit dem so gewonnenen Saft streicht man mehrmals die erkrankte Stelle ein.

Kräutermischung

Man mischt 25 g Eichenrinde, 10 g Frauenmantel, 20 g Hafer, 10 g Kamille, 25 g Salbei und 10 g Steinklee.
Vier gehäufte Eßlöffel dieser Kräutermischung schüttet man in 1 Liter kaltes Wasser und erwärmt das Ganze bis kurz vor dem Kochen. Man zieht den Topf vom Herd, läßt den Absud 5 Minuten ziehen, seiht ihn ab und betupft mehrmals täglich die erkrankte Stelle vorsichtig. Mit den abgeseihten Kräutern kann man über Nacht einen warmen Umschlag machen. Die Kräuter werden noch einmal leicht erwärmt, in ein sauberes Leinentuch gekippt und auf die betroffene Körperstelle gelegt. Mit einem warmen Tuch wird der Umschlag fixiert.

Halsleiden

Odermennig

Ein gehäufter Teelöffel Odermennig pro Tasse, mit heißem Wasser abbrühen, eine halbe Minute ziehen lassen, abseihen und mehrmals täglich damit gurgeln.

Salbei

Ein gehäufter Teelöffel Salbei pro Tasse, mit heißem Wasser abbrühen, eine halbe Minute ziehen lassen, abseihen und damit mehrmals am Tag gurgeln.

Walnuß

Ein gehäufter Teelöffel kleingeschnittene Walnußblätter pro Tasse, mit heißem Wasser abbrühen, eine halbe Minute ziehen lassen, abseihen und mehrmals täglich damit den Hals spülen.

Harngrieß

Brennessel

Ein gehäufter Teelöffel Brennessel pro Tasse, mit heißem Wasser abbrühen, eine halbe Minute ziehen lassen, abseihen und schluckweise über den Tag verteilt bis zu vier Tassen Tee trinken.

Ehrenpreis

Ein gehäufter Teelöffel Ehrenpreis pro Tasse, mit heißem Wasser abbrühen, eine halbe Minute ziehen lassen, abseihen und schluckweise eine Tasse abends vor dem Schlafengehen trinken.

Zinnkraut

Ein gehäufter Teelöffel Zinnkraut pro Tasse, mit heißem Wasser abbrühen, eine halbe Minute ziehen lassen, abseihen und schluckweise zwei Tassen Tee am Tag trinken.

Zinnkraut-Sitzbad

Äußerlich wendet man Zinnkraut für Sitzbäder an.
12 Stunden weicht man 100 g Zinnkraut in einem 5-Liter-Eimer mit kaltem Wasser ein. Anschließend wird der Kaltansatz erwärmt und abgeseiht dem Badewasser zugegossen. Die Wanne muß so viel Wasser fassen, daß die Nieren des Badenden bedeckt sind. Die Badedauer beträgt 20 Minuten. Anschließend nicht abtrocknen, sondern in einen Bademantel gehüllt im Bett eine Stunde nachschwitzen.

Harnverhaltung

Brennessel

Ein gehäufter Teelöffel Brennessel pro Tasse, mit heißem Wasser abbrühen, eine halbe Minute ziehen lassen, abseihen und schluckweise bis zu vier Tassen Tee am Tag trinken.

Kamillen-Wein

Man schüttet vier gehäufte Teelöffel Kamille in einen Topf mit 1 Liter herben Weißwein. Den Ansatz bis kurz vor dem Kochen erwärmen, 10 Minuten stehen lassen, abseihen und in eine Flasche füllen. Von diesem Kamillen-Wein trinkt man morgens und abends, nach den Mahlzeiten, je ein Glas. Der Wein sollte nicht zu kalt getrunken werden.

Labkraut

Ein gehäufter Teelöffel Labkraut pro Tasse, mit heißem Wasser abbrühen, eine halbe Minute ziehen lassen, abseihen und schluckweise zwei bis drei Tassen Tee am Tag trinken.

Taubnessel

Ein gehäufter Teelöffel weiße oder gelbe Taubnessel pro Tasse, mit heißem Wasser abbrühen, eine halbe Minute ziehen lassen, abseihen und schluckweise eine Tasse Tee nach dem Frühstück trinken.

Thymian

Ein gehäufter Teelöffel Thymian pro Tasse, mit heißem Wasser abbrühen, eine halbe Minute ziehen lassen, abseihen und schluckweise zwei Tassen Tee am Tag trinken.

Zinnkraut-Dampfbad

Vier Teelöffel Zinnkraut brüht man mit 1 Liter heißem Wasser ab. In einen Bademantel gehüllt, hockt man sich über das Gefäß mit dem Zinnkraut-Absud und läßt die Dämpfe 10 Minuten auf die Blase einwirken.
Man kann die abgebrühten Kräuter auch in ein sauberes Leinentuch geben und als Umschlag auf die Blase legen.

Hauterkrankung

Hauterkrankungen, die nach einiger Zeit aufbrechen, eitern, nässen und kaum von alleine ausheilen, kann man mit einem ganzen Katalog von Maßnahmen bekämpfen.

Waschungen

Zunächst wird die Wunde abwechselnd mit lauwarmem Zinnkraut-Absud und Käsepappel-Absud gewaschen.
Zwei gehäufte Teelöffel Zinnkraut mit $^1/_2$ Liter heißem Wasser abbrühen, eine halbe Minute ziehen lassen und abseihen. Man läßt diesen Aufguß etwas abkühlen und wäscht damit die Wunde.
Für den Käsepappel-Absud weicht man zwei gehäufte Teelöffel Kräuter in $^1/_2$ Liter kaltem Wasser 12 Stunden ein. Anschließend wird der Kaltansatz angewärmt und abgeseiht. Mit diesem Absud wird die Wunde ebenfalls mehrmals gewaschen.

Schöllkraut-Saft

Die Wundränder behandelt man zunächst mit dem frischen Saft des Schöllkrauts. Dazu werden Blätter, Stengel und Blüten gewaschen und feucht in einem Entsafter ausgepreßt. Der Frischsaft wird auf die Wundränder gestrichen. Wenn der Frischsaft in die Haut der Wundränder eingezogen ist, werden diese mit Ringelblumen-Salbe eingestrichen.

Ringelblumen-Salbe

Die Salbe wird aus Kräutern und Schweinefett hergestellt.
Vier Handvoll frische Blätter, Stengel und Blüten werden klein geschnitten. In einer Pfanne erhitzt man 250 g gutes Schweinefett, schüttet die klein geschnittenen Kräuter dazu und läßt das Ganze noch einmal aufschäumen. Fett und Kräuter werden gut verrührt und von der Herdplatte genommen. Abgedeckt läßt man die Mischung einen Tag stehen. Danach wird sie leicht erwärmt, durch ein Leinentuch gefiltert, die Rückstände werden ausgepreßt und die so gewonnene Salbe in kleinere verschraubbare Gefäße abgefüllt.

Spitzwegerich-Auflage

In die offene Wunde selbst legt man einen Blätterbrei aus Spitz- oder Breitwegerichblättern. Die frisch gepflückten Blätter werden gewaschen und mit einem Nudelholz auf einem Holzbrett zerquetscht. Wenn der Kranke den aufgetragenen Blätterbrei nicht verträgt, wird er wieder ausgespült. Man beginnt erneut mit Zinnkraut- und Käsepappel-Waschungen und versucht erneut, den angesprochenen Blätterbrei aufzutragen, bis der Kranke dies als wohltuend empfindet. Aus dem Zinnkraut- und Käsepappel-Absud kann man auch über Nacht Umschläge machen. Ein sauberes Tuch wird mit dem eingangs beschriebenen Sud getränkt und auf die Wunde gelegt. Mit einem wärmenden Tuch wird dieser Umschlag eingewickelt.

Vollbäder

Bei großflächigen Wunden ersetzt man die Waschungen durch Zinnkraut- und Käsepappel-Vollbäder. Für ein Vollbad weicht man 12 Stunden 200 g Zinnkraut oder Käsepappel in 5 Liter kaltem Wasser ein. Anschließend wird der Kaltansatz erwärmt und dem Badewasser zugegossen. Das Herz des Badenden muß dabei außerhalb des Wassers liegen. Die Badedauer beträgt 20 Minuten. Anschließend nicht abtrocknen, sondern in einen Bademantel gehüllt im Bett noch eine Stunde nachschwitzen.

Spitzwegerich

Bei großflächigen Wunden oder offenen Flächen über den ganzen Körper hüllt man den Patienten über Nacht in ein Leinentuch, auf das man vorher frischen Blätterbrei aus Spitz- oder Breitwegerich gestreut hat.

Thymian-Vollbad

Auch ein Thymian-Vollbad fördert die Ausheilung der eingangs beschriebenen Hauterkrankungen.
12 Stunden weicht man 200 g Thymian in 5 Liter kaltem Wasser ein. Danach wird der Kaltansatz erwärmt und dem Badewasser zugegossen. Das Herz des Badenden muß dabei außerhalb des Wassers bleiben. Die Badedauer beträgt 20 Minuten. Anschließend nicht abtrocknen, sondern in einen Bademantel gehüllt im Bett eine Stunde nachschwitzen.

Misch-Tee

Parallel zu den äußerlichen Behandlungen trinkt man zur Reinigung des Bluts täglich vier Tassen Tee.
Man mischt die gleiche Menge Brennessel, Ehrenpreis, Ringelblume und Schafgarbe.
Ein gehäufter Teelöffel dieser Mischung pro Tasse, mit heißem Wasser abbrühen, eine halbe Minute ziehen lassen, abseihen und schluckweise vier Tassen Tee am Tag trinken.

Misch-Tee

Innerlich fördert man die Wundheilung mit einem Mischtee aus 100 g Brennessel, 300 g Ringelblume und 100 g Schafgarbe.
Die Kräuter werden gut vermengt. Einen Teelöffel dieser Kräutermischung pro Tasse mit heißem Wasser abbrühen, eine halbe Minute ziehen lassen, abseihen und schluckweise über den Tag verteilt vier Tassen Tee trinken.

Hautkrankheit (chronisch)

Bärlauch

Die blutreinigende Heilkraft des Bärlauchs verspricht rasche Besserung bei chronischen Hautkrankheiten.
Im Frühjahr sammelt man die frischen

Bärlauchblätter, die gewaschen und kleingeschnitten verzehrt werden. So wie Petersilie streut man Bärlauch auf alle Speisen, die mit frischem Grün verfeinert und dekoriert werden. Mit Bärlauchblättern kann man auch einen Salat zubereiten oder Spinat kochen.

Ehrenpreis

Für die innerliche Anwendung bei chronischen Hautkrankheiten empfiehlt sich ein Misch-Tee aus Ehrenpreis und frischen Brennesselspitzen. Ein gehäufter Teelöffel dieser Kräutermischung pro Tasse, mit heißem Wasser abbrühen, eine halbe Minute ziehen lassen, abseihen und schluckweise zwei Tassen Tee am Tag trinken.

Labkraut-Saft

Frisch gepflücktes Labkraut wird gewaschen und in einem Entsafter ausgepreßt. Mit dem Frischsaft streicht man mehrmals täglich die erkrankte Hautpartie ein.

Hautkrebs

Labkraut-Salbe

Frisch gepflücktes Labkraut wird gewaschen und feucht in einem Entsafter ausgepreßt. Den Frischsaft vermischt man mit Butter und trägt die Salbe auf die Hautpartie.

Ringelblumen-Saft

Frisch gepflückte Ringelblumen, verwendet werden Blätter, Blüten und Stengel, werden gewaschen und feucht in einem Entsafter ausgepreßt. Mit dem Frischsaft streicht man die vom Hautkrebs befallenen Partien mehrmals täglich ein.
Zur innerlichen Anwendung empfehle ich zwei Tassen Ringelblumen-Tee am Tag.
Ein gehäufter Teelöffel Ringelblume und Ehrenpreis pro Tasse, mit heißem Wasser abbrühen, eine halbe Minute ziehen lassen, abseihen und schluckweise trinken.

Ringelblumen-Essenz

Daneben empfehle ich Umschläge mit Ringelblumen-Essenz.
Man füllt eine Handvoll Ringelblumenblüten in eine Flasche und übergießt sie mit 38- bis 40%igem Kornbranntwein. Die Kräuter müssen vom Alkohol bedeckt sein. Die Flasche läßt man mindestens zwei Wochen in der Wärme stehen. Die so gewonnene Essenz muß mit abgekochtem und abgekühltem Wasser verdünnt werden. Mit dieser verdünnten Essenz tränkt man ein sauberes Leinentuch und legt es als Umschlag auf die vom Hautkrebs befallene Stelle.

Schöllkraut-Saft

Frischer Schöllkraut-Saft verspricht bei krebsartigen Hauterkrankungen Hilfe.
In einem Entsafter werden frisch gepflückte Blätter, Blüten und Stengel des Schöllkrauts, das gewaschen und feucht weiterverarbeitet wird, ausgepreßt. Mit dem frischen Schöllkraut-Saft streicht man die betroffene Hautpartie ein.

Herzasthma

Bärlapp

Ein gehäufter Teelöffel Bärlapp pro Tasse, mit heißem Wasser abbrühen, eine halbe Minute ziehen lassen, abseihen und schluckweise pro Tag morgens eine Tasse Tee trinken, nicht mehr.

Kleiner Schwedenbitter

Mit dem Bärlapp-Tee nimmt man pro Tasse einen Teelöffel Kleinen Schwedenbitter ein.
Äußerlich macht man tagsüber einen Umschlag mit Kleinem Schwedenbitter auf die Leber.
Zunächst wird die Haut mit Ringelblumen-Salbe eingestrichen, damit der Alkohol des Kleinen Schwedenbitters der Haut nicht das Fett entzieht. Anschließend beträufelt man einen geeignet großen Wattebausch mit Kleinem Schwedenbitter und legt ihn auf die eingestrichene Haut. Als Wärmeschutz legt man darüber eine Lage trockene Watte und eine Plastikfolie. Mit einem warmen Tuch wird der Umschlag fixiert. Der Schwedenbitter-Umschlag sollte 4 Stunden lang einwirken.

Ringelblumen-Salbe

Die Salbe wird aus Kräutern und Schweinefett hergestellt.
Vier Handvoll frische Blätter, Blüten und Stengel der Ringelblume werden klein geschnitten. In einer Pfanne erhitzt man 250 g reines Schweinefett, schüttet die kleingeschnittenen Kräuter dazu und läßt das Ganze noch einmal aufschäumen. Fett und Kräuter

werden gut verrührt und von der Herdplatte genommen. Abgedeckt läßt man die Mischung einen Tag stehen. Danach wird sie leicht erwärmt, durch ein Leinentuch gefiltert, die Rückstände werden ausgepreßt und die so gewonnene Salbe in kleinere verschraubbare Gefäße abgefüllt.

Zinnkraut-Umschlag

Über Nacht legt man anstelle des Schwedenbitter-Umschlags einen Zinnkraut-Dunstumschlag auf.
Eine gehäufte Handvoll Zinnkraut wird in einem Sieb über einen Topf mit kochendem Wasser gehängt. Durch den aufsteigenden Wasserdampf wird das Zinnkraut heiß. Man kippt den Siebinhalt in ein sauberes Leinentuch und legt es auf die Leberpartie. Mit einem warmen Tuch wird der Umschlag abgebunden.

Herzbeschwerden

Herz-Wein

In einem Topf erwärmt man 1 Liter naturreinen Wein (ob man dabei roten oder weißen Wein verwendet, bleibt dem persönlichen Geschmack überlassen) mit zwei Eßlöffel feinem Weinessig und 10 frischen Petersilienstengeln mit Blättern. Man läßt das Ganze ca. 10 Minuten lang sieden, der Wein darf dabei schäumen, aber nicht sprudeln. Man seiht den Wein ab und verrührt ihn mit ca. 300 g echtem Bienenhonig. Den Herz-Wein füllt man in Flaschen. Von dem so gewonnenen Herz-Wein trinkt man zwei bis drei Eßlöffel am Tag.

Schlüsselblume

Die Schlüsselblume gilt als herzstärkendes Mittel. Innerlich wird sie als Tee angewendet. Ein gehäufter Teelöffel Schlüsselblume pro Tasse, mit heißem Wasser abbrühen, eine halbe Minute ziehen lassen, abseihen und schluckweise ein bis zwei Tassen Tee am Tag trinken.

Schlüsselblumen-Wein

Bei Herzbeschwerden aller Art hat sich auch der Schlüsselblumen-Wein als hilfreiches Heilmittel erwiesen.
Mit frisch gepflückten Schlüsselblumenblüten füllt man eine Glasflasche und übergießt sie mit herbem Weißwein. Der Wein muß dabei die Blüten bedecken. Die Flasche stellt man drei Wochen in die Sonne. Sobald Herzbeschwerden auftauchen, nimmt man einen Schluck.

Weißdorn

Ein gehäufter Teelöffel Weißdorn (verwendet werden Blätter und Blüten) pro Tasse, mit heißem Wasser abbrühen, eine halbe Minute ziehen lassen, abseihen und schluckweise über den Tag verteilt zwei Tassen Tee trinken.

Weißdorn-Essenz

Man füllt frisch gepflückte Blüten und Beeren, von beidem die gleiche Menge, in eine Flasche und übergießt sie mit 38- bis 40%igem Kornbranntwein. Die Flasche muß mindestens zwei Wochen in der Wärme stehenbleiben. Von der so gewonnenen Essenz nimmt man täglich 4 bis 10 Tropfen ein.

Weißdorn-Salbe

In einer Pfanne erhitzt man 250 g reines Schweinefett und schüttet 250 g Weißdornblüten und -blätter in das heiße Fett. Man läßt das Ganze noch einmal aufschäumen, rührt kräftig um und nimmt die Pfanne vom Herd. Zugedeckt über Nacht auskühlen lassen. Am nächsten Tag wird die Pfanne noch einmal leicht erwärmt, der Inhalt durch ein sauberes Leinentuch passiert, die Blüten und Blätter werden ausgepreßt und die so gewonnene Salbe in verschließbare Gläser abgefüllt. Die Salbe massiert man im Uhrzeigersinn um die Herzgegend ein.

Herzerweiterung

Odermennig

Ein gehäufter Teelöffel Odermennig pro Tasse, mit heißem Wasser abbrühen, eine halbe Minute ziehen lassen, abseihen und schluckweise dreimal täglich eine Tasse Tee trinken.

Herzinfarkt

Misch-Tee

Der Herzinfarkt ist leider schon lange nicht mehr alleine eine Krankheit, mit der nur Manager rechnen müssen. Die nachfolgende

Kräutermischung hat sich als äußerst erfolgreich bei allen Herz- und Kreislaufbeschwerden erwiesen.
Folgende Kräuter werden gründlich miteinander vermischt:
10 g Anserine, 10 g Arnika, 10 g Bibernellwurzel, 10 g Blasentang, 10 g Bohnenschalen, 10 g Erdrauch, 10 g Faulbaumrinde, 10 g Gartenraute, 10 g Hauhechel, 10 g Herzgespan, 10 g Hirtentäschel, 10 g Hohlzahn, 10 g Irländisches Moos, 10 g Kalmuswurzel, 10 g Klette, 10 g Löwenzahn, 20 g Mate-Tee, 10 g Melisse, 20 g Mistel, 10 g Quecke, 10 g Schafgarbe, 10 g Vogelknöterich, 30 g Weißdorn, 10 g Zinnkraut.
12 Stunden weicht man einen gehäuften Teelöffel dieser Kräutermischung in einer Tasse mit kaltem Wasser ein. Anschließend wird der Kaltansatz erwärmt und abgeseiht. Pro Tag trinkt man morgens und abends eine Tasse dieses Misch-Tees, die man mit etwas Honig süßen darf. Praktischerweise füllt man seine Tagesration in eine angewärmte Thermoskanne.

Herzklopfen

Mistel

Ein gehäufter Teelöffel Mistel wird 12 Stunden in einer Tasse mit kaltem Wasser eingeweicht. Danach wird der Kaltansatz erwärmt und abgeseiht. Über den Tag verteilt trinkt man schluckweise drei Tassen Tee. Praktischerweise füllt man seine Tagesration in eine angewärmte Thermoskanne.

Weißdorn

Ein gehäufter Teelöffel Weißdorn (verwendet werden Blätter und Blüten) pro Tasse, mit heißem Wasser abbrühen, eine halbe Minute ziehen lassen, abseihen und schluckweise über den Tag verteilt zwei Tassen Tee trinken.

Weißdorn-Essenz

Man füllt frisch gepflückte Blüten und Beeren, von beidem die gleiche Menge, in eine Flasche und übergießt sie mit 38- bis 40%igem Kornbranntwein. Die Flasche muß mindestens zwei Wochen in der Wärme stehenbleiben. Von der so gewonnenen Essenz nimmt man täglich 4 bis 10 Tropfen ein.

Herzkranzgefäßerkrankung

Bärlauch-Saft

Bei Erkrankung der Herzkranzgefäße streicht man die Herzgegend mit frischem Bärlauch-Saft ein. Die frischen Blätter werden gewaschen und entsaftet.

Weißdorn

Ein gehäufter Teelöffel Weißdorn (verwendet werden Blätter und Blüten) pro Tasse, mit heißem Wasser abbrühen, eine halbe Minute ziehen lassen, abseihen und schluckweise über den Tag verteilt zwei Tassen Tee trinken.

Weißdorn-Essenz

Man füllt frisch gepflückte Blüten und Beeren, von beidem die gleiche Menge, in eine Flasche und übergießt sie mit 38- bis 40%igem Kornbranntwein. Die Flasche muß mindestens zwei Wochen in der Wärme stehenbleiben. Von der so gewonnenen Essenz nimmt man täglich 4 bis 10 Tropfen ein.

Herzkranzgefäßverengung

Arnika-Essenz

Bei Herzkranzgefäßverengungen und nervösen Herzbeschwerden massiert man die Herzgegend leicht mit Arnika-Essenz ein. Der Patient wird sofort eine Beruhigung verspüren.
Die Blütenblätter der Arnika werden aus den grünen Hüllkelchen herausgedreht und in eine Flasche gefüllt. Ist diese bis zu zwei Drittel angefüllt, gießt man 38- bis 40%igen Kornbranntwein darüber und läßt die Flasche mindestens zwei Wochen in der Wärme stehen. Einen Teil der fertigen Essenz seiht man ab, den anderen Teil läßt man weiter auf den Blütenblättern stehen. Nach der ersten Abfüllung in kleinere Fläschchen kann man die große Flasche noch einmal mit Alkohol auffüllen.
Der Arnika-Ansatz mit 75%igem Weingeist aus der Apotheke muß zur Hälfte mit abgekochtem, ausgekühltem Wasser verdünnt werden, um Hautentzündungen und -verletzungen vorzubeugen. Unverdünnt kann dieser Arnika-Ansatz zu Hautverätzungen führen.

Brennessel

Man brüht vier gehäufte Teelöffel Brennessel mit 1 Liter heißem Wasser ab, eine halbe Minute ziehen lassen, abseihen und mit dem lauwarmen Absud die Herzgegend waschen und dabei gleichzeitig leicht massieren.

Herzmuskelentzündung

Schlüsselblume

Ein gehäufter Teelöffel Schlüsselblume pro Tasse, mit heißem Wasser abbrühen, eine halbe Minute ziehen lassen, abseihen und schluckweise zwei bis drei Tassen Tee am Tag trinken.

Herzmuskelschaden

Frauenmantel

Ein gehäufter Teelöffel Frauenmantel pro Tasse, mit heißem Wasser abbrühen, eine halbe Minute ziehen lassen, abseihen und schluckweise zwei bis drei Tassen Tee am Tag trinken.
Äußerlich benutzt man den Frauenmantel-Absud für Waschungen der Herzgegend.
Dazu überbrüht man vier gehäufte Teelöffel Frauenmantel mit 1 Liter heißem Wasser, eine halbe Minute ziehen lassen, abseihen und mit massierenden Bewegungen die Herzgegend waschen.

Herzrhythmusstörung

Mistel

Ein gehäufter Teelöffel Mistel wird 12 Stunden in einer Tasse mit kaltem Wasser eingeweicht. Danach wird der Kaltansatz erwärmt und abgeseiht. Pro Tag trinkt man schluckweise drei Tassen Mistel-Tee. Praktischerweise füllt man seine Tagesration in eine angewärmte Thermoskanne.

Herzschaden

Misch-Tee

Man mischt sorgfältig folgende Kräuter:
10 g Anserine, 10 g Arnika, 10 g Bibernellwurzel, 10 g Blasentang, 10 g Bohnenschalen, 10 g Erdrauch, 10 g Faulbaumrinde, 10 g Gartenraute, 10 g Hauhechel, 10 g Herzgespan, 10 g Hirtentäschel, 10 g Hohlzahn, 10 g Irländisches Moos, 10 g Kalmuswurzel, 10 g Klette, 10 g Löwenzahn, 20 g Mate-Tee, 10 g Melisse, 20 g Mistel, 10 g Quecke, 10 g Schafgarbe, 10 g Vogelknöterich, 30 g Weißdorn, 10 g Zinnkraut.
12 Stunden weicht man einen gehäuften Teelöffel dieser Kräutermischung in einer Tasse mit kaltem Wasser ein. Danach wird der Kaltansatz erwärmt und abgeseiht. Täglich trinkt man morgens und abends eine Tasse, mit etwas Honig gesüßt. Praktischerweise füllt man seine Tagesration in eine angewärmte Thermoskanne.

Herzschwäche

Hier empfehle ich dieselben Heilkräuterrezepte wie unter dem Stichwort Herzbeschwerden.

Herzwassersucht

Mais

Ein gehäufter Teelöffel Maisbart pro Tasse, mit heißem Wasser abbrühen, eine halbe Minute ziehen lassen, abseihen und alle 2 bis 3 Stunden einen Eßlöffel von diesem Tee trinken.

Taubnessel

Ein gehäufter Teelöffel weiße oder gelbe Taubnessel pro Tasse, mit heißem Wasser abbrühen, eine halbe Minute ziehen lassen, abseihen und schluckweise vormittags eine Tasse Tee trinken.

Hodenkrebs und Hodenschwellung

Bärlapp

Ein gestrichener Teelöffel Bärlapp pro Tasse, mit heißem Wasser abbrühen, eine halbe Minute ziehen lassen, abseihen und schluckweise nur eine Tasse täglich, und zwar auf nüchternen Magen, trinken.

Johannisöl

Man füllt eine Flasche mit frischen Blüten und Knospen des Johanniskrauts und übergießt sie mit Öl, das die Kräuter bedecken muß. Die

Flasche stellt man drei Wochen in die Wärme. Mit der Zeit verfärbt sich das Öl rot. Mit diesem Öl reibt man sich mehrmals täglich ein.

Majoranöl

Man füllt eine Flasche mit Majoran, übergießt die Kräuter mit Öl und läßt die Flasche drei Wochen in der Wärme stehen. Mit dem Majoranöl streicht man sich ebenfalls ein.

Ringelblumen-Salbe

Die vor dem Schwedenbitter-Umschlag aufzutragende Ringelblumen-Salbe stellt man folgendermaßen her:
In einer Pfanne erhitzt man 250 g reines Schweinefett und schüttet zwei gehäufte Handvoll Ringelblumen (Blätter, Blüten und Stengel) in das heiße Fett. Man läßt das Ganze noch einmal aufschäumen, rührt kräftig um und nimmt die Pfanne vom Herd. Zugedeckt über Nacht auskühlen lassen. Am nächsten Tag wird die Pfanne noch einmal leicht erwärmt, der Inhalt durch ein sauberes Leinentuch passiert, die Blätter, Blüten und Stengel werden ausgepreßt und die so gewonnene Salbe in verschließbare Gläser abgefüllt. Mit der Ringelblumen-Salbe streicht man die Hoden ein.

Zinnkraut-Umschlag

Zwei gehäufte Handvoll Zinnkraut hängt man in einem Sieb über einen Topf mit kochendem Wasser. Durch den aufsteigenden Wasserdampf wird das Zinnkraut heiß. Man kippt es in ein sauberes Leinentuch und legt es auf die Hoden. Der Umschlag wird mit einem warmen Tuch fixiert und muß mehrere Stunden oder über die ganze Nacht einwirken.

Frischblätter-Auflage

Frische Blätter des Labkrauts, der Pestwurz, des Spitz- oder Breitwegerichs oder frische Blätter und Stengel der Ringelblume werden gewaschen und mit einem Nudelholz auf einem Holzbrett zerquetscht. Der frische Blätterbrei wird auf die erkrankte Körperregion aufgelegt. Man sollte alle beschriebenen Kräuter anwenden, bis der Patient herausgefunden hat, welche Pflanze die angenehmste und wohltuendste Wirkung auslöst.

Kleiner-Schwedenbitter-Umschlag

Vor dem Auflegen eines Schwedenbitter-Umschlags streicht man die Hoden mit Ringelblumen-Salbe ein, damit der Alkohol des Kleinen Schwedenbitters der Haut nicht das Fett entzieht. Nun wird ein geeignet großer Wattebausch mit Kleinem Schwedenbitter beträufelt und aufgelegt. Als Wärmeschutz legt man darüber eine trockene Lage Watte, eine Plastikfolie und fixiert die Auflage mit einem warmen Tuch. Den Umschlag läßt man, je nach Verträglichkeit, 2 bis 4 Stunden oder über die ganze Nacht einwirken.

Hormonstörung

Mistel

Ein gehäufter Teelöffel Mistel wird 12 Stunden in einer Tasse mit kaltem Wasser eingeweicht. Danach wird der Kaltansatz erwärmt und abgeseiht. Pro Tag sollte man mindestens zwei Tassen, eine morgens und eine abends, trinken. Praktischerweise füllt man seine Tagesration in eine angewärmte Thermoskanne.

Hornhautflecken

Schöllkraut-Saft

Der dickflüssige Saft aus den Blütenstengeln darf für die Behandlung des Auges nicht verwendet werden. Man nimmt statt dessen den Stengel eines frisch gepflückten Schöllkrautblatts, wäscht und zerreibt ihn zwischen den angefeuchteten Fingern. Mit dem Frischsaft streicht man über die geschlossenen Augenlider zu den Augenwinkeln. Über Nacht legt man frische, gewaschene Schöllkrautblätter auf die geschlossenen Augen und bindet sie mit einem Tuch ab.

Hysterie

Johanniskraut

Ein gehäufter Teelöffel Johanniskraut pro Tasse, mit heißem Wasser abbrühen, eine halbe Minute ziehen lassen, abseihen und schluckweise zwei Tassen Tee am Tag trinken.

Johanniskraut-Sitzbad

Äußerlich benutzt man das Johanniskraut für Sitzbäder.
12 Stunden weicht man 100 g Johanniskraut in einem 5-Liter-Eimer mit kaltem Wasser ein. Anschließend wird der Kaltansatz erwärmt,

abgeseiht und dem Badewasser zugegossen. Die Wanne darf dabei nur so viel Wasser fassen, daß die Nieren des Badenden bedeckt sind. Die Badedauer beträgt 20 Minuten. Anschließend nicht abtrocknen, sondern in einen Bademantel gehüllt im Bett eine Stunde nachschwitzen.

Labkraut

Ein gehäufter Teelöffel Labkraut pro Tasse, mit heißem Wasser abbrühen, eine halbe Minute ziehen lassen, abseihen und schluckweise zwei bis drei Tassen am Tag trinken.

Mistel

12 Stunden weicht man einen gehäuften Teelöffel Mistel in einer Tasse mit kaltem Wasser ein. Danach wird der Kaltansatz erwärmt und abgeseiht. Über den Tag verteilt trinkt man schluckweise drei Tassen Mistel-Tee. Praktischerweise füllt man seine Tagesration in eine angewärmte Thermoskanne.

Ischias

Brennessel-Vollbad

Brennessel-Vollbäder sind ein probates Mittel zur Linderung heftiger Ischiasschmerzen.
12 Stunden weicht man 200 g Brennessel in einem 5-Liter-Eimer mit kaltem Wasser ein. Anschließend wird der Kaltansatz erwärmt, abgeseiht und dem Badewasser zugegossen. Das Herz des Badenden muß dabei außerhalb des Wassers liegen. Die Badedauer beträgt 20 Minuten. Anschließend nicht abtrocknen, sondern in einen Bademantel gehüllt im Bett eine Stunde nachschwitzen.
Bei Ischiasschmerzen in Armen und Beinen streicht man mit einer frisch gepflückten Brennessel ganz vorsichtig und leicht, beginnend von unten nach oben, viermal über die schmerzenden Stellen. Anschließend wird die leicht gerötete Hautpartie eingepudert. Bereits nach wenigen Tagen sollte sich eine Besserung einstellen.

Farnkraut

Man befreit frische Farnblätter vom Hauptstengel, gibt sie auf ein Handtuch und hüllt sich damit über Nacht ein.

Johannisöl

Bei Ischias bringen Einreibungen mit Johannisöl rasche Linderung.
Man füllt eine Flasche mit frischen Blüten und Knospen des Johanniskrauts und übergießt sie mit Öl, das die Blüten bedecken muß. Die Flasche stellt man drei Wochen in die Wärme. Mit der Zeit verfärbt sich das Öl rot.

Wiesengeißbart

Ein gehäufter Teelöffel kleingeschnittene Wiesengeißbartblüten pro Tasse, mit heißem Wasser abbrühen, eine halbe Minute ziehen lassen, abseihen und schluckweise zwei bis drei Tassen am Tag trinken.

Kehlkopfentzündung

Käsepappel

12 Stunden weicht man einen gehäuften Teelöffel Käsepappel in einer Tasse mit kaltem Wasser ein. Danach wird der Kaltansatz erwärmt und abgeseiht. Pro Tag trinkt man zwei bis drei Tassen Käsepappel-Tee. Praktischerweise füllt man seine Tagesration in eine angewärmte Thermoskanne.
Daneben empfiehlt es sich, einen größeren Teevorrat herzustellen, mit dem man mehrmals täglich gurgelt.
Die für den Tee verwendeten Kräuter vermischt man warm mit Gerstenmehl, streicht den so entstandenen Kräuterbrei auf ein sauberes Leinentuch und legt ihn als warmen Umschlag um den Hals. Dieser Breiumschlag sollte über Nacht einwirken.

Kehlkopfkatarrh

Huflattich

Ein gehäufter Teelöffel pro Tasse, mit heißem Wasser abbrühen, eine halbe Minute ziehen lassen, abseihen und schluckweise zwei bis drei Tassen Tee am Tag trinken. Empfindliche Gaumen können den Huflattich-Tee mit etwas Honig süßen.

Walnuß

Ein gehäufter Teelöffel kleingeschnittene Walnußblätter pro Tasse, mit heißem Wasser abbrühen, eine halbe Minute ziehen lassen, abseihen und mehrmals täglich mit diesem Absud den Mund- und Rachenraum spülen.

Kehlkopfkrebs

Käsepappel

12 Stunden weicht man einen gehäuften Teelöffel Käsepappel in einer Tasse mit kaltem Wasser ein. Anschließend wird der Kaltansatz erwärmt und abgeseiht. Pro Tag trinkt man vier Tassen Käsepappel-Tee. Praktischerweise füllt man seine Tagesration in eine angewärmte Thermoskanne.
Zusätzlich zu der inneren Anwendung des Käsepappel-Tees stellt man weitere sechs Tassen des Tees her, mit denen man täglich mehrfach gurgelt.
Wann immer es möglich ist, sollte man frische Käsepappel-Blätter für die Teezubereitung verwenden, da ihre Heilkraft die von getrockneten Blättern bei weitem übersteigt.
Aus den für den Tee verwendeten Kräutern stellt man einen Kräuterbrei her, der über Nacht als warmer Breiumschlag auf den Hals aufgelegt wird und mit einem warmen Tuch fixiert wird. Die Käsepappel-Blätter werden mit etwas Wasser erwärmt, abgeseiht und mit Gerstenmehl vermengt. Den so entstandenen Blätterbrei streicht man auf ein sauberes Leinentuch.

Keuchhusten

Spitzwegerich

Ein gehäufter Teelöffel Spitz- oder Breitwegerich pro Tasse, mit heißem Wasser abbrühen, eine halbe Minute ziehen lassen, abseihen und schluckweise zwei bis drei Tassen Tee am Tag trinken.

Thymian

Thymian und Spitzwegerich werden in der gleichen Menge gemischt. Man bringt eine Tasse kaltes Wasser mit einer Scheibe Zitrone und einem Teelöffel braunen Kandiszucker zum Kochen, zieht das Gefäß vom Herd und schüttet einen gehäuften Teelöffel Thymian-Spitzwegerich dazu. Man läßt das Ganze eine halbe Minute ziehen, seiht ab und trinkt den Tee schluckweise so heiß als möglich. Pro Tag trinkt man vier bis fünf Tassen, die jeweils frisch zubereitet werden müssen.

Kieferhöhleneiterung

Hier empfehle ich dieselben Heilkräuterrezepte wie unter dem Stichwort Stirnhöhleneiterung.

Kiefervereiterung

Kleiner-Schwedenbitter-Umschlag

Bei einer Kiefervereiterung helfen äußerlich aufgelegte Umschläge mit Kleinem Schwedenbitter. Man beträufelt einen geeignet großen Wattebausch mit Kleinem Schwedenbitter und legt ihn auf die schmerzende Kieferpartie. Als Wärmeschutz legt man darüber eine Lage trokkene Watte und eine Plastikfolie. Mit einem warmen Tuch wird der Umschlag fixiert. Er sollte mindestens 4 Stunden einwirken.
Vor dem Auflegen des Umschlags streicht man die Haut mit Ringelblumen-Salbe ein, damit der Alkohol des Kleinen Schwedenbitters ihr nicht das Fett entzieht.

Ringelblumen-Salbe

In einer Pfanne erhitzt man 250 g reines Schweinefett und schüttet eine gehäufte Handvoll Ringelblumen (Blätter, Blüten und Stengel) in das heiße Fett. Man läßt das Ganze noch einmal aufschäumen, rührt kräftig um und nimmt die Pfanne vom Herd. Zugedeckt über Nacht auskühlen lassen. Am nächsten Tag wird die Pfanne noch einmal leicht erwärmt, der Inhalt durch ein sauberes Leinentuch passiert, die Blätter, Blüten und Stengel werden ausgepreßt und die so gewonnene Salbe in verschließbare Gläser abgefüllt.

Kinder (körperlich behindert, mongoloid oder spastisch gelähmt)

Hier empfehle ich dieselben Heilkräuterrezepte wie unter dem Stichwort Multiple Sklerose. Diese belebenden Bäder, Essenzen, Öle, Tees und Umschläge können den kleinen Patienten nur helfen. Die verabreichten Flüssigkeitsmengen müssen der Konstitution des Kindes angepaßt werden.

Kinder (schwächlich)

Frauenmantel-Vollbad

Frauenmantel-Vollbäder wirken kräftigend auf Kinder, die ein bißchen in der Entwicklung hinterherhinken.

12 Stunden weicht man 200g Frauenmantel, noch wirksamer wäre der in höheren Berglagen wachsende Silbermantel, in einem 5-Liter-Eimer mit kaltem Wasser ein. Anschließend wird der Kaltansatz erwärmt, abgeseiht und dem Badewasser zugegossen. Das Herz des badenden Kindes muß dabei außerhalb des Wassers bleiben. Die Badedauer beträgt 20 Minuten. Anschließend nicht abtrocknen, sondern in einen Bademantel gehüllt im Bett eine Stunde nachschwitzen.
Man sollte pro Woche ein Bad ansetzen.

Spitzwegerich

Ein Teelöffel Spitzwegerich pro Tasse, mit heißem Wasser abbrühen, eine halbe Minute ziehen lassen, abseihen und schluckweise ein bis zwei Tassen Tee am Tag trinken.

Thymian

Ein gehäufter Teelöffel Thymian pro Tasse, mit heißem Wasser abbrühen, eine halbe Minute ziehen lassen, abseihen und schluckweise zwei Tassen Tee am Tag trinken.

Thymian-Essenz

Mit der Thymian-Essenz reibt man die Kinder täglich ein, um die Kräftigung der Glieder zu fördern.
Man füllt eine Flasche mit frisch gepflückten Thymianblättern und übergießt sie mit 38- bis 40%igem Kornbranntwein. Die Flasche läßt man mindestens zwei Wochen in der Wärme stehen. Mit der so gewonnenen Essenz reibt man das Kind täglich mehrmals ein.

Thymian-Vollbad

Im Wechsel mit dem Frauenmantel-Bad sollte man einmal pro Woche ein Thymian-Vollbad ansetzen.
12 Stunden weicht man 200g Thymian in einem 5-Liter-Eimer mit kaltem Wasser ein. Anschließend wird der Kaltansatz erwärmt, abgeseiht und dem Badewasser zugegossen. Das Herz des badenden Kindes muß dabei außerhalb des Wassers bleiben. Die Badedauer beträgt 20 Minuten. Anschließend nicht abtrocknen, sondern in einen Bademantel gehüllt im Bett eine Stunde nachschwitzen.

Knochenbruch

Käsepappel-Bad

Geschwollene Füße oder Hände, die auf einen Bruch zurückzuführen sind, klingen ab mit Käsepappel-Bädern.
Für ein Fuß- oder Heilbad benötigt man zwei gehäufte Handvoll Käsepappel, die 12 Stunden in einem 5-Liter-Eimer mit kaltem Wasser eingeweicht werden. Anschließend wird der Kaltansatz erwärmt, abgeseiht und Hand oder Fuß 20 Minuten lang darin gebadet.

Frauenmantel

Ein gehäufter Teelöffel Frauenmantel pro Tasse, mit heißem Wasser abbrühen, eine halbe Minute ziehen lassen, abseihen und schluckweise zwei Tassen Tee am Tag trinken.

Knochenfraß

Walnuß-Vollbad

12 Stunden weicht man 100 g Walnußblätter in einem 5-Liter-Eimer mit kaltem Wasser ein. Anschließend wird der Kaltansatz erwärmt, abgeseiht und dem Badewasser zugegossen. Das Herz des Badenden muß dabei außerhalb des Wassers bleiben. Die Badedauer beträgt 20 Minuten. Anschließend nicht abtrocknen, sondern in einen Bademantel gehüllt im Bett eine Stunde nachschwitzen.

Schafgarbe

Innerlich wirkt die Schafgarbe auf die Blutbildung im Knochenmark.
Ein gehäufter Teelöffel Schafgarbe pro Tasse, mit heißem Wasser abbrühen, eine halbe Minute ziehen lassen, abseihen und schluckweise zwei bis drei Tassen Tee trinken.

Schafgarben-Sitzbad

Äußerlich hilft die Schafgarbe als Badezusatz für ein Sitzbad.
12 Stunden weicht man 100 g Schafgarbe in einem 5-Liter-Eimer mit kaltem Wasser ein. Danach wird der Kaltansatz erwärmt, abgeseiht und dem Badewasser zugegossen. Die Wanne darf dabei nur so viel Wasser fassen, daß die Nieren des Badenden bedeckt sind. Die

Badedauer beträgt 20 Minuten. Anschließend nicht abtrocknen, sondern in einen Bademantel gehüllt im Bett eine Stunde nachschwitzen.

Schafgarben-Essenz

Parallel zu Tee und Sitzbad sollte man die vom Knochenfraß befallene Körperpartie mehrmals täglich mit Schafgarben-Essenz einreiben.
Man füllt eine Flasche mit frisch gepflückten Schafgarbenblüten und übergießt sie mit 38- bis 40%igem Kornbranntwein. Die Flasche läßt man mindestens zwei Wochen in der Wärme stehen. Mit der Essenz reibt man sich täglich mehrmals ein.

Zinnkraut-Sitzbad

12 Stunden lang weicht man 100g Zinnkraut in einem 5-Liter-Eimer mit kaltem Wasser ein. Danach wird der Kaltansatz erwärmt und abgeseiht dem Wasser für ein Sitzbad zugegossen. Die Wanne darf dabei nur so viel Wasser fassen, daß die Nieren des Badenden bedeckt sind. Die Badedauer beträgt 20 Minuten. Anschließend nicht abtrocknen, sondern in einen Bademantel gehüllt im Bett eine Stunde nachschwitzen.
Anstelle des Sitzbades kann man natürlich auch nur Waschungen vornehmen. Dazu reicht der oben beschriebene Kaltansatz, den man erwärmt, abseiht und mit dem Absud die betroffene Körperpartie mehrmals wäscht.

Zinnkraut-Umschlag

Über Nacht empfehlen sich Zinnkraut-Dunstumschläge.
Zwei gehäufte Handvoll Zinnkraut hängt man in einem Sieb über einen Topf mit kochendem Wasser. Durch den aufsteigenden Wasserdampf wird das Zinnkraut heiß. Man kippt den Siebinhalt in ein sauberes Leinentuch und legt ihn als warmen Umschlag auf die vom Knochenfraß befallene Körperstelle. Mit einem warmen Tuch wird der Umschlag, der über Nacht einwirken soll, fixiert.

Knochenkrebs

Brennessel

Ein gehäufter Teelöffel Brennessel pro Tasse, mit heißem Wasser abbrühen, eine halbe Minute ziehen lassen, abseihen und schluckweise zwei Tassen Tee am Tag trinken. Wenn es möglich ist, sollte man frische Brennesselblätter verwenden.

Ringelblume

Ein gehäufter Teelöffel Ringelblume pro Tasse, mit heißem Wasser abbrühen, eine halbe Minute ziehen lassen, abseihen und schluckweise zwei Tassen am Tag trinken. Auch hier gilt, wenn möglich, frische Kräuter verwenden.

Schafgarbe

Zusätzlich zu Brennessel- und Ringelblumen-Tee trinkt man täglich vier Tassen Schafgarben-Tee.
Dabei kommt ein gehäufter Teelöffel Schafgarbe auf eine Tasse, mit heißem Wasser abbrühen, eine halbe Minute ziehen lassen, abseihen und schluckweise trinken.

Kleiner Schwedenbitter

Mit einem der oben genannten Tees nimmt man täglich drei Eßlöffel Kleinen Schwedenbitter ein. Dabei kommt ein Eßlöffel Kleinen Schwedenbitter auf eine halbe Tasse Kräutertee, die jeweils zur Hälfte vor und nach jeder Mahlzeit getrunken wird.
Man kann den Kleinen Schwedenbitter aber auch äußerlich zum Einreiben einsetzen.

Beinwurz-Essenz

Für die äußerliche Anwendung setzt man Beinwurz-Essenz ein.
Mehrmals täglich wird die erkrankte Körperstelle damit eingerieben. Die Wurzeln der Beinwurz werden mit einer Bürste gewaschen, klein geschnitten und bis zum Hals in eine Flasche gefüllt. Die Kräuter übergießt man mit 38- bis 40%igem Kornbranntwein und läßt die Flasche mindestens zwei Wochen in der Wärme stehen.

Schafgarben-Essenz

Als Einreibmittel empfehle ich auch Schafgarben-Essenz, mit der die betroffene Körperpartie mehrmals täglich eingerieben wird.
Man füllt eine Flasche mit frisch gepflückten Schafgarbenblüten und übergießt sie mit 38- bis 40%igem Kornbranntwein. Die Flasche läßt man mindestens zwei Wochen in der Wärme stehen. Mit der so gewonnenen Essenz reibt man sich täglich mehrmals ein.

Knochenmarkerkrankung

Ganz gleich, ob es sich bei der Knochenmarkerkrankung um eine Geschwulst, eine Entzündung des Knochenmarks oder um einen Substanzschwund handelt, nachfolgende Rezepte versprechen in allen Fällen wirksame Hilfe.

Schafgarbe

Pro Tag trinkt man zwei Tassen Schafgarbe, auf vier halbe Tassen über den Tag verteilt. Dabei kommt ein gehäufter Teelöffel Schafgarbe auf eine Tasse, mit heißem Wasser abbrühen, eine halbe Minute ziehen lassen, abseihen und schluckweise trinken.

Boxhornklee

Mit zwei halben Tassen des Schafgarben-Tees nimmt man jeweils einen halben Teelöffel gemahlenen Boxhornkleesamen.

Schafgarben-Sitzbad

Einmal monatlich sollte man ein Schafgarben-Bad nehmen.
12 Stunden weicht man 200g Schafgarbe in einem 5-Liter-Eimer mit kaltem Wasser ein. Anschließend wird der Kaltansatz erwärmt, abgeseiht und dem Badewasser zugegossen. Die Wanne darf dabei nur so viel Wasser fassen, daß die Nieren des Badenden bedeckt sind. Die Badedauer beträgt 20 Minuten. Anschließend nicht abtrocknen, sondern in einen Bademantel gehüllt im Bett eine Stunde nachschwitzen.

Schafgarben-Essenz

Zusätzlich zu den obengenannten Rezepten sollte man täglich die erkrankte Körperstelle mit Schafgarben-Essenz einreiben.
Man füllt eine Flasche mit frisch gepflückten Schafgarbenblüten und übergießt sie mit 38- bis 40%igem Kornbranntwein. Die Flasche läßt man mindestens zwei Wochen in der Wärme stehen. Mit der Essenz reibt man sich täglich mehrmals ein.

Knoten

Beinwurz-Auflage

Gichtknoten behandelt man mit Breiauflagen aus Beinwurz.
Man vermischt einen Eßlöffel Beinwurzmehl mit einigen Tropfen Speiseöl in einer Tasse mit heißem Wasser. Den so entstandenen Beinwurz-Brei streicht man auf ein sauberes Leinentuch und legt ihn auf die erkrankte Stelle auf. Mit einem warmen Tuch wird der Umschlag fixiert und bleibt so lange auf der erkrankten Stelle, bis er ausgekühlt ist.

Labkraut

Knotenbildungen in Mund- und Rachenraum können sich durch mehrmaliges Spülen und Gurgeln mit Labkraut-Tee verlieren.
Dabei kommt ein gehäufter Teelöffel Labkraut auf eine Tasse, mit heißem Wasser abbrühen, eine halbe Minute ziehen lassen, abseihen und mit dem warmen Absud mehrmals täglich gurgeln.

Spitzwegerich-Saft

Verhärtete Knoten, die auf eine frühere Wundverletzung zurückzuführen sind, behandelt man mit dem Frischsaft des Spitz- oder Breitwegerichs. Ein frisch gepflücktes Blatt wird gewaschen und zwischen den Fingern zerrieben. Mit der austretenden Flüssigkeit betupft man die erkrankte Stelle mehrmals täglich.

Kolik

Bärlauch

Dank seiner entschlackenden und reinigenden Eigenschaften verspricht der Bärlauch rasche Abhilfe bei Magen- und Darmkoliken.
Im Frühjahr sammelt man die frischen Bärlauch-Blätter, die gewaschen und kleingeschnitten verzehrt werden. Vergleichbar mit der Petersilie streut man Bärlauch auf alle Speisen, die üblicherweise mit frischem Grün verfeinert und dekoriert werden. Mit Bärlauch-Blättern kann man daneben auch einen Salat zubereiten oder Spinat kochen.

Kalmus

Eine ähnliche Wirkung auf unser Magen- und Darmsystem hat die Kalmuswurzel.
Zwölf Stunden weicht man einen gestrichenen Teelöffel Kalmuswurzel in einer Tasse mit kaltem Wasser ein. Danach wird der Kaltansatz erwärmt und abgeseiht. Pro Tag trinkt man eine Tasse Tee, dabei jeweils einen Schluck vor und nach den drei Mahlzeiten.

Das macht sechs Schluck am Tag. Praktischerweise füllt man die eine Tasse Tee in eine angewärmte Thermoskanne.

Kleiner Schwedenbitter

Bei Kolikanfällen nimmt man pro Tag drei Eßlöffel Kleinen Schwedenbitter mit etwas Wasser oder Kräutertee vermischt zu sich.

Kleiner-Schwedenbitter-Umschlag

Aus eigener Erfahrung weiß ich, wie rasch ein Schwedenbitter-Umschlag bei einer Nierenkolik Linderung bringt. Zuvor streicht man die Haut mit Ringelblumen-Salbe ein, damit der Alkohol des Kleinen Schwedenbitters ihr nicht das Fett entzieht. Anschließend beträufelt man einen geeignet großen Wattebausch mit Kleinem Schwedenbitter und legt ihn auf die Nierengegend. Als Wärmeschutz legt man darüber eine trockene Lage Watte und eine Plastikfolie. Mit einem warmen Tuch wird dieser Umschlag fixiert und muß 4 Stunden lang einwirken.

Ringelblumen-Salbe

In einer Pfanne erhitzt man 250g reines Schweinefett und schüttet eine gehäufte Handvoll Ringelblumen (Blätter, Blüten und Stengel) in das heiße Fett. Man läßt das Ganze noch einmal aufschäumen, rührt kräftig um und nimmt die Pfanne vom Herd. Zugedeckt über Nacht auskühlen lassen. Am nächsten Tag wird die Pfanne noch einmal leicht erwärmt, der Inhalt durch ein sauberes Leinentuch passiert, die Blätter, Blüten und Stengel werden ausgepreßt und die so gewonnene Salbe in verschließbare Gläser abgefüllt.

Zinnkraut-Umschlag

Zwei gehäufte Handvoll Zinnkraut hängt man in einem Sieb über einen Topf mit kochendem Wasser. Durch den aufsteigenden Wasserdampf wird das Zinnkraut heiß. Man kippt es in ein sauberes Leinentuch und legt es auf den Bauch. Der Zinnkraut-Dunstumschlag wird mit einem warmen Tuch fixiert und muß mehrere Stunden oder über die ganze Nacht einwirken.

Krallenhände

Hier empfehle ich dieselben Heilkräuterrezepte wie unter dem Stichwort Deformierungen.

Krebs

Wie an anderer Stelle schon erwähnt, erschöpft sich die Heilkraft unserer Heilpflanzen nicht alleine auf das Besiegen von Krankheiten, sondern sie fördert und stärkt die Abwehrkräfte unseres Körpers und schützt uns damit vor Krankheiten. So gibt es auch einige Heilkräuter, die krebshemmend und krebsverhütend wirken können.

Labkraut-Saft

Krebsgeschwüre jeder Art behandelt man äußerlich mit Frischsaft des Labkrauts, mit Butter vermengt wird er auf die erkrankte Stelle aufgetragen. Das frisch gepflückte Labkraut wird gewaschen und feucht in einem Haushaltsentsafter ausgepreßt.

Mistel

Diesen Ruf besitzt auch die Mistel. Ich rate jedermann zu einer alljährlichen sechswöchigen Mistel-Teekur. Drei Wochen trinkt man täglich drei Tassen, zwei Wochen lang zwei Tassen und in der letzten Woche reduziert man den Konsum auf eine Tasse Mistel-Tee pro Tag.
12 Stunden weicht man dazu einen gehäuften Teelöffel Mistel pro Tasse in kaltem Wasser ein. Anschließend wird der Kaltansatz angewärmt und abgeseiht. Praktischerweise füllt man die Tagesration Mistel-Tee in eine angewärmte Thermoskanne.

Ringelblume

Bei einer Krebserkrankung sollte man über einen längeren Zeitraum Ringelblumen-Tee trinken.
Dabei kommt ein gehäufter Teelöffel Ringelblume auf eine Tasse, mit heißem Wasser abbrühen, eine halbe Minute ziehen lassen, abseihen und schluckweise über den Tag verteilt drei bis vier Tassen Tee trinken.
Mit dem Frischsaft der Ringelblume, frisch gepflückte Kräuter werden in einem Haushaltsentsafter ausgepreßt, behandelt man äußerlich die von Hautkrebs befallenen Körperstellen.

Zinnkraut

Krebshemmende Wirkung besitzt auch das Zinnkraut. Pro Tag sollte man eine Tasse Tee trinken.
Dazu brüht man einen gehäuften Teelöffel

Zinnkraut pro Tasse mit heißem Wasser, eine halbe Minute ziehen lassen, abseihen und schluckweise trinken.
Doch selbst wenn es nicht gelungen ist, den Körper vor Krebs zu schützen, so wachsen im Garten Gottes heilkräftige Pflanzen, mit denen man den Krebs erfolgreich bekämpfen kann.

Misch-Tee

Krebshemmende Wirkungen besitzt auch der nachfolgende Misch-Tee aus 100g Brennessel, 100g Schafgarbe und 300g Ringelblume.
Man brüht sechs Teelöffel dieser Kräutermischung mit 1,5 Liter heißem Wasser ab, eine halbe Minute ziehen lassen, abseihen und in eine angewärmte Thermoskanne füllen. Alle 20 Minuten nimmt man tagsüber einen Schluck von diesem Misch-Tee.

Kleiner Schwedenbitter

Mit einem der eingangs genannten Tees nimmt man täglich drei Eßlöffel Kleinen Schwedenbitter ein. Dabei kommt ein Eßlöffel auf eine halbe Tasse Kräutertee, die man jeweils zur Hälfte vor und nach jeder Mahlzeit trinkt.

Kreislaufstörungen

Mistel

Die Mistel wirkt beruhigend auf den Kreislauf. 12 Stunden weicht man einen gehäuften Teelöffel Mistel pro Tasse in kaltem Wasser ein. Danach wird der Kaltansatz erwärmt und abgeseiht. Über den Tag verteilt trinkt man drei Tassen Tee.
Praktischerweise füllt man seine Tagesration in eine angewärmte Thermoskanne.

Schafgarbe

Ein gehäufter Teelöffel Schafgarbe pro Tasse, mit heißem Wasser abbrühen, eine halbe Minute ziehen lassen, abseihen und schluckweise ein bis zwei Tassen Tee am Tag trinken.

Kleiner Schwedenbitter

Mit einem der oben genannten Tees nimmt man pro Tag drei Teelöffel Kleinen Schwedenbitter zu sich. Dabei kommt ein Teelöffel auf eine halbe Tasse Kräutertee, die jeweils zur Hälfte vor und nach jeder Mahlzeit getrunken wird.

Kropf

Braunwurz

Man brüht einen Tee mit einem gehäuften Teelöffel kleingeschnittener Blätter der Braunwurz, eine halbe Minute ziehen lassen, abseihen und damit mehrmals täglich gurgeln. Von dem Braunwurz-Tee darf nichts getrunken werden!

Labkraut

Ein gehäufter Teelöffel Labkraut pro Tasse, mit heißem Wasser abbrühen, eine halbe Minute ziehen lassen, abseihen und mehrmals täglich mit dem warmen Absud gurgeln. Ab und zu kann man von dem Labkraut-Tee einen kleinen Schluck trinken.

Spitzwegerich

Man pflückt frische Spitz- oder Breitwegerichblätter, wäscht sie, zupft sie mit den Händen auseinander, mischt sie mit etwas Salz und legt den Blätterbrei auf den Hals. Mit einem sauberen Tuch werden die Kräuter abgebunden.

Lähmungen

Salbei

Ein gehäufter Teelöffel Salbei pro Tasse, mit heißem Wasser abbrühen, eine halbe Minute ziehen lassen, abseihen und schluckweise über den Tag verteilt zwei bis drei Tassen Tee trinken.

Thymian

Ein gehäufter Teelöffel Thymian pro Tasse, mit heißem Wasser abbrühen, eine halbe Minute ziehen lassen, abseihen und schluckweise morgens, anstelle von Kaffee, trinken.

Kleiner Schwedenbitter

Mit einem der obengenannten Tees nimmt man bei der Bekämpfung von Lähmungen täglich drei Eßlöffel Kleinen Schwedenbitter ein. Dabei kommt ein Eßlöffel auf eine halbe Tasse Kräutertee, die je zur Hälfte vor und nach jeder Mahlzeit eingenommen wird.

Leberentzündung

Bärlauch

Dank seiner blutreinigenden Wirkung hilft der Bärlauch, Leberentzündungen auszuheilen.
Im Frühjahr sammelt man die frischen Bärlauch-Blätter, die gewaschen und kleingeschnitten verzehrt werden. So wie Petersilie streut man Bärlauch auf alle Speisen, die üblicherweise mit frischem Grün verfeinert und dekoriert werden. Mit Bärlauchblättern kann man auch einen Salat zubereiten oder Spinat kochen.

Bärlauch-Essenz

Um sich die Heilkraft des Bärlauchs das ganze Jahr über zu sichern, setzt man Bärlauch-Essenz an.
Man füllt eine Flasche mit kleingeschnittenen Bärlauchblättern oder -zwiebeln, übergießt die Kräuter mit 38- bis 40%igem Kornbranntwein und läßt sie mindestens zwei Wochen in der Wärme stehen. Von dieser Bärlauch-Essenz nimmt man täglich viermal 10 bis 15 Tropfen, mit etwas Wasser verdünnt.
Leberbindegewebswucherungen behandelt man ebenfalls mit dem Bärlauch.

Löwenzahn

Man sammelt in der Blütezeit des Löwenzahns frische Blütenstengel, wäscht sie mit den Blütenköpfen, entfernt diese und ißt 5 bis 6 Stengel roh am Tag.

Lebererkrankung

Löwenzahn

Man sammelt in der Blütezeit des Löwenzahns frische Blütenstengel, wäscht sie mit den Blütenköpfen, entfernt diese und ißt 5 bis 6 Stengel roh am Tag.

Ringelblume

Ein gehäufter Teelöffel Ringelblume pro Tasse, mit heißem Wasser abbrühen, eine halbe Minute ziehen lassen, abseihen und über den Tag verteilt schluckweise drei bis vier Tassen trinken.

Ringelblumen-Salbe

Die vor dem Schwedenbitter-Umschlag aufzutragende Ringelblumen-Salbe stellt man folgendermaßen her:
In einer Pfanne erhitzt man 250 g reines Schweinefett und schüttet eine gehäufte Handvoll Ringelblumen (Blätter, Blüten und Stengel) in das heiße Fett. Man läßt das Ganze noch einmal aufschäumen, rührt kräftig um und nimmt die Pfanne vom Herd. Zugedeckt über Nacht auskühlen lassen. Am nächsten Tag wird die Pfanne noch einmal leicht erwärmt, der Inhalt durch ein sauberes Leinentuch passiert, die Blätter, Blüten und Stengel werden ausgepreßt und die so gewonnene Salbe in verschließbare Gläser abgefüllt.

Salbei

Ein gehäufter Teelöffel Salbei pro Tasse, mit heißem Wasser abbrühen, eine halbe Minute ziehen lassen, abseihen und schluckweise ein bis zwei Tassen Tee am Tag trinken.

Schöllkraut-Saft

In einem Entsafter preßt man frisch gepflückte Blätter, Blüten und Stengel des Schöllkrauts aus. Pro Tag trinkt man einen Teelöffel frisch gepreßten Schöllkraut-Saft mit einer Tasse Wasser verdünnt.

Wegwarte

12 Stunden weicht man einen gehäuften Teelöffel Wegwartewurzeln in einer Tasse mit kaltem Wasser ein. Anschließend wird der Kaltansatz erwärmt und abgeseiht. Über den Tag verteilt trinkt man zwei Tassen Tee. Praktischerweise füllt man seine Tagesration in eine angewärmte Thermoskanne.

Zinnkraut-Umschlag

Leber- und Galleanfälle mildert man mit Zinnkraut-Dunstumschlägen.
Zwei gehäufte Handvoll Zinnkraut hängt man in einem Sieb über einen Topf mit kochendem Wasser. Durch den aufsteigenden Wasserdampf wird das Zinnkraut heiß. Man kippt den Siebinhalt in ein sauberes Leinentuch und legt ihn als warmen Umschlag auf die Leber. Der Zinnkraut-Dunstumschlag sollte die ganze Nacht über einwirken.

Kleiner Schwedenbitter

Mit einem der obengenannten Tees nimmt man täglich drei Eßlöffel Kleinen Schwedenbitter. Dabei kommt ein Eßlöffel auf eine halbe Tasse Tee, die jeweils zur Hälfte vor und nach den drei Mahlzeiten getrunken wird.

Kleiner-Schwedenbitter-Umschlag

Daneben legt man Schwedenbitter-Umschläge auf die kranke Leber.
Zunächst muß die Haut mit Ringelblumen-Salbe eingestrichen werden, damit der Alkohol des Umschlags ihr nicht das Fett entzieht. Anschließend beträufelt man einen geeignet großen Wattebausch mit Kleinen Schwedenbitter und legt ihn auf. Als Wärmeschutz kommt darüber eine trockene Lage Watte und eine Plastikfolie. Mit einem warmen Tuch wird der Umschlag fixiert, der 4 Stunden einwirken muß.

Leberkrebs

Bei bösartigen Lebererkrankungen empfehle ich folgende Kur:

Bärlapp

Ein gestrichener Teelöffel Bärlapp pro Tasse, mit heißem Wasser abbrühen, eine halbe Minute ziehen lassen, abseihen und schluckweise täglich eine Tasse morgens auf nüchternen Magen trinken, nicht mehr.

Brennessel

Ergänzend zu Bärlapp- und Kalmuswurzel-Tee trinkt man täglich zwei bis drei Tassen Brennessel-Tee.
Dabei kommt ein gehäufter Teelöffel Brennessel auf eine Tasse, mit heißem Wasser abbrühen, eine halbe Minute ziehen lassen, abseihen und schluckweise trinken.

Kalmus

Pro Tag trinkt man sechs Schluck Kalmuswurzel-Tee.
12 Stunden weicht man einen gestrichenen Teelöffel Kalmuswurzel in einer Tasse kaltem Wasser ein. Danach wird der Kaltansatz erwärmt und abgeseiht. Vor und nach jeder Mahlzeit nimmt man täglich einen Schluck Kalmus-Tee. Praktischerweise füllt man seine Tagesration in eine angewärmte Thermoskanne.

Zinnkraut-Umschlag

Neben dem Schwedenbitter-Umschlag, der tagsüber für 4 Stunden aufgelegt wird, empfehle ich Zinnkraut-Dunstumschläge. Nach Möglichkeit sollte man morgens für 2 Stunden und nachmittags für 2 Stunden einen Dunstumschlag auflegen und einen dritten während der ganzen Nacht.
Zwei gehäufte Handvoll Zinnkraut werden in einem Sieb über einen Topf mit kochendem Wasser gehängt. Durch den aufsteigenden Wasserdampf wird das Zinnkraut heiß. Den Siebinhalt kippt man in ein sauberes Leinentuch und legt es als warmen Umschlag auf die Leber. Mit einem weiteren warmen Tuch wird der Umschlag fixiert.
Diese beschriebene Kur wendet man auch bei Leberzirrhose an.

Leberleiden

Brennessel

Bei einem Leberleiden empfiehlt sich eine Brennessel-Teekur über mehrere Wochen. Man trinkt bis zu vier Tassen Tee am Tag.
Dabei kommt ein gehäufter Teelöffel Brennessel auf eine Tasse, mit heißem Waser abbrühen, eine halbe Minute ziehen lassen, abseihen und schluckweise trinken.

Kalmus

Pro Tag sollte man bei einem Leberleiden eine Tasse Kalmuswurzel-Tee trinken. 12 Stunden weicht man einen gestrichenen Teelöffel Kalmuswurzeln in einer Tasse kaltem Wasser ein. Anschließend wird der Kaltansatz erwärmt und abgeseiht. Vor und nach jeder Mahlzeit trinkt man je einen Schluck von dieser Tasse. Mehr als eine Tasse Tee darf pro Tag nicht getrunken werden. Praktischerweise füllt man den Tee in eine angewärmte Thermoskanne.

Odermennig

Zusätzlich zu den Tees sollte man bei einem Leberleiden täglich zwei Tassen Odermennig-Tee trinken.
Dabei kommt ein gehäufter Teelöffel Odermennig auf eine Tasse, mit heißem Wasser abbrühen, eine halbe Minute ziehen lassen, abseihen und schluckweise trinken.

Schöllkraut-Saft

In einem Entsafter preßt man frisch gepflückte Blätter, Blüten und Stengel des Schöllkrauts aus. Pro Tag trinkt man einen Teelöffel frisch gepreßten Schöllkraut-Saft mit einer Tasse Wasser verdünnt.

Spitzwegerich

Ein gehäufter Teelöffel Spitzwegerich pro Tasse, mit heißem Wasser abbrühen, eine halbe Minute ziehen lassen, abseihen und schluckweise zwei bis drei Tassen Tee am Tag trinken.

Misch-Tee

Man mischt 50g Ehrenpreis, 50g Löwenzahnwurzeln, 25g Waldmeister und 25g Wegwarteblüten. Am Tag trinkt man von dieser Kräutermischung zwei Tassen Tee.
Dabei kommt ein gehäufter Teelöffel Kräuter auf eine Tasse, mit heißem Wasser abbrühen, eine halbe Minute ziehen lassen und schluckweise trinken.

Misch-Tee

Man mischt 100g Labkraut, 100g Odermennig und 100g Waldmeister.
Ein gehäufter Teelöffel diese Kräutermischung pro Tasse, mit heißem Wasser abbrühen, eine halbe Minute ziehen lassen, abseihen und schluckweise drei Tassen Tee am Tag trinken. Eine Tasse davon trinkt man morgens auf nüchternen Magen.

Leberstörung

Sauerklee

Bei leichten Leberstörungen trinkt man pro Tag zwei ausgekühlte Tassen Sauerklee-Tee. Verwendet werden nur Frischblätter.
Dabei kommt ein gehäufter Teelöffel Frischblätter auf eine Tasse, mit heißem Wasser abbrühen, eine halbe Minute ziehen lassen, abseihen und schluckweise zwei Tassen am Tag trinken.

Schafgarbe

Ein gehäufter Teelöffel Schafgarbe pro Tasse, mit heißem Wasser abbrühen, eine halbe Minute ziehen lassen, abseihen und schluckweise zwei Tassen Tee am Tag trinken.

Misch-Tee

Folgende Kräuter müssen gut durchgemischt werden:
50g Brennessel, 30g Ehrenpreis, 10g Eichenrinde, 20g Erdrauch, 30g Ringelblume, 20g Schafgarbe, 30g Schöllkraut, 20g Walnußschale, 30g Weidenrinde, 40g Wiesengeißbart. Ein gehäufter Teelöffel dieser Kräutermischung pro Tasse, mit heißem Wasser abbrühen, eine halbe Minute ziehen lassen, abseihen und schluckweise über den Tag verteilt sechs bis acht Tassen Tee trinken.
Soweit möglich, sollte man frische Kräuter verwenden, da deren Heilkraft die von getrockneten übersteigt.
Genauso wichtig wie die richtige Anwendung der beschriebenen Kräuter ist die strikte Einhaltung einer Diät.

Leberverhärtung

Bärlapp

Man trinkt pro Tag morgens auf nüchternen Magen eine Tasse Bärlapp-Tee, nicht mehr.
Dabei kommt ein gestrichener Teelöffel Bärlapp auf eine Tasse, mit heißem Wasser abbrühen, eine halbe Minute ziehen lassen, abseihen und schluckweise trinken.

Brennessel

Ein gehäufter Teelöffel Brennessel pro Tasse, mit heißem Wasser abbrühen, eine halbe Minute ziehen lassen, abseihen und schluckweise bis zu sechs Tassen Tee am Tag trinken.

Odermennig

Ein gehäufter Teelöffel Odermennig pro Tasse, mit heißem Wasser abbrühen, eine halbe Minute ziehen lassen, abseihen und schluckweise zwei Tassen Tee am Tag trinken.

Leberzirrhose

Hier empfehle ich dieselben Heilkräuterrezepte wie unter dem Stichwort Lebererkrankung.

Leistenbruch

Frauenmantel

Nach Möglichkeit sollte man mit frisch gepflücktem Frauenmantel den Tee bereiten.
Dabei kommt ein gehäufter Teelöffel Frauenmantel auf eine Tasse, mit heißem Wasser abbrühen, eine halbe Minute ziehen lassen, abseihen und schluckweise über den Tag verteilt vier Tassen Tee trinken.

Hirtentäschel-Essenz

Äußerlich reibt man den Leistenbruch mit Hirtentäschel-Essenz ein. Dazu füllt man frisch gepflücktes Hirtentäschelkraut, gewaschen und klein geschnitten, in eine Flasche und übergießt sie mit 38- bis 40%igem Kornbranntwein. Die Flasche stellt man mindestens zwei Wochen in die Wärme. Mit der Hirtentäschel-Essenz reibt man mehrmals täglich den Leistenbruch äußerlich ein.

Leukämie

Unter Leukämie versteht man ein meist schweres Krankheitsbild aufgrund einer Überproduktion an weißen Blutkörperchen.
Mit der nachfolgenden Kräuterkur konnte ich schon vielen Leukämie-Kranken helfen.

Misch-Tee

Von der nachfolgenden Kräutermischung brüht man pro Tag mindestens 2 Liter Tee:
30g Brennessel, 20g Ehrenpreis, 30g Holunderschossen, 15g Johanniskraut, 25g Labkraut, 15g Löwenzahnwurzel, 30g Ringelblumen, 25g Schafgarbe, 30g Schöllkraut, 20g Wermut, 25g Wiesengeißbart.
Dabei kommt ein gehäufter Teelöffel der Kräutermischung auf eine Tasse, mit heißem Wasser abbrühen, eine halbe Minute ziehen lassen, abseihen und schluckweise trinken.

Kalmus

Daneben sollte man pro Tag eine Tasse Kalmuswurzel-Tee trinken, da eventuell die Ursache für die Leukämie in einer Erkrankung der Milz zu suchen ist.
12 Stunden weicht man einen gestrichenen Teelöffel Kalmuswurzeln in einer Tasse kaltem Wasser ein. Danach wird der Kaltansatz erwärmt und abgeseiht. Vor und nach jeder Mahlzeit trinkt man einen Schluck dieses Tees. Das macht sechs Schluck am Tag.
Mehr als eine Tasse Kalmuswurzel-Tee darf nicht getrunken werden.

Kleiner Schwedenbitter

Mit dem obengenannten Misch-Tee nimmt man täglich drei Eßlöffel Kleinen Schwedenbitter ein. Dabei kommt ein Eßlöffel auf eine halbe Tasse Tee, die jeweils zur Hälfte vor und nach den drei Mahlzeiten getrunken wird.

Kleiner-Schwedenbitter-Umschlag

Äußerlich macht man Umschläge mit Kleinem Schwedenbitter. Zunächst muß die Leber- und Milzgegend mit Ringelblumen-Salbe eingestrichen werden, damit der Alkohol der Haut nicht das Fett entzieht. Anschließend beträufelt man einen geeignet großen Wattebausch mit Kleinem Schwedenbitter und legt ihn auf die Leber- und Milzgegend. Als Wärmeschutz kommt darüber eine trockene Lage Watte und eine Plastikfolie. Mit einem warmen Tuch fixiert man den Umschlag, der 4 Stunden einwirken soll.

Ringelblumen-Salbe

In einer Pfanne erhitzt man 250g reines Schweinefett und schüttet eine gehäufte Handvoll Ringelblumen (Blätter, Blüten und Stengel) in das heiße Fett. Man läßt das Ganze noch einmal aufschäumen, rührt kräftig um und nimmt die Pfanne vom Herd. Zugedeckt über Nacht auskühlen lassen. Am nächsten Tag wird die Pfanne noch einmal leicht erwärmt, der Inhalt durch ein sauberes Leinentuch passiert, die Blätter, Blüten und Stengel werden ausgepreßt und die so gewonnene Salbe in verschließbare Gläser abgefüllt.

Zinnkraut-Umschlag

Neben dem Schwedenbitter-Umschlag empfehle ich Zinnkraut-Dunstumschläge. Je nach Verträglichkeit und Schwere des Krankheitsbildes legt man bis zu drei Umschläge pro Tag auf. Der erste morgens vor dem Aufstehen, der zweite am Nachmittag und der dritte über die ganze Nacht.
Zwei gehäufte Handvoll Zinnkraut werden in einem Sieb über einen Topf mit kochendem Wasser gehängt. Durch den aufsteigenden Wasserdampf wird das Zinnkraut heiß. Man kippt den Siebinhalt in ein sauberes Leinentuch und legt es auf die Leber- und Milzgegend. Mit einem warmen Tuch wird dieser Umschlag fixiert.

Thymian-Vollbad

Mindestens einmal im Monat sollte man ein Thymian-Vollbad nehmen.
12 Stunden weicht man 200 g Thymian in einem 5-Liter-Eimer mit kaltem Waser ein. Danach wird der Kaltansatz erwärmt und abgeseiht dem Badewasser zugegossen. Das Herz des Badenden muß dabei außerhalb des Wassers bleiben. Die Badedauer beträgt 20

Minuten. Anschließend nicht abtrocknen, sondern in einen Bademantel gehüllt im Bett eine Stunde nachschwitzen.

Lungenasthma

Misch-Tee

Man mischt die gleiche Menge Spitzwegerich und Thymian. Eine Tasse kaltes Wasser wird mit einer Scheibe Zitrone und einem Teelöffel braunem Kandiszucker zum Kochen gebracht. Nun nimmt man das Wasser vom Herd und schüttet einen gehäuften Teelöffel Spitzwegerich und Thymian hinein. Eine halbe Minute ziehen lassen, abseihen und sehr heiß schluckweise trinken. Der Tee, von dem man vier bis fünf Tassen pro Tag trinkt, sollte stets frisch zubereitet werden.

Lungenblutung

Hirtentäschel

Ein gehäufter Teelöffel Hirtentäschel pro Tasse, mit heißem Wasser abbrühen, eine halbe Minute ziehen lassen, abseihen und schluckweise vormittags trinken.

Schafgarbe

Ein gehäufter Teelöffel Schafgarbe pro Tasse, mit heißem Wasser abbrühen, eine halbe Minute ziehen lassen, abseihen und schluckweise morgens und abends jeweils eine Tasse Tee trinken.

Zinnkraut

Zwei bis drei gehäufte Teelöffel Zinnkraut pro Tasse, je nach Stärke der Blutung, mit heißem Wasser abbrühen, eine halbe Minute ziehen lassen, abseihen und schluckweise über den Tag verteilt zwei bis drei Tassen Tee am Tag trinken.

Lungenemphysem

Unter einem Lungenemphysem versteht man eine Aufblähung der Lungen, hervorgerufen durch eine verstärkte Luftansammlung in den Lungenbläschen.

Käsepappel

12 Stunden weicht man zwei gehäufte Teelöffel Käsepappel in 3/4 Liter kaltem Wasser ein. Anschließend wird der Kaltansatz erwärmt und abgeseiht. Über den Tag verteilt trinkt man schluckweise drei Tassen Tee. Praktischerweise füllt man die Tagesration in eine angewärmte Thermoskanne.
Die abgeseihten Blätter erwärmt man am Abend noch einmal in etwas Wasser, seiht sie ab und gibt sie in ein sauberes Leinentuch, das als Umschlag über Bronchien und Lunge gelegt wird. Mit einem warmen Tuch wird der Umschlag fixiert.
Vielfach liegt die Ursache für ein Lungenemphysem in einer gestörten Leber. In diesen Fällen rate ich zu folgender Kur:

Bärlapp

Ein gestrichener Teelöffel Bärlapp pro Tasse, mit heißem Wasser abbrühen, eine halbe Minute ziehen lassen, abseihen und schluckweise morgens auf nüchternen Magen trinken. Mehr als eine Tasse Tee wird pro Tag nicht getrunken.

Kleiner-Schwedenbitter-Umschlag

Äußerlich behandelt man die gestörte Leber mit Schwedenbitter-Umschlägen. Tagsüber sollte für 4 Stunden ein Schwedenbitter-Umschlag aufgelegt werden. Zunächst muß die Haut mit Ringelblumen-Salbe eingestrichen werden, damit der Alkohol des Umschlags ihr nicht das Fett entzieht. Anschließend beträufelt man einen geeignet großen Wattebausch mit Kleinem Schwedenbitter und legt ihn auf die Leber. Als Wärmeschutz kommt darüber eine trockene Lage Watte und eine Plastikfolie. Mit einem warmen Tuch wird der Umschlag fixiert.

Ringelblumen-Salbe

In einer Pfanne erhitzt man 250g reines Schweinefett und schüttet eine gehäufte Handvoll Ringelblumen (Blätter, Blüten und Stengel) in das heiße Fett. Man läßt das Ganze noch einmal aufschäumen, rührt kräftig um und nimmt die Pfanne vom Herd. Zugedeckt über Nacht auskühlen lassen. Am nächsten Tag wird die Pfanne noch einmal leicht erwärmt, der Inhalt in ein sauberes Leinentuch passiert, die Blätter, Blüten und Stengel werden ausgepreßt und die so gewonnene Salbe in verschließbare Gläser abgefüllt.

Zinnkraut-Umschlag

Je nach Schwere der Erkrankung rate ich neben den Schwedenbitter-Umschlägen zu ein bis drei Zinnkraut-Dunstumschlägen. Einer wird morgens vor dem Aufstehen aufgelegt, einer am Nachmittag, Einwirkzeit jeweils 2 Stunden. Der dritte Umschlag sollte über die ganze Nacht aufgelegt werden.
Zwei gehäufte Handvoll Zinnkraut werden in einem Sieb über einen Topf mit kochendem Wasser gehängt. Durch den aufsteigenden Wasserdampf wird das Zinnkraut heiß. Man kippt den Siebinhalt in ein sauberes Leinentuch und legt es auf die erkrankte Lunge. Mit einem warmen Tuch wird der Umschlag fixiert.

Lungenentzündung

Misch-Tee

Man mischt die gleiche Menge Spitzwegerich und Thymian. Der Tee wird folgendermaßen hergestellt:
Man bringt eine Tasse kaltes Wasser mit einer Scheibe Zitrone und einem Teelöffel braunem Kandiszucker zum Kochen. Nun zieht man das Gefäß vom Herd und gibt einen gehäuften Teelöffel der Kräutermischung dazu. Das Ganze läßt man eine halbe Minute ziehen, der Tee muß sehr heiß und schluckweise getrunken werden. Bei akuter Gefahr einer Lungenentzündung sollte dieser Tee stündlich frisch zubereitet und getrunken werden.

Kleiner-Schwedenbitter-Umschlag

Bei einer Lungenentzündung helfen auch Schwedenbitter-Umschläge.
Zunächst muß die Haut mit Ringelblumen-Salbe eingestrichen werden, damit der Alkohol des Kleinen Schwedenbitters ihr nicht das Fett entzieht. Anschließend beträufelt man einen geeignet großen Wattebausch mit Kleinem Schwedenbitter und legt ihn auf den Brustkorb. Als Wärmeschutz kommt darüber eine trockene Lage Watte und eine Plastikfolie. Mit einem warmen Tuch wird der Umschlag, der 4 Stunden einwirken soll, fixiert.

Ringelblumen-Salbe

Die zur Einreibung der Haut benötigte Ringelblumen-Salbe stellt man folgendermaßen her:
In einer Pfanne erhitzt man 250 g reines Schweinefett und schüttet eine gehäufte Handvoll Ringelblumen (Blätter, Blüten und Stengel) in das heiße Fett. Man läßt das Ganze noch einmal aufschäumen, rührt kräftig um und nimmt die Pfanne vom Herd. Zugedeckt über Nacht auskühlen lassen. Am nächsten Tag wird die Pfanne noch einmal leicht erwärmt, der Inhalt durch ein sauberes Leinentuch passiert, die Blätter, Blüten und Stengel werden ausgepreßt und die so gewonnene Salbe in verschließbare Gläser abgefüllt.

Lungenerkrankung

Brennessel

Die blutreinigende Heilkraft der Brennessel setzt man auch bei Lungenerkrankungen ein. Ein gehäufter Teelöffel Brennessel pro Tasse, mit heißem Wasser abbrühen, eine halbe Minute ziehen lassen, abseihen und schluckweise zwei bis vier Tassen am Tag trinken.

Huflattich-Sirup

Man füllt eine Lage frisch gepflückte und gewaschene Huflattichblätter in ein geeignetes Ton- oder Glasgefäß, darüber eine Lage Rohzucker, wieder eine Lage Blätter, bis das Gefäß voll ist, läßt die Schichten sich setzen und füllt nach. Anschließend wird das Gefäß mit mehreren Frischhaltefolien luftdicht verschlossen und an einer geschützten Stelle im Garten vergraben. Vor dem Zuschaufeln des Lochs wird das Gefäß mit einem Holzbrett abgedeckt. In der gleichmäßigen Erdwärme beginnt die Zucker-Huflattich-Mischung zu gären. Nach 8 Wochen gräbt man das Gefäß aus, kocht den entstandenen Sirup auf und füllt ihn abgekühlt in Flaschen. Man nimmt pro Tag einen Teelöffel pur oder verwendet ihn zum Süßen eines Kräutertees.

Kalmus

Tagsüber kaut man Kalmuswurzeln. Die etwas bitter schmeckende Flüssigkeit schluckt man mit etwas Schafgarben-Tee, die Wurzelrückstände werden ausgespuckt.

Schafgarbe

Ein gehäufter Teelöffel Schafgarbe pro Tasse, mit heißem Wasser abbrühen, eine halbe Minute ziehen lassen, abseihen und schluckweise vier Tassen Tee am Tag trinken.

Zinnkraut

Neben den obengenannten Tees trinkt man jeweils eine Tasse Zinnkraut-Tee morgens und abends vor den Mahlzeiten.
Dabei kommt ein gehäufter Teelöffel Zinnkraut auf eine Tasse, mit heißem Wasser abbrühen, eine halbe Minute ziehen lassen, abseihen und schluckweise trinken.

Kleiner-Schwedenbitter-Umschlag

Am Tage sollte man 4 Stunden einen Schwedenbitter-Umschlag auf die Lunge auflegen. Wenn dies Linderung verspricht, empfiehlt sich eventuell auch ein Schwedenbitter-Umschlag zur gleichen Zeit auf den Rücken. Zunächst muß die Haut mit Ringelblumen-Salbe eingestrichen werden, damit der Alkohol ihr nicht das Fett entzieht. Anschließend beträufelt man einen geeignet großen Wattebausch mit Kleinem Schwedenbitter und legt ihn auf den Brustkorb. Als Wärmeschutz kommt darüber eine trockene Lage Watte und eine Plastikfolie. Mit einem warmen Tuch wird der Umschlag fixiert.

Ringelblumen-Salbe

In einer Pfanne erhitzt man 250g reines Schweinefett und schüttet eine gehäufte Handvoll Ringelblumen (Blätter, Blüten und Stengel) in das heiße Fett. Man läßt das Ganze noch einmal aufschäumen, rührt kräftig um und nimmt die Pfanne vom Herd. Zugedeckt über Nacht auskühlen lassen. Am nächsten Tag wird die Pfanne noch einmal leicht erwärmt, der Inhalt durch ein sauberes Leinentuch passiert, die Blätter, Blüten und Stengel werden ausgepreßt und die so gewonnene Salbe in verschließbare Gläser abgefüllt.

Vogelknöterich

Ein gehäufter Teelöffel Vogelknöterich pro Tasse, mit heißem Wasser abbrühen, eine halbe Minute ziehen lassen, abseihen und schluckweise über den Tag verteilt zwei Tassen Tee trinken.

Zinnkraut-Umschlag

Über Nacht empfehle ich die Auflage eines Zinnkraut-Dunstumschlags auf den Brustkorb.
Zwei gehäufte Handvoll Zinnkraut werden in einem Sieb über einen Topf mit kochendem Wasser gehängt. Durch den aufsteigenden Wasserdampf wird das Zinnkraut heiß. Man kippt den Siebinhalt in ein sauberes Leinentuch und legt es auf die Lungen. Mit einem warmen Tuch wird der Umschlag abgebunden. Der Zinnkraut-Dunstumschlag sollte während der ganzen Nacht getragen werden.

Lungenerweiterung

Odermennig

Lungenerweiterungen heilt man mit Odermennig-Tee aus.
Ein gehäufter Teelöffel Odermennig pro Tasse, mit heißem Wasser abbrühen, eine halbe Minute ziehen lassen, abseihen und schluckweise drei Tassen Tee am Tag trinken.

Lungenkrebs

Kalmus

Tagsüber kaut man kleingeschnittene Kalmuswurzeln, schluckt den etwas bitter schmekkenden Wurzelsaft mit Schafgarben-Tee hinunter und spuckt die Wurzelrückstände aus.

Schafgarbe

Ein gehäufter Teelöffel Schafgarbe pro Tasse, mit heißem Wasser abbrühen, eine halbe Minute ziehen lassen, abseihen und über den Tag verteilt zwei bis drei Tassen Tee trinken.

Zinnkraut-Umschlag

Zwei gehäufte Handvoll Zinnkraut werden in einem Sieb über einen Topf mit kochendem Wasser gehängt. Durch den aufsteigenden Wasserdampf wird das Zinnkraut heiß. Man kippt den Siebinhalt in ein sauberes Leinentuch und legt es auf die Lungen. Mit einem warmen Tuch wird der Umschlag abgebunden. Der Zinnkraut-Dunstumschlag sollte während der ganzen Nacht getragen werden.

Lungensucht

Unter Lungensucht versteht man Wasseransammlungen in der Lunge.

Bärlauch-Wein

Als ideales Hausmittel hat sich der sogenannte Bärlauch-Wein bei Lungensucht empfohlen. In $^1/_4$ Liter herben Weißwein kocht man eine Handvoll frisch gepflückte, gewaschene und kleingeschnittene Blätter des Bärlauchs auf. Der Wein wird abgeseiht, kann je nach Geschmack mit Honig oder Sirup gesüßt werden und wird schluckweise über den Tag verteilt getrunken.

Kleiner Schwedenbitter

Je nach Schwere der Erkrankung nimmt man täglich auf nüchternen Magen einen Teelöffel oder einen Eßlöffel Kleinen Schwedenbitter, mit etwas Wasser verdünnt.

Lungentuberkulose

Huflattich

Ein gehäufter Teelöffel Huflattich pro Tasse, mit heißem Wasser abbrühen, eine halbe Minute ziehen lassen, abseihen und schluckweise über den Tag verteilt so heiß als möglich, zwei bis drei Tassen Tee trinken. Empfindliche Gaumen können den Huflattich-Tee mit etwas Honig süßen.

Spitzwegerich

Ein gehäufter Teelöffel Spitzwegerich pro Tasse, mit heißem Wasser abbrühen, eine halbe Minute ziehen lassen, abseihen und schluckweise zwei bis drei Tassen Tee am Tag trinken.

Zinnkraut

Ein gehäufter Teelöffel Zinnkraut pro Tasse, mit heißem Wasser abbrühen, eine halbe Minute ziehen lassen, abseihen und am Tag zwei bis drei Tassen Tee trinken.

Lungenverschleimung

Käsepappel

Verschleimungen der Lunge regelt der Käsepappel-Tee.
12 Stunden lang weicht man einen gehäuften Teelöffel Käsepappel pro Tasse in kaltem Wasser ein. Danach wird der Kaltansatz erwärmt und abgeseiht. Am Tag trinkt man zwischen zwei bis drei Tassen Tee. Praktischerweise füllt man seine Tagesration in eine angewärmte Thermoskanne.

Lupus

Unter Lupus versteht man tuberkulöse Hautflechten, die vor allem im Gesicht auftreten.

Schafgarbe

Man brüht zwei gehäufte Teelöffel Schafgarbe mit $^1/_2$ Liter heißem Wasser, läßt das Ganze eine halbe Minute ziehen und macht mit dem Absud Waschungen.

Zinnkraut

Mit Zinnkraut-Waschungen und Zinnkraut-Bädern kann man diese Flechte ausheilen.
Man brüht zwei gehäufte Teelöffel Zinnkraut mit $^1/_2$ Liter heißem Wasser, eine halbe Minute ziehen lassen, abseihen und mit dem Absud die betroffene Hautstelle waschen.
Die gebrühten Kräuter kann man auch in ein Leinentuch geben und als warmen Umschlag auf die betroffene Hautpartie legen.

Lymphdrüsenerkrankung

Äußerlich behandelt man Lymphdrüsenerkrankungen mit Einreibungen und Umschlägen sowie mit Ringelblumen-Salbe. Nach einer erfolgten Operation empfehlen sich auch Umschläge mit Kleinem Schwedenbitter und mit Zinnkraut.

Johannisöl

Man füllt eine Flasche mit frischen Blüten und Knospen des Johanniskrauts und übergießt sie mit Öl, so daß die Blüten bedeckt sind. Die Flasche stellt man drei Wochen in die Wärme.

Mit der Zeit verfärbt sich das Öl rot. Mit diesem Öl reibt man die erkrankten Drüsen mehrmals täglich ein.

Majoranöl

Man füllt eine Flasche mit Majoran, übergießt ihn mit Öl und läßt die Flasche drei Wochen in der Wärme stehen. Mit dem Majoranöl streicht man die erkrankten Drüsen ein.

Frischblätter-Auflage

Auflagen mit einem Brei aus frischen Blättern von Labkraut, Pestwurz, Spitz- oder Breitwegerich oder frische Blätter und Stengel der Ringelblume werden gewaschen und mit einem Nudelholz auf einem Holzbrett zerquetscht. Der frische Blätterbrei wird auf die erkrankten Lymphdrüsen aufgelegt. Man sollte alle beschriebenen Kräuterarten als Auflage verwenden, bis der Patient herausgefunden hat, welche Pflanze die angenehmste und wohltuendste Wirkung auslöst.

Misch-Tee

Man mischt 100 g Brennessel, 100 g Schafgarbe, 300 g Ringelblume und 100 g Zinnkraut. Ein gehäufter Teelöffel dieser Kräutermischung pro Tasse, mit heißem Wasser abbrühen, eine halbe Minute ziehen lassen, abseihen und schluckweise pro Tag sechs bis acht Tassen Tee trinken.

Kleiner Schwedenbitter

Pro Tag nimmt man mit dem obengenannten Misch-Tee drei Eßlöffel Kleinen Schwedenbitter ein. Dabei kommt ein Eßlöffel auf eine halbe Tasse Tee, die jeweils eine halbe Stunde vor und nach den drei Mahlzeiten getrunken wird.

Lymphdrüsenkrebs

Äußerlich behandelt man Lymphdrüsenerkrankungen mit Einreibungen und Umschlägen.

Johannisöl

Man füllt eine Flasche mit frischen Blüten und Knospen des Johanniskrauts und übergießt sie mit Öl, das die Blüten bedecken muß. Die Flasche stellt man drei Wochen in die Wärme. Mit der Zeit verfärbt sich das Öl rot. Mit diesem Öl reibt man die erkrankten Drüsen mehrmals täglich ein.

Majoran

Man füllt eine Flasche mit Majoran, übergießt es mit Öl und läßt die Flasche drei Wochen in der Wärme stehen. Mit dem Majoranöl streicht man die erkrankten Drüsen ein.

Ringelblumen-Salbe

Die vor dem Schwedenbitter-Umschlag aufzutragende Ringelblumen-Salbe stellt man folgendermaßen her:
In einer Pfanne erhitzt man 250 g reines Schweinefett und schüttet zwei gehäufte Handvoll Ringelblumen (Blätter, Blüten und Stengel) in das heiße Fett. Man läßt das Ganze noch einmal aufschäumen, rührt kräftig um und nimmt die Pfanne vom Herd. Zugedeckt über Nacht auskühlen lassen. Am nächsten Tag wird die Pfanne noch einmal leicht erwärmt, der Inhalt wird durch ein sauberes Leinentuch passiert, die Blätter, Blüten und Stengel werden ausgepreßt und die so gewonnene Salbe in verschließbare Gefäße abgefüllt. Mit der Ringelblumen-Salbe streicht man die erkrankten Lymphdrüsen ein.

Zinnkraut-Dunstumschlag

Zwei gehäufte Handvoll Zinnkraut hängt man in einem Sieb über einen Topf mit kochendem Wasser. Durch den aufsteigenden Wasserdampf wird das Zinnkraut heiß. Man kippt es in ein sauberes Leinentuch und legt es über die schmerzenden Drüsen. Der Umschlag wird mit einem warmen Tuch fixiert und muß mehrere Stunden oder über die ganze Nacht einwirken.

Frischblätter-Auflage

Frische Blätter von Labkraut, Pestwurz, Spitz- oder Breitwegerich oder frische Blätter und Stengel der Ringelblume werden gewaschen und mit einem Nudelholz auf einem Holzbrett zerquetscht. Der frische Blätterbrei wird auf die erkrankten Lymphdrüsen aufgelegt. Man sollte alle beschriebenen Kräuterarten als Auflage verwenden, bis der Patient herausgefunden hat, welche Pflanze die angenehmste und wohltuendste Wirkung auslöst.

Kleiner-Schwedenbitter-Umschlag

Vor dem Auflegen streicht man die Drüsen mit Ringelblumen-Salbe ein, damit der Alkohol des Kleinen Schwedenbitters der Haut nicht das Fett entzieht. Ein geeignet großer Wattebausch wird mit Kleinem Schwedenbitter beträufelt und aufgelegt. Als Wärmeschutz legt man darüber eine trockene Lage Watte, bedeckt diese mit einer Plastikfolie zum Schutz der Kleidung und fixiert die Auflage mit einem warmen Tuch. Den Schwedenbitter-Umschlag läßt man je nach Verträglichkeit 2 bis 4 Stunden oder über die ganze Nacht einwirken.

Lymphdrüsenschwellung

Johannisöl

Lymphdrüsenschwellungen klingen ab, wenn man sie mehrmals täglich mit Johannisöl einstreicht.
Man füllt eine Flasche mit frischen Blüten und Knospen des Johanniskrauts und übergießt sie mit Öl, das die Blüten bedecken muß. Die Flasche stellt man drei Wochen in die Wärme. Mit der Zeit verfärbt sich das Öl rot.

Lymphdrüsenstörung

Labkraut

Lymphdrüsenstörungen reguliert Labkraut-Tee.
Ein gehäufter Teelöffel Labkraut pro Tasse, mit heißem Wasser abbrühen, eine halbe Minute ziehen lassen, abseihen und schluckweise zwei bis drei Tassen Tee am Tag trinken.

Magenblutung

Beinwurz

12 Stunden weicht man zwei Teelöffel kleingeschnittene Wurzeln der Beinwurz pro Tasse in kaltem Wasser ein. Danach wird der Kaltansatz erwärmt und abgeseiht. Über den Tag verteilt trinkt man schluckweise zwei bis vier Tassen. Praktischerweise füllt man seine Tagesration in eine angewärmte Thermoskanne.

Hirtentäschel

Ein gehäufter Teelöffel Hirtentäschel pro Tasse, mit heißem Wasser abbrühen, eine halbe Minute ziehen lassen, abseihen und schluckweise zwei bis drei Tassen am Tag trinken.

Schafgarbe

Ein gehäufter Teelöffel Schafgarbe pro Tasse, mit heißem Wasser abbrühen, eine halbe Minute ziehen lassen, abseihen und schluckweise zwei bis drei Tassen am Tag trinken.

Zinnkraut

Je nach Stärke der Blutungen kommen auf eine Tasse Tee zwei bis drei gehäufte Teelöffel Zinnkraut, mit heißem Wasser abbrühen, eine halbe Minute ziehen lassen, abseihen und schluckweise ein bis zwei Tassen am Tag trinken.

Magenerweiterung

Odermennig

Dank seiner zusammenziehenden Wirkung hilft der Odermennig-Tee bei einer Magenerweiterung.
Ein gehäufter Teelöffel Odermennig pro Tasse, mit heißem Wasser abbrühen, eine halbe Minute ziehen lassen, abseihen und schluckweise drei Tassen Tee am Tag trinken.

Magengeschwür

Brennessel

Ein gehäufter Teelöffel Brennessel pro Tasse, mit heißem Wasser abbrühen, eine halbe Minute ziehen lassen, abseihen und schluckweise bis zu vier Tassen Tee am Tag trinken.
Die Brennessel eignet sich vor allem für eine längere Kur, da der Tee problemlos über mehrere Wochen getrunken werden kann.

Käsepappel

Bei Magengeschwüren empfiehlt sich eine Suppe aus frischen Käsepappelblättern und Gerste.
Zunächst kocht man die Gerste und gibt dann, wenn sie abgekühlt ist, frisch gepflückte, gewaschene und kleingeschnittene Käsepappelblätter hinzu.

Ringelblume

Ein gehäufter Teelöffel Ringelblume pro Tasse, mit heißem Wasser abbrühen, eine halbe

Minute ziehen lassen, abseihen und schluckweise zwei bis drei Tassen Tee am Tag trinken.

Vogelknöterich

Ein gehäufter Teelöffel Vogelknöterich pro Tasse, mit heißem Wasser abbrühen, eine halbe Minute ziehen lassen, abseihen und schluckweise über den Tag verteilt zwei Tassen Tee trinken.

Misch-Tee

Man mischt 100g Beinwurz, 50g Ringelblume und 50g Vogelknöterich.
Ein gehäufter Teelöffel dieser Kräutermischung pro Tasse, mit heißem Wasser abbrühen, eine halbe Minute ziehen lassen, abseihen und schluckweise drei bis vier Tassen am Tag trinken.

Magenkrebs

Misch-Tee

Bei Magenkrebs trinkt man pro Tag sechs bis acht Tassen Tee aus der gleichen Menge von frischen Brennesseln und Ringelblume.
Dabei kommt ein gehäufter Teelöffel dieser Kräutermischung auf eine Tasse, mit heißem Wasser abbrühen, eine halbe Minute ziehen lassen, abseihen und schluckweise trinken.

Misch-Saft

Frisch gepflückte Brennessel, Löwenzahn, Schafgarbe und Spitzwegerich werden gewaschen und in einem Entsafter ausgepreßt. Von diesem Frischsaft nimmt man stündlich einen Eßlöffel voll. Sollte eines der Heilkräuter, jahreszeitlich bedingt, nicht frisch zu pflücken sein, sollte man den Frischsaft aus den verfügbaren Kräutern trinken.

Sauerklee-Saft

Mit dem obengenannten Tee nimmt man, vor allem bei beginnendem Magenkrebs, jede Stunde 3 bis 5 Tropfen frisch gepreßten Sauerklee-Saft ein.
Der frisch gepflückte Sauerklee wird gewaschen und feucht in einem Entsafter ausgepreßt.

Kleiner-Schwedenbitter-Umschlag

Täglich sollte man für 4 Stunden einen Schwedenbitter-Umschlag auf die Magengegend legen. Zunächst muß die Haut mit Ringelblumen-Salbe eingestrichen werden, damit der Alkohol des Kleinen Schwedenbitters ihr nicht das Fett entzieht. Anschließend beträufelt man einen geeignet großen Wattebausch mit Kleinem Schwedenbitter und legt ihn auf. Darüber kommt als Wärmeschutz eine Lage trockene Watte und eine Plastikfolie. Mit einem warmen Tuch wird der Umschlag fixiert.

Ringelblumen-Salbe

In einer Pfanne erhitzt man 250g reines Schweinefett und schüttet eine gehäufte Handvoll Ringelblumen (Blätter, Blüten und Stengel) in das heiße Fett. Man läßt das Ganze noch einmal aufschäumen, rührt kräftig um und nimmt die Pfanne vom Herd. Zugedeckt über Nacht auskühlen lassen. Am nächsten Tag wird die Pfanne noch einmal leicht erwärmt, der Inhalt durch ein sauberes Leinentuch passiert, die Blätter, Blüten und Stengel werden ausgepreßt und die so gewonnene Salbe in verschließbare Gläser abgefüllt.

Zinnkraut-Umschlag

Über Nacht empfehle ich die Auflage eines Zinnkraut-Dunstumschlags.
Zwei gehäufte Handvoll Zinnkraut werden in einem Sieb über einen Topf mit kochendem Wasser gehängt. Durch den aufsteigenden Wasserdampf wird das Zinnkraut heiß. Man kippt den Siebinhalt in ein sauberes Leinentuch und legt es als warmen Umschlag auf die Magengegend. Mit einem warmen Tuch wird der Umschlag fixiert und sollte die ganze Nacht über einwirken. Sind mit dem Magenkrebs starke Schmerzen verbunden, empfehle ich morgens und nachmittags jeweils einen weiteren Zinnkraut-Dunstumschlag, der etwa 2 Stunden einwirken sollte.

Magenleiden

Kalmus

Zwölf Stunden weicht man einen gestrichenen Teelöffel Kalmuswurzeln in einer Tasse mit kaltem Wasser ein. Anschließend wird der Kaltansatz erwärmt und abgeseiht. Vor und nach jeder Mahlzeit nimmt man einen Schluck des Tees. Das macht sechs Schluck am Tag

und entspricht einer Tasse Tee. Mehr darf nicht getrunken werden!
Praktischerweise füllt man den Tee in eine angewärmte Thermoskanne.

Kamille

Ein gehäufter Teelöffel Kamille pro Tasse, mit heißem Wasser abbrühen, eine halbe Minute ziehen lassen, abseihen und schluckweise zwei bis drei Tassen Tee am Tag trinken.

Kleiner Schwedenbitter

Mit einem der oben genannten Kräutertees nimmt man täglich, je nach Schwere des Magenleidens, drei Teelöffel bis drei Eßlöffel Kleinen Schwedenbitter ein. Dabei kommt ein Löffel auf eine halbe Tasse Tee, die jeweils zur Hälfte vor und nach den Mahlzeiten getrunken wird.

Magensäure

Kalmus

Bei zuviel oder zuwenig Magensäure hilft die Kalmuswurzel.
12 Stunden weicht man einen gestrichenen Teelöffel Kalmuswurzel in einer Tasse kaltem Wasser ein. Danach wird der Kaltansatz erwärmt und abgeseiht. Vor und nach den Mahlzeiten trinkt man jeweils einen Schluck. Das ergibt sechs Schluck und entspricht einer Tasse. Mehr darf nicht getrunken werden! Praktischerweise füllt man den Tee in eine angewärmte Thermoskanne.

Magenschwäche

Walnuß-Essenz

Magenschwäche heilt die Nuß-Essenz.
Aus den grünen Nüssen des Walnußbaums setzt man eine Nuß-Essenz an. Bis zu 25 grüne, kleingeschnittene Nüsse werden in eine Flasche gefüllt und mit 38- bis 40%igem Kornbranntwein übergossen. Man läßt die Flasche mindestens drei Wochen in der Wärme stehen. Pro Tag nimmt man, je nach Bedarf, einen Teelöffel Walnuß-Essenz.

Magenverschleimung

Brennessel

Bei einer Verschleimung des Magens empfiehlt sich eine Brennessel-Kur.
Ein gehäufter Teelöffel Brennessel pro Tasse, mit heißem Wasser abbrühen, eine halbe Minute ziehen lassen, abseihen und schluckweise über den Tag verteilt bis zu vier Tassen Tee trinken.

Ehrenpreis

Ein gehäufter Teelöffel Ehrenpreis pro Tasse, mit heißem Wasser abbrühen, eine halbe Minute ziehen lassen, abseihen und schluckweise zwei bis drei Tassen Tee am Tag trinken.

Kamille

Ein gehäufter Teelöffel Kamille pro Tasse, mit heißem Wasser abbrühen, eine halbe Minute ziehen lassen, abseihen und schluckweise zwei bis drei Tassen Tee am Tag trinken.

Käsepappel

12 Stunden lang weicht man einen gehäuften Teelöffel Käsepappel pro Tasse in kaltem Wasser ein. Danach wird der Kaltansatz erwärmt und abgeseiht. Am Tag trinkt man schluckweise zwei Tassen. Die Tagesration füllt man in eine angewärmte Thermoskanne.

Salbei

Ein gehäufter Teelöffel Salbei pro Tasse, mit heißem Wasser abbrühen, eine halbe Minute ziehen lassen, abseihen und schluckweise zwei Tassen Tee am Tag trinken.

Wegwarte

12 Stunden weicht man einen gehäuften Teelöffel Wegwartewurzeln in einer Tasse kaltem Wasser ein. Anschließend wird der Kaltansatz erwärmt und abgeseiht. Über den Tag verteilt trinkt man zwei Tassen Tee. Praktischerweise füllt man seine Tagesration in eine angewärmte Thermoskanne.

Mandelentzündung

Käsepappel

12 Stunden weicht man einen gehäuften Teelöffel Käsepappel pro Tasse in kaltem Wasser ein. Anschließend wird der Kaltansatz erwärmt und abgeseiht. Über den Tag verteilt trinkt man zwei bis drei Tassen Käsepappel-Tee. Praktischerweise füllt man seine Tagesration in eine angewärmte Thermoskanne.

Salbei

Ein gehäufter Teelöffel Salbei pro Tasse, mit heißem Wasser abbrühen, eine halbe Minute ziehen lassen, abseihen und mehrmals täglich damit gurgeln. Ab und zu kann man selbstverständlich auch einen Schluck Salbei-Tee trinken.

Zinnkraut

Ein gehäufter Teelöffel Zinnkraut pro Tasse, mit heißem Wasser abbrühen, eine halbe Minute ziehen lassen, abseihen und mit dem warmen Zinnkraut-Absud mehrmals täglich gurgeln.

Melanom

Hier empfehle ich dieselben Heilkräuterrezepte wie unter dem Stichwort Adenom.

Milzerkrankung

Brennessel

Die blutreinigende Wirkung der Brennessel macht man sich auch bei einer Milzerkrankung zunutze.
Ein gehäufter Teelöffel Brennessel pro Tasse, mit heißem Wasser abbrühen, eine halbe Minute ziehen lassen, abseihen und schluckweise bis zu vier Tassen Tee am Tag trinken.

Kalmus

12 Stunden weicht man einen gestrichenen Teelöffel Kalmuswurzeln in einer Tasse kaltem Wasser ein. Danach wird der Kaltansatz erwärmt und abgeseiht. Vor und nach jeder Mahlzeit trinkt man jeweils einen Schluck. Das macht sechs Schluck am Tag und entspricht dem Inhalt einer Tasse. Mehr Kalmuswurzel-Tee darf nicht getrunken werden!

Löwenzahn

Man sammelt während der Blütezeit Löwenzahnstengel mit Blüten, wäscht sie, entfernt die Blütenköpfe und ißt pro Tag 4 bis 6 Stengel roh.

Odermennig

Ein gehäufter Teelöffel Odermennig pro Tasse, mit heißem Wasser abbrühen, eine halbe Minute ziehen lassen, abseihen und schluckweise zwei Tassen Tee am Tag trinken.

Wegwarte

12 Stunden weicht man einen gehäuften Teelöffel Wegwartewurzeln in einer Tasse kaltem Wasser ein. Anschließend wird der Kaltansatz erwärmt und abgeseiht. Über den Tag verteilt trinkt man zwei Tassen Tee. Praktischerweise füllt man seine Tagesration in eine angewärmte Thermoskanne.

Misch-Tee

Man mischt 50 g Ehrenpreis, 50 g Löwenzahnwurzeln, 25 g Waldmeister und 25 g Wegwarteblüten.
Einen gehäuften Teelöffel dieser Kräutermischung pro Tasse, mit heißem Wasser abbrühen, eine halbe Minute ziehen lassen, abseihen und schluckweise zwei Tassen Tee am Tag trinken.

Multiple Sklerose

Bei dieser als unheilbar geltenden Krankheit können die Kräuter aus dem Garten Gottes helfen, man muß aber die nötige Ausdauer und einen starken Glauben an die Heilkraft haben und auch ausreichend Zeit in die Behandlung investieren.
Nach Möglichkeit sollte man solange wie möglich frische Kräuter verwenden, deren Heilkraft die von getrockneten übersteigt. Beim Sammeln sollte man stets daran denken, sich einen geeigneten Wintervorrat anzulegen und die Kräuter trocknen.
Die nachfolgend aufgeführten Heilkräuter können selbstverständlich unmöglich alle zur

gleichen Zeit eingesetzt werden. Wichtig ist nur zu wissen, daß alle aufgeführten Bäder, Tees und Essenzen helfen können. Es ist Ihrer Phantasie und der Verfügbarkeit der betreffenden Kräuter überlassen, wie und in welcher Reihenfolge Sie die verschiedenen Heilmittel einsetzen.

Beinwurz-Essenz

Die Wurzeln der Beinwurz werden mit einer Bürste gründlich gewaschen, klein geschnitten und bis zum Hals in eine Flasche gefüllt. 38- bis 40%iger Kornbranntwein wird dazugegossen, bis alle Wurzeln vom Alkohol bedeckt sind. Die Flasche stellt man mindestens zwei Wochen in die Wärme. Mit der Beinwurz-Essenz werden die erkrankten Körperpartien des Patienten eingerieben.

Beinwurz-Umschlag

Wenn eine Behinderung auf Steifheit der Wirbelsäule zurückzuführen ist, empfehlen sich warme Breiumschläge mit Beinwurzmehl.
Beinwurzmehl wird mit heißem Wasser zu einem Brei verrührt, die Dosierung beträgt einen Eßlöffel pro Tasse heißes Wasser. Damit sich der Brei leichter auf ein Leinentuch auftragen läßt, gießt man einige Tropfen Öl in den Brei. Der Breiumschlag wird warm auf die betroffene Stelle der Wirbelsäule gelegt.

Frauenmantel

Ein gehäufter Teelöffel Frauenmantel pro Tasse, mit heißem Wasser abbrühen, eine halbe Minute ziehen lassen, abseihen und schluckweise über den Tag verteilt vier Tassen Tee trinken.

Hirtentäschel

Hirtentäschel, verwendbar ist das ganze Kraut, wird gewaschen, klein geschnitten und in eine Flasche gefüllt, die mit 38- bis 40%igem Kornbranntwein aufgefüllt wird. Der Alkohol muß die Kräuter bedecken. Die Flasche stellt man mindestens zwei Wochen in die Wärme.
Mit der so gewonnenen Essenz wird der Patient täglich zwei- bis dreimal eingerieben. Hierbei sollte sich das Augenmerk auf die erkrankten Muskelpartien konzentrieren.

Johanniskraut-Essenz

Die frischen Blüten und Knospen des Johanniskrauts füllt man in eine Flasche und übergießt sie mit 38- bis 40%igem Kornbranntwein. Die Flasche stellt man mindestens zwei Wochen in die Wärme. Mit der Essenz werden Gelenke, Hüften und Rückgrat des Patienten eingerieben.

Johannisöl

Frisch gepflückte Blüten und Knospen des Johanniskrauts füllt man in eine Flasche und übergießt sie mit Öl. Die Flasche stellt man drei Wochen in die Wärme. Mit dem Johannisöl reibt man den Patienten am ganzen Körper ein. Der Einsatz des Öls empfiehlt sich vor allem vor der Einreibung mit den oben beschriebenen Essenzen.

Kamillen-Essenz

Frisch gepflückte Kamillenblüten füllt man in eine Flasche, die mit 38- bis 40%igem Kornbranntwein übergossen werden, bis die Kräuter bedeckt sind. Die Flasche stellt man mindestens zwei Wochen in die Wärme. Mit der Essenz reibt man Gelenke, Hüften und Rückgrat des Patienten ein.

Kamillenöl

Frisch gepflückte Kamillenblüten füllt man in eine Flasche und übergießt sie mit Öl. Die Flasche stellt man drei Wochen in die Wärme. Mit dem Kamillenöl reibt man den ganzen Körper ein.

Salbei

Neben dem Frauenmantel-Tee verabreicht man zwei Tassen Salbei-Tee pro Tag.
Ein gehäufter Teelöffel Salbei pro Tasse, mit heißem Wasser abbrühen, eine halbe Minute ziehen lassen, abseihen und schluckweise trinken.

Sauerklee-Saft

In einem Entsafter preßt man aus frischen Blüten des Sauerklees, sie müssen frisch gepflückt, gewaschen und noch feucht sein, Frischsaft. Mit einem der oben beschriebenen Tees nimmt man pro Tag sechs Stunden lang stündlich 3 bis 5 Tropfen Sauerklee-Saft.

Schafgarbe

Morgens und abends trinkt man je eine Tasse Schafgarben-Tee.
Ein gehäufter Teelöffel Schafgarbe pro Tasse, mit heißem Wasser abbrühen, eine halbe

Minute ziehen lassen, abseihen und schluckweise trinken.

Schafgarben-Essenz

Frisch gepflückte Blüten der Schafgarbe füllt man in eine Flasche und übergießt sie mit 38- bis 40%igem Kornbranntwein. Die Flasche bleibt mindestens zwei Wochen in der Wärme stehen. Mit der Essenz reibt man Gelenke, Hüften und Rückgrat des Patienten ein.
Verfügt unsere Hausapotheke über alle drei Essenzen, so sollte man wöchentlich zwischen Johanniskraut-, Kamillen- und Schafgarben-Essenz wechseln.

Thymianöl

Frisch gepflückte Blüten des Thymians füllt man in eine Flasche und übergießt sie mit Öl. Die Flasche stellt man drei Wochen in die Wärme. Mit dem Thymianöl reibt man den ganzen Körper des Patienten ein.
Einreibungen mit einem der oben beschriebenen Kräuteröle macht man am effektivsten vor Einreibungen mit den alkoholhaltigen Essenzen, die leicht der Haut das Fett entziehen.

Wiesenbärenklau-Auflage

Ganzkörperauflagen mit frischen Blättern des Wiesenbärenklaus sind ebenfalls sehr erfolgreich und schnell wirkend.
Die frisch gepflückten Blätter werden gewaschen und mit einem Nudelholz auf einem Holzbrett zerquetscht. Diesen frischen Blätterbrei streut man auf ein sauberes Leintuch, in das der Patient eingewickelt wird. Mit einem Bademantel oder mehreren warmen Tüchern wird der Patient warm eingepackt und muß eine Nacht in den Kräutern liegen bleiben.
Sollte der Patient die Breiauflage als unangenehm empfinden, so muß sie sofort entfernt werden.

Kleiner Schwedenbitter

Pro Tag nimmt man drei Eßlöffel Kleinen Schwedenbitter, mit etwas Wasser oder Kräutertee verdünnt, zu sich. Dabei kommt ein Eßlöffel Kleiner Schwedenbitter auf eine halbe Tasse, die man jeweils zur Hälfte vor und nach den drei Mahlzeiten trinkt.

Kleiner-Schwedenbitter-Umschlag

Schwedenbitter-Umschläge sollte man täglich 4 Stunden auf den Hinterkopf auflegen.
Ein geeignet großer Wattebausch wird mit Kleinem Schwedenbitter beträufelt und auf den Hinterkopf aufgelegt.

Sitzbäder

Sitzbäder aus Fichtenspitzen, Johanniskraut, Kamille, Salbei, Schafgarbe, Thymian und Zinnkraut sind erfolgreich im Kampf gegen Lähmungen. Wie schon eingangs gesagt, sollte man auch bei der Anwendung der Kräuter für Sitzbäder nicht übertreiben. Pro Woche darf nur eine Kräutersorte verwendet werden.
Die Zubereitung ist für alle Kräuterarten gleich.
12 Stunden weicht man 100 g Kräuter in einem 5-Liter-Eimer mit kaltem Wasser ein. Anschließend wird der Kaltansatz erwärmt, abgeseiht und dem Badewasser zugegossen. Die Wanne muß dabei so viel Wasser fassen, daß die Nieren des Badenden bedeckt sind. Die Badedauer beträgt 20 Minuten. Anschließend nicht abtrocknen, sondern in einen Bademantel gehüllt im Bett eine Stunde nachschwitzen.

Vollbäder

Einmal wöchentlich sollte man im Wechsel ein Brennessel- oder ein Thymian-Vollbad nehmen.
Für ein Vollbad benötigt man 200 g Kräuter, die 12 Stunden in einem 5-Liter-Eimer mit kaltem Wasser eingeweicht werden. Anschließend wird der Kaltansatz erwärmt, abgeseiht und dem Badewasser zugegossen. Die Wanne darf dabei nur so viel Wasser fassen, daß das Herz des Badenden außerhalb des Wassers ist. Die Badedauer beträgt 20 Minuten. Anschließend nicht abtrocknen, sondern in einen Bademantel gehüllt im Bett eine Stunde nachschwitzen.

Mundhöhlenentzündung

Käsepappel

12 Stunden weicht man einen gehäuften Teelöffel Käsepappel pro Tasse in kaltem Wasser ein. Anschließend wird der Kaltansatz erwärmt und abgeseiht. Pro Tag trinkt man schluckweise zwei bis drei Tassen. Praktischerweise füllte man seine Tagesration in eine angewärmte Thermoskanne.

Salbei

Ein gehäufter Teelöffel Salbei pro Tasse, mit heißem Wasser abbrühen, eine halbe Minute ziehen lassen, abseihen und mit dem Salbei-Tee mehrmals täglich gurgeln.

Mundschleimhautentzündung

Käsepappel

12 Stunden weicht man einen gehäuften Teelöffel Käsepappel pro Tasse in kaltem Wasser ein. Anschließend wird der Kaltansatz erwärmt und abgeseiht. Pro Tag trinkt man schluckweise zwei bis drei Tassen. Praktischerweise füllt man seine Tagesration in eine angewärmte Thermoskanne.

Odermennig

Ein gehäufter Teelöffel Odermennig pro Tasse, mit heißem Wasser abbrühen, eine halbe Minute ziehen lassen, abseihen und mit dem Tee mehrmals täglich gurgeln.

Salbei

Ein gehäufter Teelöffel Salbei pro Tasse, mit heißem Wasser abbrühen, eine halbe Minute ziehen lassen, abseihen und mit dem Salbei-Tee mehrmals täglich gurgeln.

Zinnkraut

Ein gehäufter Teelöffel Zinnkraut pro Tasse, mit heißem Wasser abbrühen, eine halbe Minute ziehen lassen, abseihen und mit dem Tee mehrmals täglich gurgeln.

Muskelerkrankung

Hirtentäschel-Essenz

Für die äußerliche Anwendung empfiehlt sich Hirtentäschel-Essenz zum Einreiben.
Man füllt frisches Hirtentäschel, gewaschen und klein geschnitten, in eine Flasche und übergießt es mit 38- bis 40%igem Kornbranntwein. Anschließend stellt man die Flasche mindestens zwei Wochen in die Wärme. Mit der Essenz reibt man mehrmals täglich die betroffenen Muskeln ein.

Misch-Tee

Frauenmantel und Hirtentäschel, die gleiche Menge gemischt, versprechen Hilfe bei Muskelerkrankungen.
Ein gehäufter Teelöffel dieser Kräutermischung pro Tasse, mit heißem Wasser abbrühen, eine halbe Minute ziehen lassen, abseihen und schluckweise drei bis vier Tassen am Tag trinken.

Muskelschwund

Frauenmantel

Ein gehäufter Teelöffel Frauenmantel pro Tasse, mit heißem Wasser abbrühen, eine halbe Minute ziehen lassen, abseihen und schluckweise über den Tag verteilt vier Tassen Tee trinken.
Nach Möglichkeit sollte man frisch gepflückte Kräuter verwenden.

Hirtentäschel-Essenz

Als äußerliche Anwendung reibt man dreimal täglich die vom Muskelschwund betroffenen Partien mit Hirtentäschel-Essenz ein.
Man füllt frisches Hirtentäschelkraut, gewaschen und klein geschnitten, in eine Flasche und übergießt es mit 38- bis 40%igem Kornbranntwein. Anschließend stellt man die Flasche mindestens zwei Wochen in die Wärme. Mit der Essenz reibt man mehrmals täglich die betroffenen Muskeln ein.

Thymianöl

Neben der Hirtentäschel-Essenz empfiehlt sich auch Thymianöl für die äußerliche Anwendung beim Muskelschwund.
Frisch gepflückte Thymianblüten werden in eine Flasche gefüllt und mit Öl übergossen. Die Flasche läßt man drei Wochen in der Sonne stehen. Mit dem so gewonnenen Thymianöl reibt man mehrmals täglich, im Wechsel mit der Hirtentäschel-Essenz, die vom Muskelschwund befallenen Glieder ein.

Muskelverdickung

Muskelverdickungen, oftmals eine Folgeerscheinung von Rheuma, heilt man mit warmen Breiumschlägen.

Beinwurz

Einen Eßlöffel Beinwurzmehl mischt man mit einigen Tropfen Speiseöl und einer Tasse heißem Wasser zu einem Brei. Dieser wird auf ein Leinentuch gestrichen und warm auf die Muskelverdickung aufgelegt.

Myom

Unter einem Myom versteht man eine gutartige Geschwulst des Muskelgewebes.

Schafgarben-Sitzbad

Schafgarben-Sitzbäder sind das einzige mir bekannte Mittel zur Ausheilung eines Myoms. 12 Stunden weicht man 100 g Schafgarbe in einem 5-Liter-Eimer mit kaltem Wasser ein. Anschließend wird der Kaltansatz erwärmt, abgeseiht und dem Badewasser zugegossen. Die Badedauer beträgt 20 Minuten. Anschließend nicht abtrocknen, sondern in einen Bademantel gehüllt im Bett eine Stunde nachschwitzen.

Nebenhöhlenkatarrh

Kamille

Ein gehäufter Teelöffel Kamille pro Tasse, mit heißem Wasser abbrühen, eine halbe Minute ziehen lassen, abseihen und schluckweise über den Tag verteilt drei Tassen Tee trinken.

Nervenentzündung

Brennessel

Bei Nervenentzündungen in Armen und Beinen streicht man diese mit einer frisch gepflückten Brennessel ganz vorsichtig ein.

Johanniskraut

Ein gehäufter Teelöffel Johanniskraut pro Tasse, mit heißem Wasser abbrühen, eine halbe Minute ziehen lassen, abseihen und schluckweise über den Tag verteilt drei Tassen Tee trinken.

Kastanien-Kissen

Frische Roßkastanien werden von ihrer braunen Schale befreit, der innere weiße Kern wird gerieben oder in einem Mixer zu Grieß zerkleinert, in einen Kissenbezug gefüllt, zugenäht und auf die nervenentzündliche Stelle gelegt.

Schafgarben-Bad

Sind Arme oder Beine von einer Nervenentzündung befallen, helfen Bäder mit Schafgarbe.
12 Stunden weicht man 100 g Schafgarbe in einem 5-Liter-Eimer mit kaltem Wasser ein. Danach wird der Kaltansatz erwärmt und abgeseiht. Mit dem Absud wäscht man die von der Nervenentzündung befallenen Körperpartien.

Nervenleiden

Johanniskraut

Ein gehäufter Teelöffel Johanniskraut pro Tasse, mit heißem Wasser abbrühen, eine halbe Minute ziehen lassen, abseihen und schluckweise über den Tag verteilt drei Tassen Tee trinken.

Labkraut

Ein gehäufter Teelöffel Labkraut pro Tasse, mit heißem Wasser abbrühen, eine halbe Minute ziehen lassen, abseihen und schluckweise zwei bis drei Tassen Tee am Tag trinken.

Thymian

Ein gehäufter Teelöffel Thymian pro Tasse, mit heißem Waser abbrühen, eine halbe Minute ziehen lassen, abseihen und schluckweise zwei bis drei Tassen Tee am Tag trinken.

Thymian-Vollbad

Einmal im Monat nimmt man ein Thymian-Vollbad, insgesamt nur zwei Bäder.
12 Stunden weicht man 200 g Thymian in einem 5-Liter-Eimer mit kaltem Wasser ein. Anschließend wird der Kaltansatz erwärmt, abgeseiht und dem Badewasser zugegossen. Das Herz des Badenden muß dabei außerhalb des Wassers bleiben. Die Badedauer beträgt 20 Minuten. Anschließend nicht abtrocknen, sondern in einen Bademantel gehüllt im Bett eine Stunde nachschwitzen.

Nervenschwäche

Ehrenpreis

Ein gehäufter Teelöffel Ehrenpreis pro Tasse, mit heißem Wasser abbrühen, eine halbe Minute ziehen lassen, abseihen und schluckweise ein bis zwei Tassen am Tag trinken.
Mit dem Tee trinkt man pro Tag eine viertel Tasse frisch ausgepreßten Sellerie-Saft.

Johanniskraut

Ein gehäufter Teelöffel Johanniskraut pro Tasse, mit heißem Wasser abbrühen, eine halbe Minute ziehen lassen, abseihen und schluckweise über den Tag verteilt drei Tassen Tee trinken.

Salbei-Sitzbad

Einmal wöchentlich sollte man ein Salbei-Sitzbad nehmen.
12 Stunden weicht man 100 g Salbei in einem 5-Liter-Eimer mit kaltem Wasser ein. Danach wird der Kaltansatz erwärmt und dem Badewasser zugegossen. Die Wanne darf dabei nur so viel Wasser fassen, daß die Nieren des Badenden bedeckt sind. Die Badedauer beträgt 20 Minuten. Anschließend nicht abtrocknen, sondern in einen Bademantel gehüllt im Bett eine Stunde nachschwitzen.

Misch-Tee

Man mischt 5 g Baldrianwurzeln, 15 g Hopfen, 10 g Johanniskraut, 25 g Lavendelblüten und 50 g Schlüsselblumen.
Ein gehäufter Teelöffel dieser Kräutermischung pro Tasse, mit heißem Wasser abbrühen, eine halbe Minute ziehen lassen, abseihen und schluckweise vor dem Schlafengehen so warm als möglich trinken. Empfindliche Gaumen können den Tee mit etwas Honig süßen.

Nervenverletzung

Johanniskraut

Ein gehäufter Teelöffel Johanniskraut pro Tasse, mit heißem Wasser abbrühen, eine halbe Minute ziehen lassen, abseihen und schluckweise über den Tag verteilt drei Tassen Tee trinken.

Netzhautablösung

Schöllkraut

Für die Behandlung der Augen darf der dickflüssige Saft aus den Blütenstengeln des Schöllkrauts nicht verwendet werden.
Man nimmt statt dessen ein frisch gepflücktes Schöllkrautblatt, zerreibt den Stengel zwischen den angefeuchteten Fingern und streicht sich Frischsaft über die geschlossenen Augenlider.
Über Nacht empfiehlt es sich, über die geschlossenen Augen ein frisch gewaschenes Schöllkrautblatt zu legen und mit einem Tuch abzubinden.

Kleiner Schwedenbitter

Man beträufelt zwei kleine Wattebäusche mit einigen Tropfen Kleinem Schwedenbitter und legt sie auf die geschlossenen Augenlider. Der Kleine Schwedenbitter sollte rund eine Stunde lang einwirken. Zusätzlich dazu streicht man morgens und abends die Augenlider zu den Augenwinkeln zu leicht mit Kleinem Schwedenbitter ein. Dabei sollte man nicht liegen, sondern entspannt sitzen.
Genau die gleiche Behandlung empfiehlt sich bei Netzhautblutungen und poröser Netzhaut.

Neuralgie

Unter Neuralgie versteht man Nervenschmerzen, die von Zeit zu Zeit anfallartig auftreten.

Kamillenöl

Bei einer Neuralgie empfehle ich Einreibungen mit Kamillenöl.
Man füllt frisch gepflückte Kamillenblüten in eine Flasche und übergießt sie mit Öl. Die Flasche muß drei Wochen in der Wärme stehenbleiben. Mit dem so gewonnenen Öl reibt man die schmerzenden Körperpartien ein.

Kastanien-Kissen

Frische Roßkastanien werden von ihrer braunen Schale befreit, der innere weiße Kern wird gerieben oder in einem Mixer zu Grieß zerkleinert, in einen Kissenbezug gefüllt, zugenäht und auf die nervenentzündliche Stelle gelegt.

Neurodermitis

Hier empfehle ich dieselben Heilkräuterrezepte wie unter dem Stichwort Schuppenflechte.

Neurose

Johanniskraut-Essenz

Aus den Blüten des Johanniskrauts stellt man eine Essenz her, mit der man äußerlich Einreibungen vornimmt und von der man einmal am Tag innerlich 10 bis 15 Tropfen mit etwas Wasser verdünnt einnimmt.
Man füllt eine Flasche mit frisch gepflückten Johanniskrautblüten und -knospen und übergießt sie mit 38- bis 40%igem Kornbranntwein. Die Flasche läßt man mindestens zwei Wochen in der Wärme stehen.

Nierenbeckeneiterung

Zinnkraut-Sitzbad

Verwendet wird am besten das hohe, dickstengelige Zinnkraut, das auf Almböden und in sumpfigen Wiesen wächst.
12 Stunden weicht man 100 g Zinnkraut in einem 5-Liter-Eimer mit kaltem Wasser ein. Anschließend wird der Kaltansatz erwärmt und dem Badewasser zugegossen. Die Wanne muß dabei so viel Wasser fassen, daß die Nieren des Badenden bedeckt sind. Die Badedauer beträgt 20 Minuten. Anschließend nicht abtrocknen, sondern in einen Bademantel gehüllt im Bett eine Stunde nachschwitzen.
Mitunter genügt ein einziges Zinnkraut-Sitzbad, um die Erkrankung auszuheilen. Das gleiche trifft auch auf Nierenbeckenentzündungen zu.

Nierenbeschwerden

Zinnkraut-Sitzbad

Verwendet wird am besten das hohe, dickstengelige Zinnkraut, das auf Almböden und sumpfigen Wiesen wächst.
12 Stunden weicht man 100 g Zinnkraut in einem 5-Liter-Eimer mit kaltem Wasser ein. Danach wird der Kaltansatz erwärmt und dem Badewasser zugegossen. Die Wanne muß dabei so viel Wasser fassen, daß die Nieren des Badenden bedeckt sind. Die Badedauer beträgt 20 Minuten. Anschließend nicht abtrocknen, sondern in einen Bademantel gehüllt im Bett eine Stunde nachschwitzen.

Kleiner Schwedenbitter

Pro Tag nimmt man, je nach Stärke der Nierenbeschwerden, drei Teelöffel bis drei Eßlöffel Kleinen Schwedenbitter, mit etwas Wasser oder Tee verdünnt, zu sich.

Wegwarte

12 Stunden weicht man einen gehäuften Teelöffel Wegwartewurzeln in einer Tasse kaltem Wasser ein. Anschließend wird der Kaltansatz erwärmt und abgeseiht. Über den Tag verteilt trinkt man zwei Tassen Tee. Praktischerweise füllt man seine Tagesration in eine angewärmte Thermoskanne.

Nierenblutung

Misch-Tee

Man mischt die gleiche Menge Hirtentäschel und Zinnkraut und nimmt einen gehäuften Teelöffel dieser Kräutermischung auf eine Tasse. Mit heißem Wasser abbrühen, eine halbe Minute ziehen lassen, abseihen und schluckweise zwei Tassen Tee am Tag trinken.

Niereneiterung

Mais

Ein gehäufter Teelöffel Maisbart pro Tasse, mit heißem Wasser abbrühen, eine halbe Minute ziehen lassen, abseihen und alle zwei bis drei Stunden einen Eßlöffel trinken. Praktischerweise füllt man den Tee in eine angewärmte Thermoskanne.

Misch-Tee

Man mischt die gleiche Menge weiße oder gelbe Taubnessel, Labkraut und Waldgoldrute. Dabei kommt ein gehäufter Teelöffel dieser Kräutermischung auf eine Tasse, mit heißem Wasser abbrühen, eine halbe Minute ziehen lassen, abseihen und schluckweise trinken. Eine halbe Tasse Tee trinkt man morgens auf nüchternen Magen, die restlichen Tassen, pro Tag kann man bis zu vier trinken, über den Tag verteilt.

Sauerklee

Ein gehäufter Teelöffel frischer Sauerkleeblätter pro Tasse, mit heißem Wasser abbrühen, eine halbe Minute ziehen lassen, abseihen und schluckweise zwei Tassen am Tag trinken.

Vogelknöterich

Ein gehäufter Teelöffel Vogelknöterich pro Tasse, mit kochend heißer Milch abbrühen, kurz ziehen lassen, abseihen und schluckweise, so heiß als möglich, drei bis vier Tassen am Tag trinken.

Zinnkraut-Sitzbad

Bei einer Niereneiterung kann ein Zinnkraut-Sitzbad sehr rasche Hilfe bringen.
12 Stunden weicht man 100 g Zinnkraut in einem 5-Liter-Eimer mit kaltem Wasser ein. Danach wird der Kaltansatz erwärmt und abgeseiht dem Badewasser zugegossen. Die Wanne darf dabei nur so viel Wasser fassen, daß die Nieren des Badenden bedeckt sind. Die Badedauer beträgt 20 Minuten. Anschließend nicht abtrocknen, sondern in einen Bademantel gehüllt im Bett eine Stunde nachschwitzen.
Daneben trinkt man morgens und abends eine Tasse Zinnkraut-Tee.
Dabei kommt ein gehäufter Teelöffel Zinnkraut auf eine Tasse, mit heißem Wasser abbrühen, eine halbe Minute ziehen lassen, abseihen und schluckweise trinken.

Zinnkraut-Umschlag

Über Nacht empfiehlt es sich, einen Zinnkraut-Dunstumschlag aufzulegen.
In einem Sieb hängt man zwei gehäufte Handvoll Zinnkraut über einen Topf mit kochendem Wasser. Durch den aufsteigenden Wasserdampf wird das Zinnkraut heiß. Man kippt den Siebinhalt in ein sauberes Leinentuch und legt es als warmen Umschlag auf die Nieren. Mit einem warmen Tuch wird der Umschlag abgebunden. Der Zinnkraut-Dunstumschlag sollte die ganze Nacht über einwirken.

Nierenentzündung

Mais

Ein gehäufter Teelöffel Maisbart pro Tasse, mit heißem Wasser abbrühen, eine halbe Minute ziehen lassen, abseihen und alle 2 bis 3 Stunden einen Eßlöffel Tee trinken.
Praktischerweise füllt man den Tee in eine angewärmte Thermoskanne.

Sauerklee

Aus frisch gepflückten Sauerkleeblättern brüht man einen Tee.
Dabei kommt ein gehäufter Teelöffel Sauerkleeblätter auf eine Tasse, mit heißem Wasser abbrühen, eine halbe Minute ziehen lassen, abseihen und schluckweise zwei Tassen Tee am Tag trinken.

Taubnessel (gelb oder weiß)

Ein gehäufter Teelöffel Taubnessel pro Tasse, mit heißem Wasser abbrühen, eine halbe Minute ziehen lassen, abseihen und schluckweise zwei Tassen Tee am Tag trinken.

Vogelknöterich

Pro Tag trinkt man zusätzlich drei bis vier Tassen Vogelknöterich-Milch.
Ein gehäufter Teelöffel Vogelknöterich pro Tasse wird mit kochender Milch übergossen, kurz ziehen lassen, abseihen und so warm als möglich schluckweise trinken.

Kleinblütiges Weidenröschen

Ein gehäufter Teelöffel Kleinblütiges Weidenröschen pro Tasse, mit heißem Wasser abbrühen, eine halbe Minute ziehen lassen, abseihen und schluckweise zwei Tassen Tee am Tag trinken. Eine Tasse morgens auf nüchternen Magen, die zweite Tasse eine halbe Stunde vor dem Abendessen.

Zinnkraut-Sitzbad

Auch bei einer Nierenentzündung empfiehlt sich ein Zinnkraut-Sitzbad aus dem hoch gewachsenen, dickstengeligen Zinnkraut.
12 Stunden weicht man 100 g Zinnkraut in einem 5-Liter-Eimer mit kaltem Wasser ein. Danach wird der Kaltansatz erwärmt und dem Badewasser zugegossen. Die Wanne muß dabei so viel Wasser fassen, daß die Nieren des Badenden bedeckt sind. Die Badedauer beträgt 20 Minuten. Anschließend nicht abtrocknen, sondern in einen Bademantel gehüllt im Bett eine Stunde nachschwitzen.

Nierenkolik

Bärlapp

Pro Tag trinkt man morgens auf nüchternen Magen eine Tasse Bärlapp-Tee, nicht mehr.
Ein gestrichener Teelöffel Bärlapp pro Tasse, mit heißem Wasser abbrühen, eine halbe Minute ziehen lassen, abseihen und schluckweise trinken.

Mais

Über den Tag verteilt trinkt man eine Tasse Maisbart-Tee.
Ein gehäufter Teelöffel Maisbart pro Tasse, mit heißem Wasser abbrühen, eine halbe Minute ziehen lassen, abseihen und alle zwei bis drei Stunden einen Eßlöffel Tee trinken.
Praktischerweise füllt man den Tee in eine angewärmte Thermoskanne, da sonst der Tee vor jedem Schluck in einem heißen Wasserbad erwärmt werden muß.

Ringelblumen-Salbe

Die vor dem Schwedenbitter-Umschlag aufzutragende Ringelblumen-Salbe stellt man folgendermaßen her:
In einer Pfanne erhitzt man 250 g reines Schweinefett und schüttet eine gehäufte Handvoll Ringelblumen (Blätter, Blüten und Stengel) in das heiße Fett. Man läßt das Ganze noch einmal aufschäumen, rührt kräftig um und nimmt die Pfanne vom Herd. Zugedeckt über Nacht auskühlen lassen. Am nächsten Tag wird die Pfanne noch einmal leicht erwärmt, der Inhalt durch ein sauberes Leinentuch passiert, die Blätter, Blüten und Stengel werden ausgepreßt und die so gewonnene Salbe in verschließbare Gläser abgefüllt.

Kleiner Schwedenbitter

Pro Tag nimmt man, je nach Stärke der Schmerzen, drei Teelöffel bis drei Eßlöffel Kleinen Schwedenbitter, mit etwas Kräutertee oder Wasser vermischt.

Kleiner-Schwedenbitter-Umschlag

Äußerlich verwendet man den Kleinen Schwedenbitter als Umschlag auf die erkrankte Niere. Zunächst wird die Haut mit Ringelblumen-Salbe eingestrichen, damit der Alkohol ihr nicht das Fett entzieht. Anschließend beträufelt man einen geeignet großen Wattebausch mit Kleinem Schwedenbitter und legt ihn auf. Als Wärmeschutz kommt darüber eine trockene Lage Watte und eine Plastikfolie. Mit einem warmen Tuch wird der Umschlag fixiert. Der Schwedenbitter-Umschlag soll 4 Stunden lang einwirken.

Nierenkrebs

Brennessel

Ein gehäufter Teelöffel Brennessel pro Tasse, mit heißem Wasser abbrühen, eine halbe Minute ziehen lassen, abseihen und schluckweise bis zu vier Tassen Tee am Tag trinken.

Ringelblumen-Salbe

Die vor dem Schwedenbitter-Umschlag aufzutragende Ringelblumen-Salbe stellt man folgendermaßen her:
In einer Pfanne erhitzt man 250 g reines Schweinefett und schüttet eine gehäufte Handvoll Ringelblumen (Blätter, Blüten und Stengel) in das heiße Fett. Man läßt das Ganze noch einmal aufschäumen, rührt kräftig um und nimmt die Pfanne vom Herd. Zugedeckt über Nacht auskühlen lassen. Am nächsten Tag wird die Pfanne noch einmal leicht erwärmt, der Inhalt durch ein sauberes Leinentuch passiert, die Blätter, Blüten und Stengel werden ausgepreßt und die so gewonnene Salbe in verschließbare Gläser abgefüllt.

Schöllkraut-Saft

In einem Entsafter preßt man frisch gepflückte Blätter, Blüten und Stengel des Schöllkrauts aus. Pro Tag trinkt man einen Teelöffel frisch gepreßten Schöllkraut-Saft mit einer Tasse Wasser verdünnt.

Spitzwegerich

Ein gehäufter Teelöffel Spitz- oder Breitwegerich pro Tasse, mit heißem Wasser abbrühen, eine halbe Minute ziehen lassen, abseihen und schluckweise zwei bis drei Tassen Tee am Tag trinken.

Vogelknöterich

Man kocht 1 Liter Milch, zieht den Topf vom Herd, gibt pro Tasse einen gehäuften Teelöffel Vogelknöterichkraut hinein und läßt das Ganze eine halbe Minute ziehen. Abgeseiht trinkt man täglich drei bis vier Tassen schluckweise, so heiß als möglich.

Kleinblütiges Weidenröschen

Ein gehäufter Teelöffel Kleinblütiges Weidenröschen pro Tasse, mit heißem Wasser abbrühen, eine halbe Minute ziehen lassen, abseihen und schluckweise zwei Tassen Tee am

Tag trinken. Eine Tasse morgens auf nüchternen Magen, die zweite Tasse eine halbe Stunde vor dem Abendessen.

Zinnkraut-Sitzbad

12 Stunden weicht man 100 g Zinnkraut in einem 5-Liter-Eimer mit kaltem Wasser ein. Danach wird der Kaltansatz erwärmt und abgeseiht dem Badewasser zugegossen. Die Wanne muß so viel Wasser fassen, daß die Nieren des Badenden bedeckt sind. Die Badedauer beträgt 20 Minuten. Anschließend nicht abtrocknen, sondern in einen Bademantel gehüllt im Bett eine Stunde nachschwitzen.

Zinnkraut-Umschlag

Über Nacht legt man Zinnkraut-Dunstumschläge auf.
Zwei gehäufte Handvoll Zinnkraut werden in einem Sieb über einen Topf mit kochendem Wasser gehängt. Durch den aufsteigenden Wasserdampf wird das Zinnkraut heiß. Man kippt den Siebinhalt in ein sauberes Leinentuch und legt ihn auf die Nieren. Mit einem warmen Tuch wird der Zinnkraut-Dunstumschlag fixiert und muß die ganze Nacht über einwirken.

Misch-Tee

Man mischt die gleiche Menge Goldrute, Labkraut und weiße oder gelbe Taubnessel.
Ein gehäufter Teelöffel dieser Kräutermischung pro Tasse, mit heißem Wasser abbrühen, eine halbe Minute ziehen lassen, abseihen und schluckweise drei bis vier Tassen Tee am Tag trinken.

Kleiner Schwedenbitter

Mit einem der obengenannten Tees nimmt man täglich drei Teelöffel Kleinen Schwedenbitter ein. Dabei kommt ein Teelöffel auf eine halbe Tasse Tee, die je zur Hälfte vor und nach jeder Mahlzeit getrunken wird.

Kleiner-Schwedenbitter-Umschlag

Äußerlich legt man Schwedenbitter-Umschläge auf die Nieren.
Zunächst streicht man die Haut mit Ringelblumen-Salbe ein, damit der Alkohol des Umschlags ihr nicht das Fett entzieht. Anschließend beträufelt man einen geeignet großen Wattebausch mit Kleinem Schwedenbitter und legt ihn auf die Nierenpartie. Als Wärmeschutz kommt darüber eine Lage trockene Watte und eine Plastikfolie. Mit einem warmen Tuch wird der Umschlag fixiert und 4 Stunden lang einwirken lassen.

Nierenschaden

Kalmus

Am Tag trinkt man eine Tasse Kalmus-Tee, jeweils einen Schluck vor und nach jeder Mahlzeit.
Dazu weicht man 12 Stunden einen gestrichenen Teelöffel Kalmuswurzeln in einer Tasse kaltem Wasser ein. Danach wird der Kaltansatz erwärmt und abgeseiht. Praktischerweise füllt man den Tee in eine angewärmte Thermoskanne.

Odermennig

Ein gehäufter Teelöffel Odermennig pro Tasse, mit heißem Wasser abbrühen, eine halbe Minute ziehen lassen, abseihen und schluckweise über den Tag verteilt drei Tassen trinken.

Vogelknöterich

Ein gehäufter Teelöffel Vogelknöterich pro Tasse, mit heißem Wasser abbrühen, eine halbe Minute ziehen lassen, abseihen und schluckweise über den Tag verteilt zwei Tassen trinken.

Misch-Tee

Man mischt die gleiche Menge Goldrute, Labkraut und weiße oder gelbe Taubnessel.
Von dieser Kräutermischung kommt ein gehäufter Teelöffel auf eine Tasse Tee, mit heißem Wasser abbrühen, eine halbe Minute ziehen lassen, abseihen und schluckweise am Tag drei bis vier Tassen trinken. Diesen Misch-Tee sollte man über einen längeren Zeitraum zu sich nehmen.

Nierenschrumpfung

Misch-Tee

Man mischt die gleiche Menge Goldrute, Labkraut und weiße oder gelbe Taubnessel.
Von dieser Kräutermischung kommt ein gehäufter Teelöffel auf eine Tasse Tee, mit heißem Wasser abbrühen, eine halbe Minute

ziehen lassen, abseihen und schluckweise am Tag drei bis vier Tassen trinken.
Diesen Misch-Tee sollte man über einen längeren Zeitraum zu sich nehmen.

Kleiner Schwedenbitter

Pro Tag nimmt man drei Teelöffel Kleinen Schwedenbitter mit dem obengenannten Misch-Tee. Dabei kommt ein Teelöffel auf eine halbe Tasse Tee, die je zur Hälfte vor und nach jeder Mahlzeit getrunken wird.

Kleiner-Schwedenbitter-Umschlag

Äußerlich verwendet man den Kleinen Schwedenbitter als Umschlag auf die erkrankte Niere. Zunächst wird die Haut mit Ringelblumen-Salbe eingestrichen, damit der Alkohol des Umschlags ihr nicht das Fett entzieht. Anschließend beträufelt man einen geeignet großen Wattebausch mit Kleinem Schwedenbitter und legt ihn auf. Als Wärmeschutz kommt darüber eine trockene Lage Watte und eine Plastikfolie. Mit einem warmen Tuch wird der Umschlag fixiert und 4 Stunden einwirken gelassen.

Ringelblumen-Salbe

In einer Pfanne erhitzt man 250g reines Schweinefett und schüttet eine gehäufte Handvoll Ringelblumen (Blätter, Blüten und Stengel) in das heiße Fett. Man läßt das Ganze noch einmal aufschäumen, rührt kräftig um und nimmt die Pfanne vom Herd. Zugedeckt über Nacht auskühlen lassen. Am nächsten Tag wird die Pfanne noch einmal leicht erwärmt, der Inhalt durch ein sauberes Leinentuch passiert, die Blätter, Blüten und Stengel werden ausgepreßt und die so gewonnene Salbe in verschließbare Gläser abgefüllt.

Zinnkraut-Umschlag

Neben dem Schwedenbitter-Umschlag legt man über Nacht einen Zinnkraut-Dunstumschlag auf.
Zwei gehäufte Handvoll Zinnkraut hängt man in einem Sieb über einen Topf mit kochendem Wasser. Durch den aufsteigenden Wasserdampf wird das Zinnkraut heiß. Man kippt den Siebinhalt in ein sauberes Leinentuch und legt es als warmen Umschlag auf die erkrankte Niere. Mit einem warmen Tuch wird der Umschlag abgebunden und sollte die ganze Nacht über einwirken.

Zinnkraut-Sitzbad

Mindestens einmal pro Woche sollte man daneben ein Zinnkraut-Sitzbad nehmen.
12 Stunden weicht man 100g Zinnkraut in einem 5-Liter-Eimer mit kaltem Wasser ein. Anschließend wird der Kaltansatz erwärmt, abgeseiht und dem Badewasser zugegossen. Die Wanne darf dabei nur so viel Wasser fassen, daß die Nieren des Badenden bedeckt sind. Die Badedauer beträgt 20 Minuten. Anschließend nicht abtrocknen, sondern in einen Bademantel gehüllt im Bett eine Stunde nachschwitzen.

Zinnkraut

Neben dem Zinnkraut-Sitzbad empfiehlt es sich, täglich zwei Tassen Zinnkraut-Tee, eine morgens und eine abends, zu trinken.
Dabei kommt ein gehäufter Teelöffel Zinnkraut auf eine Tasse, mit heißem Wasser abbrühen, eine halbe Minute ziehen lassen, abseihen und schluckweise trinken.

Nierensteine

Bei Nierengrieß und Nierensteinen kommt folgender Maßnahmen-Katalog zur Anwendung:

Bärlapp

Einen gehäuften Teelöffel Bärlapp mit einer Tasse heißem Wasser abbrühen, eine halbe Minute ziehen lassen, abseihen und schluckweise morgens auf nüchternen Magen trinken. Mehr als eine Tasse pro Tag darf nicht getrunken werden.

Brennessel

Ein gehäufter Teelöffel Brennessel pro Tasse, mit heißem Wasser abbrühen, eine halbe Minute ziehen lassen, abseihen und schluckweise bis zu vier Tassen Tee am Tag trinken.

Spitzwegerich

Ein gehäufter Teelöffel Spitz- oder Breitwegerichblätter pro Tasse, mit heißem Wasser abbrühen, eine halbe Minute ziehen lassen, abseihen und schluckweise zwei bis drei Tassen Tee am Tag trinken.
Mit dem Tee nimmt man täglich 8g Wegerichsamen zu sich. Dieser Samen soll eine weitere Nierensteinbildung verhindern.

Zinnkraut-Sitzbad

Rascheste Hilfe bei Nierengrieß und Nierensteinen versprechen Zinnkraut-Sitzbäder, während man zur gleichen Zeit ein bis zwei Tassen Zinnkraut-Tee trinkt. Auf diese Weise werden die Nieren und der Harnfluß angeregt. Man sollte den Harn so lange als möglich zurückhalten, um sich dann unter starkem Druck entleeren zu können. Auf diese Weise werden Nierengrieß und Nierensteine herausgespült.
Für ein Zinnkraut-Sitzbad benötigt man 100g Zinnkraut, das 12 Stunden in einem 5-Liter-Eimer mit kaltem Wasser eingeweicht wird. Danach wird der Kaltansatz erwärmt und abgeseiht dem Badewasser zugegossen. Die Wanne muß dabei so viel Wasser fassen, daß die Nieren des Badenden bedeckt sind. Die Badedauer beträgt 20 Minuten. Anschließend nicht abtrocknen, sondern in einen Bademantel gehüllt im Bett eine Stunde nachschwitzen.
Während des Sitzbades sollte man ein bis zwei Tassen Zinnkraut-Tee trinken.
Dabei kommt ein gehäufter Teelöffel Zinnkraut auf eine Tasse, mit heißem Wasser abbrühen, eine halbe Minute ziehen lassen, abseihen und schluckweise trinken.

Misch-Tee

Man mischt die gleiche Menge Labkraut, weiße oder gelbe Taubnessel und Waldgoldrute.
Ein gehäufter Teelöffel dieser Kräutermischung pro Tasse, mit heißem Wasser abbrühen, eine halbe Minute ziehen lassen und abseihen. Pro Tag trinkt man vier Tassen von diesem Misch-Tee, davon eine halbe Tasse morgens auf nüchternen Magen. Der Rest des Tees wird über den Tag verteilt schluckweise getrunken.

Misch-Tee

Einen anderen Misch-Tee bereitet man aus Birkenblätter, Hauhechel, Hirtentäschel und Odermennig, von denen man jeweils 20g vermischt mengt.
Ein gehäufter Teelöffel dieser Kräutermischung pro Tasse, mit heißem Wasser abbrühen, eine halbe Minute ziehen lassen, abseihen und schluckweise zwei bis drei Tassen Tee am Tag trinken.

Ödem

Hauhechel

12 Stunden weicht man zwei gehäufte Teelöffel kleingeschnittene Wurzeln der Hauhechel in einer Tasse mit kaltem Wasser ein. Danach wird der Kaltansatz erwärmt und abgeseiht. Die Tasse Tee trinkt man zur Hälfte vor und nach dem Frühstück.

Holunder

12 Stunden weicht man einen gestrichenen Teelöffel Holunderrinde in eineinhalb Tassen kaltem Wasser ein. Danach wird der Kaltansatz erwärmt und abgeseiht. Man trinkt je eine halbe Tasse nach den drei Mahlzeiten. Praktischerweise füllt man seine Tagesration in eine angewärmte Thermoskanne.

Wiesengeißbart

Ein gehäufter Teelöffel kleingeschnittene Wiesengeißbartblüten pro Tasse, mit heißem Wasser abbrühen, eine halbe Minute ziehen lassen, abseihen und schluckweise zwei bis drei Tassen am Tag trinken.

Operationswunde

Ringelblumen-Salbe

Großflächige Wunden einer Operation sind mit vielerlei unangenehmen Nebenwirkungen verbunden. Besonders unangenehm empfindet der Patient die beim Heilungsprozeß entstehende Hautspannung. Sie lindert man durch mehrmals tägliches Einstreichen mit Ringelblumen-Salbe.
In einer Pfanne erhitzt man 250g reines Schweinefett und schüttet eine gehäufte Handvoll Ringelblumen (Blätter, Blüten und Stengel) in das heiße Fett. Man läßt das Ganze noch einmal aufschäumen, rührt kräftig um und nimmt die Pfanne vom Herd. Zugedeckt über Nacht auskühlen lassen. Am nächsten Tag wird die Pfanne noch einmal leicht erwärmt, der Inhalt durch ein sauberes Leinentuch passiert, die Blätter, Blüten und Stengel werden ausgepreßt und die so gewonnene Salbe in verschließbare Gläser abgefüllt.

Kleiner Schwedenbitter

Die Verheilung von schlecht zuwachsenden Wunden begünstigt der innerlich angewendete

Kleine Schwedenbitter. Pro Tag nimmt man drei Eßlöffel Kleinen Schwedenbitter, mit etwas Wasser oder Kräutertee verdünnt.

Papillom

Hier empfehle ich dieselben Heilkräuterrezepte wie unter dem Stichwort Adenom.

Paratyphus

Kalmus

12 Stunden weicht man einen gestrichenen Teelöffel Kalmuswurzeln in einer Tasse kaltem Wasser ein. Anschließend wird der Kaltansatz erwärmt und abgeseiht. Vor und nach jeder Mahlzeit nimmt man einen Schluck Tee. Das macht sechs Schluck am Tag und entspricht einer Tasse. Mehr darf nicht getrunken werden! Praktischerweise füllt man den Tee in eine angewärmte Thermoskanne.

Ringelblume

Ein gehäufter Teelöffel Ringelblume pro Tasse, mit heißem Wasser abbrühen, eine halbe Minute ziehen lassen, abseihen und schluckweise über den Tag verteilt drei bis vier Tassen Tee trinken.

Parkinsonsche Krankheit

Sauerklee-Saft

Stündlich nimmt man mit Schafgarben-Tee 3 bis 5 Tropfen Sauerklee-Saft zu sich.
Frisch gepflückte Blätter des Sauerklees werden gewaschen und in einem Entsafter ausgepreßt. Die Sauerklee-Tropfen müssen mit der dreifachen Menge Tee vermischt werden.
Äußerlich reibt man mit dem Sauerklee-Saft die Wirbelsäule ein.

Schafgarbe

Ein gehäufter Teelöffel Schafgarbe pro Tasse, mit heißem Wasser abbrühen, eine halbe Minute ziehen lassen, abseihen und schluckweise, über den Tag verteilt, vier bis fünf Tassen Tee trinken.

Schafgarben-Essenz

Frisch gepflückte Schafgarbenblüten füllt man in eine Flasche und übergießt sie mit 38- bis 40%igem Kornbranntwein. Die Flasche läßt man mindestens zwei Wochen in der Wärme stehen. Mit der so gewonnenen Schafgarben-Essenz reibt man täglich, im Wechsel mit dem Sauerklee-Saft, die Wirbelsäule des Patienten ein.

Thymian-Vollbad

Zeigt sich neben der Schüttellähmung auch eine Gliederversteifung, empfehle ich ein Thymian-Vollbad.
12 Stunden weicht man 200g Thymian in einem 5-Liter-Eimer mit kaltem Wasser ein. Danach wird der Kaltansatz erwärmt, abgeseiht und dem Badewasser zugegossen. Die Wanne darf dabei nur so viel Wasser fassen, daß das Herz des Badenden dabei außerhalb des Wassers ist. Die Badedauer beträgt 20 Minuten. Anschließend nicht abtrocknen, sondern in einen Bademantel gehüllt im Bett eine Stunde nachschwitzen.
Man darf nicht mehr als ein Thymian-Vollbad nehmen.

Kleiner Schwedenbitter

Man beträufelt ein geeignet großes Stück Watte mit Kleinem Schwedenbitter und legt es als Umschlag für 4 Stunden auf den Hinterkopf des Patienten.

Pilzerkrankung

Pilzerkrankungen in der weiblichen Scheide heilt man mit Ringelblumen-Sitzbädern.

Ringelblumen-Sitzbad

12 Stunden weicht man 100g Ringelblume in einem 5-Liter-Eimer mit kaltem Wasser ein. Anschließend wird der Kaltansatz erwärmt, abgeseiht und dem Badewasser zugegossen. Die Wanne muß dabei so viel Wasser fassen, daß die Nieren der Badenden bedeckt sind. Die Badedauer beträgt 20 Minuten. Anschließend nicht abtrocknen, sondern in einen Bademantel gehüllt im Bett eine Stunde nachschwitzen.

Pockennarben

Kleiner Schwedenbitter

Pockennarben heilt man aus, indem sie mehrmals täglich mit Kleinem Schwedenbitter befeuchtet werden.

Polypen

Misch-Tee

Man mischt die gleiche Menge Johanniskraut und Zinnkraut und nimmt einen gehäuften Teelöffel dieser Kräutermischung pro Tasse. Mit heißem Wasser abbrühen, eine halbe Minute ziehen lassen, abseihen und mit dem Misch-Tee mehrmals täglich gurgeln.

Prostatabeschwerden

Kleinblütiges Weidenröschen

Bei allen Prostatabeschwerden, ganz gleich ob es sich um eine Entzündung oder im schlimmsten Fall auch um Prostatakrebs handelt, hilft das Kleinblütige Weidenröschen.
Ein gehäufter Teelöffel Kleinblütiges Weidenröschen pro Tasse, mit heißem Wasser abbrühen, eine halbe Minute ziehen lassen, abseihen und schluckweise zwei Tassen am Tag trinken. Eine Tasse trinkt man morgens auf nüchternen Magen, die zweite Tasse abends vor dem Abendessen.

Rachitis

Walnuß-Vollbad

12 Stunden weicht man 100g Nußbaum-Blätter in einem 5-Liter-Eimer mit kaltem Wasser ein. Anschließend wird der Kaltansatz erwärmt, abgeseiht und dem Badewasser zugegossen. Die Wanne muß dabei so viel Wasser fassen, daß der Körper des Badenden bis zum Herzen bedeckt ist. Die Badedauer beträgt 20 Minuten. Anschließend nicht abtrocknen, sondern in einen Bademantel gehüllt im Bett eine Stunde nachschwitzen.

Rippenfellentzündung

Beinwurz

Zwölf Stunden weicht man zwei gehäufte Teelöffel kleingeschnittene Wurzeln der Beinwurz in einer Tasse kaltem Wasser ein. Danach wird der Kaltansatz erwärmt und abgeseiht. Über den Tag verteilt trinkt man schluckweise zwei bis vier Tassen Tee.

Rotlauf

Brennessel

Ein gehäufter Teelöffel Brennessel pro Tasse, abbrühen, eine halbe Minute ziehen lassen, abseihen und schluckweise pro Tag drei bis vier Tassen Brennessel-Tee trinken.

Ehrenpreis

Neben dem Brennessel-Tee trinkt man täglich auf nüchternen Magen eine Tasse Ehrenpreis-Tee.
Ein gehäufter Teelöffel Ehrenpreis pro Tasse, mit heißem Wasser abbrühen, eine halbe Minute ziehen lassen, abseihen und schluckweise trinken.

Hauswurz-Saft

Mit dem frischen Saft der Hauswurzblätter, in einem Entsafter gewonnen, streicht man die entzündeten Hautpartien leicht ein.
Wer nicht über ein geeignetes Küchengerät verfügt, schneidet einige Hauswurzblätter der Länge nach auf und streicht die entzündete Stelle mit dem an den Schnittstellen austretenden Saft ein.

Huflattich

Frische Blätter des Huflattichs werden gewaschen, mit einem Nudelholz auf einem Holzbrett zerquetscht. Den Blätterbrei gibt man in ein sauberes Tuch und legt ihn als Umschlag auf die betroffene Hautpartie.
Aus frischen, kleingeschnittenen Huflattichblättern kann man auch einen Absud brühen, die Blätter werden mit heißem Wasser übergossen, eine halbe Minute ziehen lassen, abseihen, ein sauberes Tuch darin tränken und als warmen Umschlag auf die Rotlaufstelle legen.

Kohlblätter

Kohl- oder Krautblätter werden wie die frischen Blätter des Huflattichs gewaschen, mit einem Nudelholz auf einem Holzbrett zerquetscht und als Blätterbrei auf die Wunde gelegt.

Kleiner Schwedenbitter

Für die Ausheilung des Rotlaufs nimmt man täglich drei Teelöffel Kleinen Schwedenbitter, mit etwas Wasser oder Kräutertee verdünnt.

Rückenmarkleiden

Salbei

Ein gehäufter Teelöffel Salbei pro Tasse, mit heißem Wasser abbrühen, eine halbe Minute ziehen lassen, abseihen und schluckweise, über den Tag verteilt, zwei Tassen Tee trinken.

Schafgarbe

Ein gehäufter Teelöffel Schafgarbe pro Tasse, mit heißem Wasser abbrühen, eine halbe Minute ziehen lassen, abseihen und schluckweise zwei bis vier Tassen Tee am Tag trinken.

Schafgarben-Essenz

Man füllt frisch gepflückte Schafgarbenblüten in eine Flasche und übergießt sie mit 38- bis 40%igem Kornbranntwein. Die Flasche läßt man mindestens zwei Wochen in der Wärme stehen. Mit der Essenz streicht man die Wirbelsäule von unten nach oben ein.

Rückgratverletzung

Labkraut-Salbe

Bei Rückgratverletzungen empfehle ich Einstreichungen mit Labkraut-Salbe. Von unten nach oben, entlang der Wirbelsäule, wird der Patient täglich mit der Salbe eingestrichen.
Die Labkraut-Salbe stellt man folgendermaßen her:
In einer Pfanne erhitzt man 250 g reines Schweinefett und schüttet eine gehäufte Handvoll Labkrautblüten in das heiße Fett. Man läßt das Ganze noch einmal aufschäumen, rührt kräftig um und nimmt die Pfanne vom Herd. Zugedeckt über Nacht auskühlen lassen. Am nächsten Tag wird die Pfanne noch einmal leicht erwärmt, der Inhalt durch ein sauberes Leinentuch passiert, die Blüten werden ausgepreßt und die so gewonnene Salbe in verschließbare Gläser abgefüllt.

Schafgarben-Essenz

Neben dem Einstreichen mit Labkraut-Salbe empfehle ich Einreibungen mit Schafgarben-Essenz.
Man füllt frisch gepflückte Schafgarbenblüten in eine Flasche und übergießt sie mit 38- bis 40%igem Kornbranntwein. Die Flasche muß mindestens zwei Wochen in der Wärme stehenbleiben. Mit der Essenz reibt man den Patienten täglich ein.

Vollbäder

Neben den Einreibungen und Einstreichungen sollte man im Wechsel Thymian- und Schafgarben-Vollbäder vornehmen.
12 Stunden weicht man 200 g Kräuter in einem 5-Liter-Eimer mit kaltem Wasser ein. Anschließend wird der Kaltansatz erwärmt und dem Badewasser zugegossen. Die Wanne darf dabei nur so viel Wasser fassen, daß das Herz des Badenden außerhalb des Wassers ist. Die Badedauer beträgt 20 Minuten. Anschließend nicht abtrocknen, sondern in einen Bademantel gehüllt im Bett eine Stunde nachschwitzen.

Schilddrüsenkrebs

Labkraut

Ein gehäufter Teelöffel Labkraut pro Tasse, mit heißem Wasser abbrühen, eine halbe Minute ziehen lassen, abseihen und mehrmals täglich mit dem Labkraut-Tee gurgeln.

Käsepappel

Zwölf Stunden weicht man einen gehäuften Teelöffel Käsepappel in einer Tasse mit kaltem Wasser ein. Danach wird der Kaltansatz erwärmt und abgeseiht. Mit dem warmen Käsepappel-Tee gurgelt man mehrmals täglich.

Misch-Tee

Man mischt die gleiche Menge Brennessel, Ringelblume und Schafgarbe. Dabei kommt ein gehäufter Teelöffel dieser Kräutermischung auf eine Tasse, mit heißem Wasser abbrühen, eine halbe Minute ziehen lassen, abseihen und schluckweise sechs bis acht Tassen Tee am Tag trinken.

Kleiner Schwedenbitter

Mit dem obengenannten Tee nimmt man täglich drei Teelöffel Kleinen Schwedenbitter ein. Dabei kommt ein Teelöffel auf eine halbe Tasse Tee, die jeweils zur Hälfte vor und nach den drei Mahlzeiten getrunken wird.

Umschläge

Frisch gepflückte Käsepappel oder frisch gepflücktes Labkraut wird gewaschen und mit einem Nudelholz auf einem Holzbrett zer-

quetscht. Den Blätterbrei gibt man auf ein sauberes Leinentuch und legt ihn als Umschlag über Nacht auf den Hals.
Hat man keine frischen Kräuter zur Verfügung, verwendet man die für den Tee verwendeten getrockneten Kräuter, erwärmt sie noch einmal leicht in etwas heißem Wasser, verrührt sie mit Gerstenmehl zu einem warmen Kräuterbrei, streicht sie auf ein Leinentuch und legt sie als warmen Umschlag auf den Hals.
Während des Tages legt man für 4 Stunden einen Schwedenbitter-Umschlag auf. Zunächst wird der Hals mit Ringelblumen-Salbe eingestrichen, damit der Alkohol des Kleinen Schwedenbitters der Haut nicht das Fett entzieht. Anschließend beträufelt man einen geeignet großen Wattebausch mit Kleinem Schwedenbitter und legt ihn auf. Als Wärmeschutz kommt darüber eine trockene Lage Watte und eine Plastikfolie. Mit einem warmen Tuch wird der Umschlag fixiert.

Ringelblumen-Salbe

In einer Pfanne erhitzt man 250g reines Schweinefett und schüttet eine gehäufte Handvoll Ringelblumen (Blätter, Blüten und Stengel) in das heiße Fett. Man läßt das Ganze noch einmal aufschäumen, rührt kräftig um und nimmt die Pfanne vom Herd. Zugedeckt über Nacht auskühlen lassen. Am nächsten Tag wird die Pfanne noch einmal leicht erwärmt, der Inhalt durch ein sauberes Leinentuch passiert, die Blätter, Blüten und Stengel werden ausgepreßt und die so gewonnene Salbe in verschließbare Gläser abgefüllt.

Zinnkraut-Umschlag

Neben dem Schwedenbitter-Umschlag sollte man während des Tages für 2 Stunden einen Zinnkraut-Dunstumschlag auflegen.
Zwei gehäufte Handvoll Zinnkraut werden in einem Sieb über einen Topf mit kochendem Wasser gehängt. Durch den aufsteigenden Wasserdampf wird das Zinnkraut heiß. Man kippt den Siebinhalt in ein sauberes Leinentuch und legt es als warmen Umschlag um den Hals. Der Patient sollte dabei im Bett liegen bleiben.

Schizophrenie

Brennessel

Ein gehäufter Teelöffel Brennessel pro Tasse, mit heißem Wasser abbrühen, eine halbe Minute ziehen lassen, abseihen und schluckweise über den Tag verteilt vier bis sechs Tassen Tee trinken.

Misch-Tee

Man mischt die gleiche Menge Brennessel, Schafgarbe, Zinnkraut und Vogelknöterich. Dabei kommt ein gehäufter Teelöffel Kräuter auf eine Tasse, mit heißem Wasser abbrühen, eine halbe Minute ziehen lassen, abseihen und schluckweise trinken. Pro Tag trinkt man acht Tassen, das entspricht 2 Litern Tee.

Kleiner-Schwedenbitter-Umschlag

Zwei- bis dreimal in der Woche legt man Schwedenbitter-Umschläge auf Hinterkopf und Stirn auf.
Bei besonders schweren Krisen empfehle ich wöchentlich einen Schwedenbitter-Umschlag auf die Nierengegend.
Man beträufelt einen geeignet großen Wattebausch mit Kleinem Schwedenbitter und legt ihn auf die Nierengegend, die man vorher mit Ringelblumen-Salbe eingestrichen hat, damit der Alkohol des Umschlags der Haut nicht das Fett entzieht. Als Wärmeschutz kommt darüber eine trockene Lage Watte und eine Plastikfolie. Mit einem warmen Tuch wird der Umschlag fixiert. Je nach Verträglichkeit läßt man den Umschlag bis zu 4 Stunden oder über die ganze Nacht einwirken.

Zinnkraut-Sitzbad

Wöchentlich sollte man zwei Zinnkraut-Sitzbäder nehmen.
Für 12 Stunden werden 100 g Zinnkraut in einem 5-Liter-Eimer mit kaltem Wasser eingeweicht. Am nächsten Tag wird der Kaltansatz erwärmt, abgeseiht und dem Badewasser zugegossen. Die Wanne darf nur so viel Wasser fassen, daß die Nieren des Badenden bedeckt sind. Die Badedauer beträgt 20 Minuten. Anschließend nicht abtrocknen, sondern in einen Bademantel gehüllt im Bett eine Stunde nachschwitzen.

Ringelblumen-Salbe

Die obenerwähnte Ringelblumen-Salbe stellt man folgendermaßen her:
In einer Pfanne erhitzt man 250g reines Schweinefett und schüttet eine gehäufte Handvoll Ringelblumen (Blätter, Blüten und Stengel) in das heiße Fett. Man läßt das Ganze noch einmal aufschäumen, rührt kräftig um und nimmt die Pfanne vom Herd. Zugedeckt über

Nacht auskühlen lassen. Am nächsten Tag wird die Pfanne noch einmal leicht erwärmt, der Inhalt durch ein sauberes Leinentuch passiert, die Blätter, Blüten und Stengel werden ausgepreßt und die so gewonnene Salbe in verschließbare Gläser abgefüllt.

Schlaganfall

Ein Schlaganfall kommt glücklicherweise nicht ohne erkennbare Anzeichen. Schwindelgefühle, unbegründete Angst, starke innere Unruhe, das Hören von nicht existierenden Stimmen sind deutliche Hinweise auf das Risiko eines Schlaganfalls. Vorbeugend kann man in diesem Stadium bereits die Heilkräuter aus dem Garten Gottes einsetzen.

Vorsorge

Selbstverständlich sollte man sofort einen Arzt konsultieren. Daneben müssen Alkohol, Nikotin und Koffein absolut gestrichen werden! Viel frische Luft und eine vernünftige, maßvolle Ernährung sind ebenfalls hilfreich.

Mistel

Morgens und abends sollte man je eine Tasse Mistel-Tee trinken.
Dabei kommt ein gehäufter Teelöffel Mistel auf eine Tasse Tee. Die Kräuter werden 12 Stunden in einer Tasse kaltem Wasser eingeweicht. Danach wird der Kaltansatz erwärmt, abgeseiht und schluckweise getrunken.

Salbei

Ein gehäufter Teelöffel Salbei pro Tasse, mit heißem Wasser abbrühen, eine halbe Minute ziehen lassen, abseihen und schluckweise am Tag zwei weitere Tassen Tee trinken.

Kleiner-Schwedenbitter-Umschlag

Während des Tages sollte man für 4 Stunden Schwedenbitter-Umschläge auf die Nieren machen. Zunächst wird die Haut mit Ringelblumen-Salbe eingestrichen, damit der Alkohol des Kleinen Schwedenbitters ihr nicht das Fett entzieht. Anschließend beträufelt man einen geeignet großen Wattebausch mit Kleinem Schwedenbitter und legt ihn auf. Als Wärmeschutz kommt darüber eine Lage trokkene Watte und eine Plastikfolie. Mit einem warmen Tuch wird der Umschlag fixiert.

Ringelblumen-Salbe

In einer Pfanne erhitzt man 250g reines Schweinefett und schüttet eine gehäufte Handvoll Ringelblumen (Blätter, Blüten und Stengel) in das heiße Fett. Man läßt das Ganze noch einmal aufschäumen, rührt kräftig um und nimmt die Pfanne vom Herd. Zugedeckt über Nacht auskühlen lassen. Am nächsten Tag wird die Pfanne noch einmal leicht erwärmt, der Inhalt durch ein sauberes Leinentuch passiert, die Blätter, Blüten und Stengel werden ausgepreßt und die so gewonnene Salbe in verschließbare Gläser abgefüllt.
Daneben empfehle ich Herz-Kompressen.
Man tränkt ein sauberes Tuch in kaltem Wasser, wringt es aus und legt es auf die Herzgegend.

Misch-Tee

Man mischt die gleiche Menge Angelikawurzel, Anserine, Bertramwurzel, Fünffingerkraut, Lavendelblüte, Majoran, Meisterwurz, Nelkenwurz, Rosmarin, Salbei, Wohlriechendes Veilchen und Ysop.
Ein gehäufter Teelöffel dieser Kräutermischung wird mit einer Tasse heißem, naturreinen Apfelsaft abgebrüht, eine halbe Minute ziehen lassen, abseihen und schluckweise mehrere Tassen am Tag trinken. Dieser Spezial-Tee sollte jeweils frisch zubereitet werden.

Behandlung

Doch selbst nach einem Schlaganfall besteht kein Grund zur Mutlosigkeit. Im Garten Gottes wachsen hilfreiche Heilkräuter, die sogar bei stellenweiser Lähmung Abhilfe versprechen.

Mistel

Als erste Maßnahme empfehle ich eine Mistel-Kur. Über sechs Wochen sollte man eine Mistel-Teekur einlegen. Drei Wochen trinkt man täglich drei Tassen, zwei Wochen lang zwei Tassen, und in der letzten Woche reduziert man den Konsum auf eine Tasse Mistel-Tee pro Tag.
12 Stunden weicht man einen gehäuften Teelöffel Mistel pro Tasse in kaltem Wasser ein. Danach wird der Kaltansatz angewärmt und abgeseiht. Praktischerweise füllt man die Tagesration in eine angewärmte Thermoskanne, sonst muß man den Tee vor dem Trinken jeweils in einem Wasserbad erwärmen.

Misch-Tee

Man mischt die gleiche Menge Ehrenpreis, Johanniskraut, Lavendel, Melisse, Rosmarin und Salbei.
Ein gehäufter Teelöffel dieser Kräutermischung kommt auf eine Tasse, mit heißem Wasser abbrühen, eine halbe Minute ziehen lassen, abseihen und schluckweise vor- und nachmittags eine Tasse Tee trinken.

Kleiner Schwedenbitter

Täglich sollte man mit Hilfe eines Schwedenbitter-Umschlags auf den Hinterkopf die Durchblutung des Gehirns anregen.
Man beträufelt einen geeignet großen Wattebausch mit Kleinem Schwedenbitter und legt ihn für ca. 2 Stunden auf den Hinterkopf.

Einreibungen

Von Lähmungen befallene Körperpartien sollte man mehrmals täglich mit Essenz aus Hirtentäschel, Johanniskraut, Schafgarbe oder Thymian einreiben.
Die Herstellung dieser Essenz ist bei allen Kräutern gleich.
Man füllt eine Flasche mit frisch gepflückten Blüten, übergießt sie mit 38- bis 40%igem Kornbranntwein und läßt die Flasche mindestens 2 Wochen in der Wärme stehen. Mit der so gewonnenen Essenz wird der Patient mehrmals täglich eingerieben.
Neben den Essenzen empfehle ich Einreibungen mit Johannis- und Thymianöl.
Bei deren Herstellung werden die in eine Flasche gefüllten Blüten mit Öl übergossen. Die Flasche muß, länger als bei den Essenzen, 3 Wochen in der Wärme stehenbleiben. Mit dem so gewonnenen Heil-Öl wird der Patient ebenfalls mehrmals täglich eingerieben.

Bäder

Im wöchentlichen Wechsel muß der Patient Schafgarben- und Zinnkraut-Sitzbäder sowie Thymian-Vollbäder machen.
Für ein Sitzbad weicht man 100g Kräuter 12 Stunden in einem 5-Liter-Eimer mit kaltem Wasser ein, für ein Vollbad 200g Kräuter. Anschließend wird der Kaltansatz erwärmt, abgeseiht und dem Badewasser zugegossen. Bei einem Sitzbad müssen die Nieren des Badenden bedeckt sein, bei einem Vollbad muß das Herz des Badenden außerhalb des Wassers bleiben. Die Badedauer beträgt jeweils 20 Minuten. Anschließend nicht abtrocknen, sondern in einen Bademantel gehüllt im Bett eine Stunde nachschwitzen.

Blätter-Auflagen

Frisch gepflückte Blätter der Beinwurz werden gewaschen, mit heißem Wasser abgebrüht, abgeseiht und warm in ein Leinentuch gegeben, das man als Umschlag auf die gelähmten Körperpartien auflegt. Wohltuende Linderung verschafft ein Kissenbezug, den man mit getrockneten Farnblättern, ohne Stengel, gefüllt und zugenäht hat. Über Nacht legt es sich der Patient unter den Kopf.

Schleimbeutelentzündung

Huflattich

Frisch gepflückte Blätter des Huflattichs werden gewaschen und mit einem Nudelholz auf einem Holzbrett zerquetscht. Den Blätterbrei gibt man auf ein sauberes Leinentuch und legt ihn auf die Schleimbeutelentzündung.

Käsepappel

12 Stunden weicht man einen gehäuften Teelöffel Käsepappel in einer Tasse kaltem Wasser ein. Danach wird der Kaltansatz erwärmt und abgeseiht. Am Tag trinkt man bis zu vier Tassen Käsepappel-Tee. Praktischerweise füllt man seine Tagesration in eine angewärmte Thermoskanne.

Kleiner-Schwedenbitter-Umschlag

Für die äußerliche Behandlung empfehlen sich auch Schwedenbitter-Umschläge.
Man beträufelt einen geeignet großen Wattebausch mit Kleinem Schwedenbitter und legt ihn auf die erkrankte Stelle auf. Als Wärmeschutz kommt darüber eine Lage trockene Watte und eine Plastikfolie. Mit einem warmen Tuch wird der Umschlag fixiert.

Zinnkraut

Innerlich trinkt man morgens und abends je eine Tasse Zinnkraut-Tee. Dabei kommt ein gehäufter Teelöffel Zinnkraut auf eine Tasse, mit heißem Wasser abbrühen, eine halbe Minute ziehen lassen, abseihen und schluckweise trinken.

Zinnkraut-Umschlag

Äußerlich benutzt man das Zinnkraut für Sitzbäder und Dunstumschläge.

In einem Sieb hängt man 2 gehäufte Handvoll Zinnkraut über einen Topf mit kochendem Wasser. Durch den aufsteigenden Wasserdampf wird das Zinnkraut heiß. Man kippt den Siebinhalt in ein sauberes Leinentuch und legt den warmen Umschlag für 2 Stunden auf die Schleimbeutelentzündung.

Zinnkraut-Sitzbad

Für ein Sitzbad weicht man 12 Stunden lang 100g Zinnkraut in einem 5-Liter-Eimer mit kaltem Wasser ein. Danach wird der Kaltansatz erwärmt, abgeseiht und dem Badewasser zugegossen. Die Wanne muß dabei so viel Wasser fassen, daß die Nieren des Badenden bedeckt sind. Die Badedauer beträgt 20 Minuten. Anschließend nicht abtrocknen, sondern in einen Bademantel gehüllt im Bett eine Stunde nachschwitzen.

Schließmuskelerschlaffung

Frauenmantel

Ein gehäufter Teelöffel Frauenmantel pro Tasse, mit heißem Wasser abbrühen, eine halbe Minute ziehen lassen, abseihen und schluckweise über den Tag verteilt vier Tassen Tee trinken.

Hirtentäschel-Essenz

Äußerlich verwendet man das Hirtentäschel zur Zubereitung einer Essenz, mit der man den After mehrmals täglich einstreicht.
Dazu füllt man frisch gepflücktes Hirtentäschel, klein geschnitten, in eine Flasche und übergießt die Kräuter mit 38- bis 40%igem Kornbranntwein. Die Flasche läßt man mindestens zwei Wochen in der Wärme stehen. Mit der Essenz macht man tägliche Einreibungen und gibt dreimal am Tag jeweils 10 Tropfen in den Frauenmantel-Tee.

Kleiner Schwedenbitter

Ist die Hirtentäschel-Essenz nicht sofort verfügbar, legt man zunächst Schwedenbitter-Umschläge auf den After. Dazu beträufelt man einen geeignet großen Wattebausch mit Kleinem Schwedenbitter und legt ihn auf.

Kalmus

12 Stunden weicht man einen gestrichenen Teelöffel Kalmuswurzel in einer Tasse mit kaltem Wasser ein. Anschließend wird der Kaltansatz erwärmt und abgeseiht. Vor und nach jeder Mahlzeit trinkt man einen Schluck Kalmus-Tee. Das macht pro Tag genau eine Tasse Tee, mehr darf nicht getrunken werden! Praktischerweise füllt man den Tee in eine angewärmte Thermoskanne.

Schock

Seelischer Ärger, Streß, Kummer und Leid ziehen stets als erstes die Nieren in Mitleidenschaft. Nicht umsonst spricht man davon, daß einem ein bestimmtes Ereignis »an die Nieren geht«. Bei all diesen Schockzuständen hilft die Goldrute dank ihrer großen Heilwirkung auf die Nieren.
Ein gehäufter Teelöffel Goldrute pro Tasse, mit heißem Wasser abbrühen, eine halbe Minute ziehen lassen, abseihen und schluckweise zwei bis drei Tassen pro Tag trinken.

Schuppenflechte

Die Rote Schuppenflechte gilt gemeinhin als unheilbar. Doch meine Erfahrung hat gezeigt, daß auch bei dieser schrecklichen Krankheit Heilkräuter aus dem Garten Gottes helfen können.

Leber-Diät

Ursächlich für die »unheilbare« Schuppenflechte ist eine Funktionsstörung der Leber. Deshalb gehört es zu einer erfolgreichen Ausheilung, daß eine strikte Leber-Diät eingehalten wird.

Misch-Tee

Man mischt 50g Brennessel, 30g Ehrenpreis, 10g Eichenrinde, 20g Erdrauch, 30g Ringelblume, 20g Schafgarbe, 30g Schöllkraut, 20g Walnußschale, 30g Weidenrinde, 40g Wiesengeißbart.
Ein gehäufter Teelöffel pro Tasse, mit heißem Wasser abbrühen, eine halbe Minute ziehen lassen, abseihen und schluckweise über den Tag verteilt sechs bis acht Tassen Tee trinken. Sofern es möglich ist, sollte man frische Kräuter getrockneten vorziehen, da deren Heilkräfte größer sind.

Einreibung

Täglich streicht man die Haut zweimal mit Schweinedarmfett ein.
Ist die Schuppenflechte verkrustet oder offen und zieht sich über den ganzen Körper, stellt man eine Salbe aus Darmfett und Schöllkraut-Frischsaft her.
Auf 50g Darmfett kommen 5g Schöllkraut-Saft. Dazu wird frisch gepflücktes und gewaschenes Schöllkraut in einem Entsafter ausgepreßt. Man vermischt Fett und Saft und bewahrt die so gewonnene Salbe im Kühlschrank auf.
Anstelle von Schöllkraut kann für den Frischsaft auch die Käsepappel verwendet werden.

Vollbäder

Dreimal wöchentlich sollte der Patient ein Kräuter-Vollbad nehmen. Dazu verwendet man Storchenschnabel oder die gleiche Menge Käsepappel und Zinnkraut gemischt.
Pro Bad benötigt man 200g Kräuter, die 12 Stunden in einem 5-Liter-Eimer mit kaltem Wasser eingeweicht werden. Anschließend wird der Kaltansatz erwärmt, abgeseiht und dem Badewasser zugegossen. Das Herz des Badenden muß dabei außerhalb des Wassers sein. Die Badedauer beträgt 20 Minuten. Anschließend nicht abtrocknen, sondern in einen Bademantel gehüllt im Bett eine Stunde nachschwitzen.
Mit der gleichen Leber-Diät und Kräuterkur behandelt und heilt man Neurodermitis (siehe dort).

Schüttellähmung

Siehe Parkinsonsche Krankheit

Skrofulose

Unter Skrofulose versteht man eine tuberkulöse Haut- und Lymphknotenerkrankung bei Kindern.

Bärlauch

Im April und im Mai, bevor der Bärlauch zu blühen beginnt, sammelt man seine frischen grünen Blätter und verzehrt sie roh.
Gewaschenen und kleingeschnittenen Bärlauch streut man wie Petersilie oder Schnittlauch auf Speisen, die man mit frischem Grün verfeinert und dekoriert. Mit Bärlauchblättern kann man auch einen Salat zubereiten oder Spinat kochen.

Bärlauch-Essenz

Um sich die Heilkraft des Bärlauchs das ganze Jahr über zu sichern, setzt man Bärlauch-Essenz an.
Man füllt eine Flasche mit kleingeschnittenen Bärlauchblättern oder -zwiebeln, übergießt die Kräuter mit 38- bis 40%igem Kornbranntwein und läßt die Flasche mindestens zwei Wochen in der Wärme stehen. Von der so gewonnenen Bärlauch-Essenz nimmt man täglich viermal 10 bis 15 Tropfen, mit etwas Wasser verdünnt.

Huflattich

Skrofulose Geschwüre behandelt man mit Umschlägen, die man in einem starken Huflattich-Aufguß getränkt hat.
Zwei gehäufte Handvoll frisch gepflückte Huflattichblätter werden mit 1 Liter heißem Wasser abgebrüht, eine halbe Minute ziehen lassen, abseihen und damit ein sauberes Leinentuch tränken. Als warmer Umschlag kommt dieses Tuch auf die erkrankte Körperstelle.

Walnuß

Vier gehäufte Teelöffel kleingeschnittene Walnußblätter werden mit 1/2 Liter heißem Wasser abgebrüht. Das Ganze eine halbe Minute ziehen lassen, abseihen und mit dem Walnußblätter-Tee mehrmals die erkrankte Körperstelle waschen.

Odermennig

Pro Tag sollte man ein Odermennig-Bad nehmen.
12 Stunden weicht man 200g Odermennig in einem 5-Liter-Eimer mit kaltem Wasser ein. Anschließend wird der Kaltansatz erwärmt, abgeseiht und dem Badewasser zugegossen. Das Herz des badenden Kindes muß dabei außerhalb des Wassers sein. Die Badedauer beträgt 20 Minuten. Anschließend nicht abtrocknen, sondern in einen Bademantel gehüllt im Bett eine Stunde nachschwitzen.

Taubnessel

Ein gehäufter Teelöffel weiße oder gelbe Taubnessel pro Tasse, mit heißem Wasser abbrühen, eine halbe Minute ziehen lassen, abseihen und schluckweise eine Tasse Tee am Vormittag trinken.

Speiseröhrenerkrankung

Hier empfehle ich dieselben Heilkräuter-Rezepte wie unter dem Stichwort Kehlkopferkrankung.

Sprachstörungen

Johanniskraut

Ein gehäufter Teelöffel Johanniskraut pro Tasse, mit heißem Wasser abbrühen, eine halbe Minute ziehen lassen, abseihen und schluckweise zwei bis drei Tassen Tee am Tag trinken.

Johanniskraut-Sitzbad

Neben der innerlichen Anwendung als Tee rate ich zu einem Johanniskraut-Sitzbad pro Woche.
100g Johanniskraut werden in einem 5-Liter-Eimer mit kaltem Wasser 12 Stunden eingeweicht. Danach wird der Kaltansatz erwärmt, abgeseiht und dem Badewasser zugegossen. Die Wanne muß dabei so viel Wasser fassen, daß die Nieren des Badenden bedeckt sind. Die Badedauer beträgt 20 Minuten. Anschließend nicht abtrocknen, sondern in einen Bademantel gehüllt im Bett eine Stunde nachschwitzen.
Zwischen zwei Sitzbädern sollte man täglich ein Johanniskraut-Fußbad nehmen.
Dazu reicht die halbe Menge Kräuter, die auf die gleiche Weise wie beim Sitzbad angesetzt werden.

Kleiner Schwedenbitter

Sprachstörungen und auch das Stottern behandelt man erfolgreich mit Schwedenbitter-Umschlägen auf den Hinterkopf. Man beträufelt einen geeignet großen Wattebausch mit Kleinem Schwedenbitter und legt ihn täglich für 4 Stunden auf den Hinterkopf.

Star

Der graue und der grüne Star sind, nach meiner Einschätzung, mehr als eine reine Augenerkrankung. In vielen Fällen geht eine Nierenstörung mit dieser Krankheit einher.

Augentrost

Maximal ein halber Teelöffel Augentrost pro Tasse, mit heißem Wasser abbrühen, zehn Sekunden ziehen lassen und mit dem abgekühlten Augentrost-Tee die Augen mit einem Augenglas (erhältlich in jeder Apotheke) baden. Wer diese Augenbäder nicht verträgt, sollte besser Umschläge mit dem Tee-Aufguß machen. Dazu wird ein sauberes Tuch in dem Tee getränkt und auf die geschlossenen Augen gelegt.
Der Tee für diese Umschläge muß jedesmal neu zubereitet werden.

Misch-Tee

Man mischt die gleiche Menge Brennessel, Ehrenpreis, Ringelblume und Zinnkraut.
Ein gehäufter Teelöffel dieser Kräutermischung pro Tasse, mit heißem Wasser abbrühen, eine halbe Minute ziehen lassen, abseihen und schluckweise über den Tag verteilt zwei bis drei Tassen Tee trinken.
Soweit die Kräuter verfügbar sind, sollte man frische den getrockneten vorziehen.

Kleiner Schwedenbitter

Mit dem obengenannten Tee nimmt man täglich drei Teelöffel Kleinen Schwedenbitter ein. Dabei kommt ein Teelöffel auf eine halbe Tasse Kräutertee, die je zur Hälfte vor und nach den drei Mahlzeiten getrunken wird.
Äußerlich verwendet man den Kleinen Schwedenbitter folgendermaßen:
Man befeuchtet die Finger mit Kleinem Schwedenbitter und streicht sich damit mehrmals täglich über die geschlossenen Augenlider zu den Augenwinkeln.

Schöllkraut-Saft

Der dickflüssige Saft aus den Blütenstengeln des Schöllkrauts darf für die Behandlung der Augen nicht verwendet werden. Statt dessen nimmt man ein frisch gepflücktes Schöllkrautblatt, wäscht es und zerreibt den Stengel zwischen den angefeuchteten Fingern. Mit dem ausgetretenen Saft streicht man sich mehrmals täglich über die geschlossenen Augenlider.
Über Nacht empfehle ich die Auflage eines frisch gewaschenen Schöllkrautblatts auf die geschlossenen Augen. Mit einem warmen Tuch werden die Kräuterblätter fixiert.

Zinnkraut-Sitzbad

Vor allem beim grünen Star, dessen Ursache eine gestörte, vergrößerte Niere sein kann, sollte man Zinnkraut-Sitzbäder nehmen.
12 Stunden weicht man 100g Zinnkraut in

einem 5-Liter-Eimer mit kaltem Wasser ein. Danach wird der Kaltansatz erwärmt, abgeseiht und dem Badewasser zugegossen. Die Wanne muß so viel Wasser fassen, daß die Nieren des Badenden bedeckt sind. Die Badedauer beträgt 20 Minuten. Anschließend nicht abtrocknen, sondern in einen Bademantel gehüllt im Bett eine Stunde nachschwitzen.

Dunst-Bad

Man mischt 10g Augentrost, 20g Baldrian, 10g Eisenkraut, 30g Holunderblüten und 20g Kamille.
Fünf gestrichene Eßlöffel dieser Kräutermischung werden mit 1/2 Liter heißem Weißwein abgebrüht. Man beugt den Kopf mit geschlossenen Augen über das Gefäß und läßt den aufsteigenden Dampf einwirken.
Das Wein-Kräuter-Gemisch füllt man in eine Flasche, dann kann es, bis kurz vor dem Kochen erhitzt, noch zweimal verwendet werden.

Stimmbandlähmung

Labkraut

Ein gehäufter Teelöffel Labkraut pro Tasse, mit heißem Wasser abbrühen, eine halbe Minute ziehen lassen und mit dem warmen Tee täglich mehrmals gurgeln.

Stirnhöhleneiterung

Kleiner-Schwedenbitter-Umschlag

Bei Stirnhöhleneiterung und Stirnhöhlenentzündung empfehle ich über Nacht Schwedenbitter-Umschläge. Zunächst streicht man die Stirnpartie mit Ringelblumen-Salbe ein, damit der Alkohol des Kleinen Schwedenbitters der Haut nicht das Fett entzieht. Anschließend beträufelt man einen geeignet großen Wattebausch mit Kleinem Schwedenbitter und legt ihn auf. Als Wärmeschutz kommt darüber eine trockene Lage Watte und eine Plastikfolie. Mit einem warmen Tuch wird der Umschlag, der über Nacht einwirken soll, abgebunden.

Ringelblumen-Salbe

Die zum Schutz der Haut benötigte Ringelblumen-Salbe stellt man folgendermaßen her:
In einer Pfanne erhitzt man 250g reines Schweinefett und schüttet eine gehäufte Handvoll Ringelblumen (Blätter, Blüten und Stengel) in das heiße Fett. Man läßt das Ganze noch einmal aufschäumen, rührt kräftig um und nimmt die Pfanne vom Herd. Zugedeckt über Nacht auskühlen lassen. Am nächsten Tag wird die Pfanne noch einmal leicht erwärmt, der Inhalt durch ein sauberes Leinentuch passiert, die Blätter, Blüten und Stengel werden ausgepreßt und die so gewonnene Salbe in verschließbare Gläser abgefüllt.

Stoffwechselerkrankung

Kalmus

Zur Anregung des Stoffwechsels trinkt man täglich eine Tasse Kalmuswurzel-Tee. Dazu weicht man einen gestrichenen Teelöffel Kalmuswurzeln für 12 Stunden in einer Tasse kaltem Wasser ein. Danach wird der Kaltansatz erwärmt und abgeseiht. Vor und nach den drei Mahlzeiten trinkt man jeweils einen Schluck Tee. Mehr darf nicht getrunken werden! Praktischerweise füllt man den Tee in eine angewärmte Thermoskanne.

Löwenzahn

In der Blütezeit sammelt man täglich 10 Löwenzahnstengel, wäscht sie mit dem Blütenkopf, entfernt nach dem Waschen die Blüten und ißt die Stengel roh.

Mistel

12 Stunden weicht man einen gehäuften Teelöffel Mistel in einer Tasse mit kaltem Wasser ein. Anschließend wird der Kaltansatz erwärmt und abgeseiht. Über den Tag verteilt trinkt man, je nach Schwere der Stoffwechselerkrankung, zwei bis drei Tassen am Tag. Praktischerweise füllt man seine Tagesration in eine angewärmte Thermoskanne.
Bei Stoffwechselerkrankungen empfiehlt es sich, über einen längeren Zeitraum eine Mistel-Teekur zu machen (siehe Kapitel »Vorbeugen ist besser als Heilen«).

Wegwarte

Ein gehäufter Teelöffel Wegwarte pro Tasse, mit heißem Wasser abbrühen, eine halbe Minute ziehen lassen, abseihen und schluckweise eine Tasse am Morgen trinken.

Stoßverletzung

Arnika-Essenz

Äußerlich behandelt man Stoßverletzungen mit Einreibungen mit Arnika-Essenz.
Die Blütenblätter der Arnika werden aus den grünen Hüllkelchen herausgedreht und in eine Flasche gefüllt. Ist diese bis zu zwei Drittel angefüllt, gießt man 38- bis 40%igen Kornbranntwein darüber und läßt die Flasche mindestens zwei Wochen in der Wärme stehen. Einen Teil der fertigen Essenz seiht man ab, den anderen Teil läßt man weiter auf den Blütenblättern stehen. Nach der ersten Abfüllung in kleinere Fläschchen kann man die große Flasche noch einmal mit Alkohol auffüllen.
Der Arnika-Ansatz mit 75%igem Weingeist aus der Apotheke muß zur Hälfte mit abgekochtem, ausgekühltem Wasser verdünnt werden, um Hautentzündungen und -verletzungen vorzubeugen. Unverdünnt kann dieser Arnika-Ansatz zu Hautverätzungen führen.

Johanniskraut

Innerlich behandelt man Stoßverletzungen mit Johanniskraut-Tee.
Dabei kommt ein gehäufter Teelöffel Johanniskraut auf eine Tasse, mit heißem Wasser abbrühen, eine halbe Minute ziehen lassen, abseihen und schluckweise über den Tag verteilt zwei bis drei Tassen Tee trinken.

Wiesenbärenklau

Frisch gepflückte Blätter des Wiesenbärenklau werden gewaschen und mit einem Nudelholz auf einem Holzbrett zerquetscht. Der frische Blätterbrei wird auf die erkrankte Stelle aufgelegt und mit einem warmen Tuch abgebunden. Man kann selbstverständlich auch Auflagen aus ganzen, gewaschenen Blättern machen.

Stottern

Hier empfehle ich dieselben Heilkräuterrezepte wie unter dem Stichwort Sprachstörungen.

Thrombose

Spitzwegerich

Thrombosen behandelt man mit Brei-Auflagen aus Spitz- oder Breitwegerich.
Die frisch gepflückten Blätter werden gewaschen und mit einem Nudelholz auf einem Holzbrett zerquetscht. Der Blätterbrei wird auf die betroffene Stelle aufgelegt.

Kleiner-Schwedenbitter-Umschlag

Zunächst streicht man die Haut mit Ringelblumen-Salbe ein, damit der Alkohol des Kleinen Schwedenbitters ihr nicht das Fett entzieht. Anschließend beträufelt man einen geeignet großen Wattebausch mit Kleinem Schwedenbitter und legt ihn auf. Als Wärmeschutz kommt darüber eine trockene Lage Watte und eine Plastikfolie. Mit einem warmen Tuch wird der Umschlag fixiert.

Ringelblumen-Salbe

Die zum Schutz der Haut benötigte Ringelblumen-Salbe stellt man folgendermaßen her:
In einer Pfanne erhitzt man 250g reines Schweinefett und schüttet eine gehäufte Handvoll Ringelblumen (Blätter, Blüten und Stengel) in das heiße Fett. Man läßt das Ganze noch einmal aufschäumen, rührt kräftig um und nimmt die Pfanne vom Herd. Zugedeckt über Nacht auskühlen lassen. Am nächsten Tag wird die Pfanne noch einmal leicht erwärmt, der Inhalt durch ein sauberes Leinentuch passiert, die Blätter, Blüten und Stengel werden ausgepreßt und die so gewonnene Salbe in verschließbare Gläser abgefüllt.

Brennessel-Fußbad

Nach der Ausheilung einer Thrombose, dies muß in jedem Fall von einem Arzt bestätigt werden, empfehle ich zur Förderung der Durchblutung Brennessel-Fußbäder.
12 Stunden weicht man nach Möglichkeit zwei gehäufte Handvoll frische, ansonsten 100g getrocknete Brennesselblätter in einem 5-Liter-Eimer mit kaltem Wasser ein. Anschließend wird der Kaltansatz erwärmt, die Kräuter bleiben im Wasser, und darin werden die Füße 20 Minuten lang gebadet.

Tobsucht

Brennessel

Ein gehäufter Teelöffel Brennessel pro Tasse, mit heißem Wasser abbrühen, eine halbe Minute ziehen lassen, abseihen und schluckweise über den Tag verteilt vier Tassen Tee trinken.

Schafgarbe

Neben dem Brennessel-Tee trinkt man zwei bis drei Tassen Schafgarben-Tee.
Dabei kommt ein gehäufter Teelöffel Schafgarbe auf eine Tasse, mit heißem Wasser abbrühen, eine halbe Minute ziehen lassen, abseihen und schluckweise trinken.

Zinnkraut

Neben den angegebenen Tees sollte man täglich morgens und abends eine Tasse Zinnkraut-Tee trinken.
Dabei kommt ein gehäufter Teelöffel Zinnkraut auf eine Tasse, mit heißem Wasser abbrühen, eine halbe Minute ziehen lassen, abseihen und schluckweise trinken.

Zinnkraut-Sitzbad

Äußerlich rate ich zu Zinnkraut-Sitzbädern. Dabei sollte man nach Möglichkeit frische Kräuter und wenn möglich das hohe, dickstengelige Zinnkraut verwenden.
12 Stunden weicht man einen 5-Liter-Eimer frisches oder 100g getrocknetes Zinnkraut in einem Fünf-Liter-Eimer mit kaltem Wasser ein. Anschließend wird der Kaltansatz erwärmt, abgeseiht und dem Badewasser zugegossen. Die Wanne muß dabei so viel Wasser fassen, daß die Nieren des Badenden bedeckt sind. Die Badedauer beträgt 20 Minuten. Anschließend nicht abtrocknen, sondern in einen Bademantel gehüllt im Bett eine Stunde nachschwitzen.

Trigeminusneuralgie

Hier empfehle ich dieselben Heilkräuterrezepte wie unter dem Stichwort Gesichtsneuralgie.

Tuberkulose

Huflattich

Ein gehäufter Teelöffel Huflattich pro Tasse, mit heißem Wasser abbrühen, eine halbe Minute ziehen lassen, abseihen und schluckweise am Tag drei Tassen Tee trinken.

Kalmus

12 Stunden weicht man einen gestrichenen Teelöffel Kalmuswurzeln in einer Tasse kaltem Wasser ein. Danach wird der Kaltansatz erwärmt und abgeseiht. Vor und nach jeder Mahlzeit trinkt man einen Schluck Kalmus-Tee. Das macht sechs Schluck am Tag und entspricht einer Tasse Tee. Mehr darf nicht getrunken werden!

Schafgarbe

Ein gehäufter Teelöffel Schafgarbe pro Tasse, mit heißem Wasser abbrühen, eine halbe Minute ziehen lassen, abseihen und schluckweise zwei Tassen Tee am Tag trinken.

Spitzwegerich

Ein gehäufter Teelöffel Spitz- oder Breitwegerich pro Tasse, mit heißem Wasser abbrühen, eine halbe Minute ziehen lassen, abseihen und schluckweise über den Tag verteilt zwei bis drei Tassen Tee trinken.

Vogelknöterich

Ein gehäufter Teelöffel Vogelknöterich pro Tasse, mit heißem Wasser abbrühen, eine halbe Minute ziehen lassen, abseihen und schluckweise über den Tag verteilt zwei Tassen Tee trinken.

Zinnkraut

Ein gehäufter Teelöffel Zinnkraut pro Tasse, mit heißem Wasser abbrühen, eine halbe Minute ziehen lassen, abseihen und morgens und abends eine Tasse Tee trinken.

Zinnkraut-Umschlag

Zwei gehäufte Handvoll Zinnkraut werden in einem Sieb über einen Topf mit kochendem Wasser gehängt. Durch den aufsteigenden Wasserdampf wird das Zinnkraut heiß. Man kippt den Siebinhalt in ein sauberes Leinentuch und legt es als Umschlag auf. Mit einem weiteren warmen Tuch wird der Umschlag festgebunden.

Tumor

Hier empfehle ich dieselben Heilkräuterrezepte wie unter dem Stichwort Geschwür (krebsartig).

Typhus

Mistel

Für 12 Stunden weicht man einen gehäuften Teelöffel Mistel in einer Tasse kaltem Wasser ein. Anschließend wird der Kaltansatz erwärmt und abgeseiht. Pro Tag trinkt man drei Tassen Tee. Seine Tagesration füllt man in eine angewärmte Thermoskanne.

Ringelblume

Ein gehäufter Teelöffel Ringelblume pro Tasse, mit heißem Wasser abbrühen, eine halbe Minute ziehen lassen, abseihen und schluckweise drei bis vier Tassen am Tag trinken.

Thymian-Vollbad

Monatlich sollte man ein Thymian-Bad nehmen, ein halbes Jahr lang. 12 Stunden weicht man 200g Thymian in einem 5-Liter-Eimer mit kaltem Wasser ein. Am nächsten Tag wird der Kaltansatz erwärmt, abgeseiht und dem Badewasser zugegossen. Das Herz des Badenden muß dabei außerhalb des Wassers sein. Die Badedauer beträgt 20 Minuten. Anschließend nicht abtrocknen, sondern in einen Bademantel gehüllt im Bett eine Stunde nachschwitzen.

Kleiner Schwedenbitter

Mit dem Ringelblumen-Tee nimmt man täglich, je nach Schwere der Erkrankung, drei Teelöffel bis drei Eßlöffel Kleinen Schwedenbitter ein.
Dabei kommt ein Löffel auf eine halbe Tasse Tee, die je zur Hälfte vor und nach den drei Mahlzeiten getrunken wird.

Unfruchtbarkeit

Mistel

Frauen, deren Wunsch nach einem Kind unerfüllt bleibt, sollten täglich 25 Tropfen Mistel, morgens auf nüchternen Magen und abends vor dem Schlafengehen, einnehmen. Mistel-Tropfen sind in Apotheken, Reformhäusern und Kräutergeschäften erhältlich. Wer die Tropfen selbst herstellen will, muß frisch gepflückte Mistel gründlich waschen und feucht in einem Entsafter auspressen.

Unterleibserkrankung

Frauenmantel

Wie der Name schon erkennen läßt, ist der Frauenmantel eine Heilpflanze, die bei nahezu allen typisch weiblichen Krankheiten hilft.
Innerlich verwendet man den Frauenmantel als Tee.
Dabei kommt ein gehäufter Teelöffel Frauenmantel auf eine Tasse, mit heißem Wasser abbrühen, eine halbe Minute ziehen lassen, abseihen und schluckweise über den Tag verteilt vier Tassen Tee trinken.
Frauenmantel-Tee heilt Verletzungen nach einer Geburt, Unterleibserschlaffungen, Veranlagungen zu Fehlgeburten. Schwangere Frauen sollten ab dem dritten Monat den Tee trinken, um damit die Mutterbänder zu stärken. Entzündungen des Unterleibs heilt man ebenfalls mit Frauenmantel-Tee, der über einen längeren Zeitraum regelmäßig getrunken werden muß.

Kamille

Bei Beschwerden im Unterleib, die sich nicht spezifizieren lassen, trinkt man täglich Kamillen-Tee.
Dabei kommt ein Teelöffel Kamille auf eine Tasse, mit heißem Wasser abbrühen, eine halbe Minute ziehen lassen, abseihen und schluckweise zwei bis drei Tassen Tee am Tag trinken.

Salbei-Sitzbad

Frauen mit Unterleibserkrankungen sollten einmal in der Woche ein Salbei-Sitzbad nehmen.
12 Stunden weicht man 100g Salbei in einem 5-Liter-Eimer mit kaltem Wasser ein. Anschließend wird der Kaltansatz erwärmt, abgeseiht und dem Badewasser zugegossen. Die Nieren der Badenden müssen dabei bedeckt sein. Die Badedauer beträgt 20 Minuten. Anschließend nicht abtrocknen, sondern in einen Bademantel gehüllt im Bett eine Stunde nachschwitzen.

Schafgarbe

Bei Unterleibserkrankungen rät Pfarrer Kneipp zu Schafgarben-Tee, von dem man soviel trinken solle, als man verträgt.
Ein gehäufter Teelöffel Schafgarbe pro Tasse, mit heißem Wasser abbrühen, eine halbe Minute ziehen lassen, abseihen und schluckweise am Tag bis zu acht Tassen Tee trinken.

Taubnessel

Parallel zu den obengenannten Tees sollte man bei schweren Unterleibserkrankungen pro Tag zwei Tassen Taubnessel-Tee trinken.
Dabei kommt ein gehäufter Teelöffel weiße oder gelbe Taubnessel auf eine Tasse, mit heißem Wasser abbrühen, kurz ziehen lassen, abseihen und schluckweise trinken.

Thymian

Bei Unterleibserkrankungen mit schmerzhaften Krämpfen empfehle ich tagsüber zwei Tassen Thymian-Tee.
Dabei kommt ein gehäufter Teelöffel Thymian auf eine Tasse, mit heißem Wasser abbrühen, eine halbe Minute ziehen lassen, abseihen und schluckweise trinken.

Thymian-Kräuterkissen

Von außen behandelt man diese Krämpfe mit einem Thymian-Kräuterkissen.
Man füllt einen geeignet großen Kissenbezug mit getrockneten Blüten und Stengeln des Thymians, näht ihn zu und legt ihn auf die erkrankte Stelle. Am Abend wird das Kräuterkissen im Backofen leicht angewärmt und die ganze Nacht über auf den Unterleib gelegt.

Unterleibskrebs

Misch-Tee

Bei bösartigen Erkrankungen der Eierstöcke und der Gebärmutter rate ich zu einem Misch-Tee aus 300g Ringelblume und 300g Schafgarbe. Dabei kommt ein gehäufter Teelöffel dieser Kräutermischung auf eine Tasse, mit heißem Wasser abbrühen, eine halbe Minute ziehen lassen, abseihen und schluckweise am Tag sechs bis acht Tassen Tee trinken.

Kleiner Schwedenbitter

Mit dem obengenannten Misch-Tee nimmt man dreimal täglich einen Eßlöffel Schwedenbitter ein. Dabei kommt ein Eßlöffel auf eine halbe Tasse Tee, die jeweils zur Hälfte vor und nach jeder der drei Mahlzeiten getrunken wird.

Kleiner-Schwedenbitter-Umschlag

Ist die Unterleibserkrankung mit starken Schmerzen verbunden, sollte man tagsüber für 4 Stunden einen Schwedenbitter-Umschlag auflegen.
Zunächst wird die Haut mit Ringelblumen-Salbe eingestrichen, damit der Alkohol des Kleinen Schwedenbitters ihr nicht das Fett entzieht. Anschließend beträufelt man einen geeignet großen Wattebausch mit Kleinem Schwedenbitter und legt ihn auf. Als Wärmeschutz kommt darüber eine trockene Lage Watte und eine Plastikfolie. Mit einem warmen Tuch wird der Umschlag fixiert und muß 4 Stunden einwirken.

Ringelblumen-Salbe

Die zum Schutz der Haut benötigte Ringelblumensalbe stellt man folgendermaßen her:
In einer Pfanne erhitzt man 250g reines Schweinefett und schüttet eine gehäufte Handvoll Ringelblumen (Blätter, Blüten und Stengel) in das heiße Fett. Man läßt das Ganze noch einmal aufschäumen, rührt kräftig um und nimmt die Pfanne vom Herd. Zugedeckt über Nacht auskühlen lassen. Am nächsten Tag wird die Pfanne noch einmal leicht erwärmt, der Inhalt durch ein sauberes Leinentuch passiert, Blätter, Blüten und Stengel werden ausgepreßt und die so gewonnene Salbe in verschließbare Gläser abgefüllt.

Zinnkraut-Umschlag

Bei heftigen Schmerzen sollte man neben dem Schwedenbitter-Umschlag Zinnkraut-Dunstumschläge machen. Abhängig von der Stärke der Schmerzen rate ich zu insgesamt drei Umschlägen. Einen morgens vor dem Aufstehen, der Patient muß bei einem Zinnkraut-Dunstumschlag im Bett bleiben, einen am Nachmittag und einen während der Nacht.
Zwei gehäufte Handvoll Zinnkraut werden in einem Sieb über einen Topf mit kochendem Wasser gehängt. Durch den aufsteigenden Wasserdampf wird das Zinnkraut heiß. Man kippt den Siebinhalt in ein sauberes Leinentuch und legt es als warmen Umschlag auf den Unterleib. Mit einem weiteren warmen Tuch wird der Umschlag festgebunden.

Schafgarben-Sitzbad

Neben den oben aufgeführten Anwendungen sollte die Patientin dreimal in der Woche – wenn sie es verträgt, ruhig auch täglich – ein Schafgarben-Sitzbad nehmen.
12 Stunden weicht man 100g Schafgarbe in einem 5-Liter-Eimer mit kaltem Wasser ein.

Danach wird der Kaltansatz erwärmt, abgeseiht und dem Badewasser zugegossen. Die Nieren der Badenden müssen bedeckt sein. Die Badedauer beträgt 20 Minuten. Anschließend nicht abtrocknen, sondern in einen Bademantel gehüllt im Bett eine Stunde nachschwitzen.

Venenentzündung

Huflattich

Frisch gepflückte Huflattichblätter werden gewaschen und mit einem Nudelholz auf einem Holzbrett zerquetscht. Den Blätterbrei vermischt man mit frischer Schlagsahne und streicht ihn auf die entzündeten Venen auf. Mit einem sauberen Tuch wird die Auflage abgebunden.

Käsepappel

Zwölf Stunden weicht man zwei gehäufte Handvoll Käsepappel in einem 5-Liter-Eimer mit kaltem Wasser ein. Danach wird der Kaltansatz erwärmt und abgeseiht. In diesem Aufguß badet man 20 Minuten lang Arme und Beine.

Ringelblumen-Salbe

Bei einer Venenentzündung helfen auch Einstreichungen mit Ringelblumen-Salbe.
In einer Pfanne erhitzt man 250 g reines Schweinefett und schüttet eine gehäufte Handvoll Ringelblumen (Blätter, Blüten und Stengel) in das heiße Fett. Man läßt das Ganze noch einmal aufschäumen, rührt kräftig um und nimmt die Pfanne vom Herd. Zugedeckt über Nacht auskühlen lassen. Am nächsten Tag wird die Pfanne noch einmal leicht erwärmt, der Inhalt durch ein sauberes Leinentuch passiert, die Blätter, Blüten und Stengel werden ausgepreßt und die so gewonnene Salbe in verschließbare Gläser abgefüllt.

Kleiner-Schwedenbitter-Umschlag

Nach der Einstreichung der entzündeten Vene mit Ringelblumen-Salbe legt man für 4 Stunden Schwedenbitter-Umschläge auf.
Dazu beträufelt man einen geeignet großen Wattebausch mit Kleinem Schwedenbitter und legt ihn auf die entzündeten Stellen. Als Wärmeschutz kommt darüber eine trockene Lage Watte und eine Plastikfolie. Mit einem sauberen Tuch wird der Umschlag fixiert.

Viruserkrankung

Brennessel

Ein gehäufter Teelöffel Brennessel pro Tasse, mit heißem Wasser abbrühen, eine halbe Minute ziehen lassen, abseihen und schluckweise am Tag vier Tassen Tee trinken.

Ringelblume

Ein gehäufter Teelöffel Ringelblume pro Tasse, mit heißem Wasser abbrühen, eine halbe Minute ziehen lassen, abseihen und schluckweise am Tag drei Tassen Tee trinken.

Wahnvorstellungen

Brennessel

Ein gehäufter Teelöffel Brennessel pro Tasse, mit heißem Wasser abbrühen, eine halbe Minute ziehen lassen, abseihen und schluckweise am Tag bis zu vier Tassen Tee trinken.

Brennessel

Ein gehäufter Teelöffel Brennessel pro Tasse, mit heißem Wasser abbrühen, eine halbe Minute ziehen lassen, abseihen und schluckweise am Tag bis zu vier Tassen Tee trinken.

Schafgarbe

Ein gehäufter Teelöffel Schafgarbe pro Tasse, mit heißem Wasser abbrühen, eine halbe Minute ziehen lassen, abseihen und schluckweise am Tag zwei bis drei Tassen Tee trinken.

Zinnkraut

Ein gehäufter Teelöffel Zinnkraut pro Tasse, mit heißem Wasser abbrühen, eine halbe Minute ziehen lassen, abseihen und morgens und abends eine Tasse Tee trinken.

Zinnkraut-Sitzbad

Parallel zu den obengenannten Tees sollte man zwei- bis dreimal pro Woche ein Zinnkraut-Sitzbad nehmen.
12 Stunden weicht man 100 g Zinnkraut in einem 5-Liter-Eimer mit kaltem Wasser ein. Danach wird der Kaltansatz erwärmt, abgeseiht und dem Badewasser zugegossen. Die Nieren des Badenden müssen dabei bedeckt sein. Die Badedauer beträgt 20 Minuten. Anschließend nicht abtrocknen, sondern in einen Bademantel gehüllt im Bett eine Stunde nachschwitzen.

Wasseransammlung

Wasseransammlungen im Herzbeutel und im Rippenfell, oft eine Nebenwirkung vieler schwerer Krebserkrankungen, bekämpft man mit Zinnkraut-Tee.
Man setzt alle übrigen Teesorten und -Mengen ab und trinkt eine Woche lang ausschließlich fünf bis sechs Tassen Zinnkraut-Tee.
Dabei kommt ein gehäufter Teelöffel Zinnkraut auf eine Tasse, mit heißem Wasser abbrühen, eine halbe Stunde ziehen lassen, abseihen und schluckweise trinken.

Wassersucht

Bärlauch-Wein

Bärlauch-Wein ist ein probates Mittel bei Wassersucht.
Eine Handvoll frische, kleingeschnittene Blätter des Bärlauchs kocht man in 1/4 Liter Weißwein auf, süßt mit etwas Honig und trinkt den ausgekühlten Bärlauch-Wein schluckweise über den ganzen Tag verteilt.

Brennessel

Ein gehäufter Teelöffel Brennessel pro Tasse, mit heißem Wasser abbrühen, eine halbe Minute ziehen lassen, abseihen und schluckweise am Tag vier Tassen Tee trinken.

Kalmus

12 Stunden weicht man einen gestrichenen Teelöffel Kalmuswurzeln in einer Tasse mit kaltem Wasser ein. Danach wird der Kaltansatz erwärmt und abgeseiht. Vor und nach jeder Mahlzeit trinkt man einen Schluck Kalmuswurzel-Tee. Das macht sechs Schluck am Tag und entspricht einer Tasse. Mehr darf nicht getrunken werden!

Labkraut

Ein gehäufter Teelöffel Labkraut pro Tasse, mit heißem Wasser abbrühen, eine halbe Minute ziehen lassen, abseihen und schluckweise drei Tassen Tee am Tag trinken.

Ringelblume

Ein gehäufter Teelöffel Ringelblume pro Tasse, mit heißem Wasser abbrühen, eine halbe Minute ziehen lassen, abseihen und schluckweise zwei Tassen Tee am Tag trinken.

Schlüsselblume

Ein gehäufter Teelöffel Schlüsselblume pro Tasse, mit heißem Wasser abbrühen, eine halbe Minute ziehen lassen, abseihen und ein bis zwei Tassen Tee schluckweise am Tag trinken.

Zinnkraut

Sollte keiner der obengenannten Tees Erleichterung verschaffen, werden alle anderen Kräuter abgesetzt und für eine Woche nur noch Zinnkraut-Tee getrunken. Über den Tag verteilt trinkt man fünf bis sechs Tassen Zinnkraut-Tee.
Dabei kommt ein gehäufter Teelöffel Zinnkraut auf eine Tasse, mit heißem Wasser abbrühen, eine halbe Minute ziehen lassen, abseihen und schluckweise trinken.

Kleiner Schwedenbitter

Die alte Handschrift von Dr. Samst empfiehlt bei Wassersucht, sechs Wochen lang, morgens und abends, einen Eßlöffel Kleinen Schwedenbitter, mit reinem, herben, weißen Wein vermischt, einzunehmen.

Wundbehandlung
Offene und faulende Wunden

Waschungen

Selbst offene, faulende Wunden mit übelriechenden Absonderungen können die Heilkräuter aus dem Garten Gottes heilen.
Zunächst wird die Wunde abwechselnd mit lauwarmem Zinnkraut-Absud und Käsepappel-Absud gewaschen.
Zwei gehäufte Teelöffel Zinnkraut werden mit 1/2 Liter heißem Wasser abgebrüht, eine halbe Minute ziehen lassen und abseihen. Man läßt diesen Aufguß etwas abkühlen und wäscht damit die Wunde.
Für den Käsepappel-Absud weicht man zwei gehäufte Teelöffel Kräuter in 1/2 Liter kaltem Wasser zwölf Stunden ein. Danach wird der Kaltansatz angewärmt und abgeseiht. Mit diesem Absud wird die Wunde ebenfalls mehrmals gewaschen.

Schöllkraut-Saft

Die Wundränder behandelt man zunächst mit dem frischen Saft des Schöllkrauts.

Dazu werden Blätter, Stengel und Blüten gewaschen und feucht in einem Entsafter ausgepreßt. Der Frischsaft wird auf die Wundränder gestrichen. Wenn der Frischsaft in die Haut der Wundränder eingezogen ist, werden diese mit Ringelblumen-Salbe eingestrichen.

Ringelblumen-Salbe

Die Salbe wird aus Kräutern und Schweinefett hergestellt.
Vier Handvoll frische Blätter, Blüten und Stengel werden klein geschnitten. In einer Pfanne erhitzt man 500 g gutes Schweinefett, schüttet die kleingeschnittenen Kräuter dazu und läßt noch einmal aufschäumen. Fett und Kräuter werden gut verrührt und von der Herdplatte genommen. Abgedeckt läßt man die Mischung einen Tag stehen. Danach wird sie leicht erwärmt, durch ein Leinentuch gefiltert und in kleinere, verschraubbare Gefäße abgefüllt.

Spitzwegerich

In die offene Wunde selbst legt man einen Blätterbrei aus Spitz- oder Breitwegerichblättern.
Die frisch gepflückten Blätter werden gewaschen und mit einem Nudelholz auf einem Holzbrett zerquetscht. Wenn der Kranke den aufgetragenen Blätterbrei nicht verträgt, wird er ausgespült. Man beginnt nochmals mit Waschungen mit Zinnkraut und Käsepappel und versucht erneut, den Blätterbrei aufzutragen, bis der Kranke dies als wohltuend empfindet. Aus dem Zinnkraut- und Käsepappel-Absud kann man auch über Nacht Umschläge machen. Ein sauberes Tuch wird mit dem eingangs beschriebenen Absud getränkt und auf die Wunde gelegt. Mit einem wärmenden Tuch wird dieser Umschlag eingewickelt.

Misch-Tee

Parallel zu den äußerlichen Behandlungen nimmt man zur Reinigung des Bluts innerlich täglich vier Tassen Tee zu sich. Man mischt die gleiche Menge Brennessel, Ehrenpreis, Ringelblume und Schafgarbe. Ein gehäufter Teelöffel dieser Mischung pro Tasse, mit heißem Wasser abbrühen, eine halbe Minute ziehen lassen, abseihen und schluckweise täglich vier Tassen Tee trinken.

Vollbäder

Bei großflächigen Wunden ersetzt man die Waschungen durch Zinnkraut- und Käsepappel-Vollbäder. Für ein Vollbad weicht man 12 Stunden 200 g Zinnkraut in 5 Liter kaltem Wasser ein. Anschließend wird der Kaltansatz erwärmt und dem Badewasser zugegossen. Das Herz des Badenden muß dabei außerhalb des Wassers sein. Die Badedauer beträgt 20 Minuten. Anschließend nicht abtrocknen, sondern in einen Bademantel gehüllt im Bett eine Stunde nachschwitzen.
Für ein Käsepappel-Vollbad benötigt man ebenfalls 200 g getrocknete Käsepappel. Zubereitung und Anwendung wie oben.

Spitzwegerich

Bei großflächigen Wunden oder offenen Flächen über den ganzen Körper hüllt man den Patienten über Nacht in ein Leinentuch, über das man vorher frischen Blätterbrei aus Spitz- oder Breitwegerich gestreut hat.

Thymian-Vollbad

Auch ein Thymian-Vollbad fördert die Wundheilung.
200 g Thymian werden 12 Stunden in 5 Liter kaltem Wasser eingeweicht. Danach wird der Kaltansatz erwärmt und dem Badewasser zugegossen. Das Herz des Badenden muß dabei außerhalb des Wassers bleiben. Die Badedauer beträgt 20 Minuten. Anschließend nicht abtrocknen, sondern in einen Bademantel gehüllt im Bett eine Stunde nachschwitzen.

Misch-Tee

Innerlich fördert man die Wundheilung mit einem Misch-Tee aus 100 g Brennessel, 300 g Ringelblume und 100 g Schafgarbe. Ein Teelöffel dieser Kräutermischung pro Tasse, mit heißem Wasser abbrühen, eine halbe Minute ziehen lassen, abseihen und schluckweise über den Tag verteilt vier Tassen Tee trinken.

Vogelknöterich

Zwei gehäufte Handvoll Vogelknöterichkraut brüht man mit $^{1}/_{2}$ Liter heißem Wasser. Eine halbe Minute ziehen lassen, abseihen und mit dem Absud die erkrankte Stelle waschen.

Wiesenbärenklau

Frisch gepflückte Blätter des Wiesenbärenklaus werden gewaschen und mit einem Nudelholz auf einem Holzbrett zerquetscht. Der frische Blätterbrei wird auf die erkrankte Stelle aufgelegt und mit einem warmen Tuch abgebunden.

Man kann selbstverständlich auch Auflagen aus ganzen, gewaschenen Blättern machen.

Zahnfleischschwund

Misch-Tee

Man mischt Eichenrinde, Frauenmantel, Salbei und Vogelknöterich in gleichen Mengen. 12 Stunden weicht man zwei gehäufte Teelöffel dieser Kräutermischung in $^1/_2$ Liter kaltem Wasser ein. Anschließend wird der Kaltansatz erwärmt und abgeseiht. Diese Tagesration füllt man praktischerweise in eine angewärmte Thermoskanne. Mit dem Misch-Tee-Absud macht man tagsüber mehrmals Spülungen des Rachenraums.
Daneben empfiehlt es sich, einen Schluck dieses Kräutertees in den Mund zu geben, und mit einer weichen Zahnbürste in das Zahnfleisch zu massieren.

Zittern der Glieder

Misch-Tee

Man mischt jeweils 20 g Eschenblätter, Johanniskrautblüten, Schafgarbe, Salbei und Zinnkraut.
Ein gehäufter Teelöffel dieser Kräutermischung kommt auf eine Tasse, mit heißem Wasser abbrühen, eine halbe Minute ziehen lassen, abseihen und schluckweise drei Tassen am Tag trinken.

Kräuter-Essenz

Man füllt in ein geeignet großes Glasgefäß 50 g Johanniskraut, 20 g Knabenkraut, 20 g Schlüsselblumen und 10 g Wacholderbeeren. Die Kräuter übergießt man mit 38- bis 40%igem Kornbranntwein, bis sie vom Alkohol bedeckt sind. Die Flasche läßt man mindestens zwei Wochen in der Wärme stehen. Von der Essenz nimmt man mit dem oben beschriebenen Kräutertee stündlich 10 bis 15 Tropfen ein.

Sitzbäder

Pro Woche nimmt man drei Sitzbäder, setzt 14 Tage aus und nimmt erneut drei Sitzbäder. Pro Woche sollte nur eine Kräutersorte verwendet werden. Geeignet sind Fichtenspitzen, Johanniskraut, Schafgarbe und Thymian. Nach Möglichkeit sollte man frische Kräuter verwenden, deren Heilkraft die von getrockneten übersteigt.
Pro Bad weicht man 12 Stunden lang 100 g getrocknete Kräuter in einem 5-Liter-Eimer mit kaltem Wasser ein (bei frischen Kräutern benötigt man einen halben Eimer). Anschließend wird der Kaltansatz erwärmt, abgeseiht und dem Badewasser zugegossen. Die Nieren des Badenden müssen dabei bedeckt sein. Die Badedauer beträgt 20 Minuten. Anschließend nicht abtrocknen, sondern in einen Bademantel gehüllt im Bett eine Stunde nachschwitzen.

Zungenkrebs

Labkraut

Nach Möglichkeit sollte man frisch gepflücktes Labkraut verwenden. Es wird gewaschen und klein geschnitten für die Zubereitung eines Tees verwendet.
Dabei kommt ein gehäufter Teelöffel Labkraut auf eine Tasse, mit heißem Wasser abbrühen, eine halbe Minute ziehen lassen und abseihen. Pro Tag trinkt man sechs bis acht Tassen Tee. Praktischerweise füllt man seine Tagesration in eine angewärmte Thermoskanne. Mit dem Tee gurgelt man den ganzen Tag über, so tief als möglich. Der Tee wird ausgespuckt. Gelegentlich kann man jedoch einen kleinen Schluck Labkraut-Tee auch trinken.

Zyste

Zinnkraut-Umschlag

Man legt zwei gehäufte Handvoll Zinnkraut in ein Sieb und hängt es über einen Topf mit kochendem Wasser. Durch den aufsteigenden Wasserdampf, das Sieb darf nicht im Wasser hängen, wird das Zinnkraut heiß. Dann kippt man den Siebinhalt in ein sauberes Leinentuch und legt es als Umschlag auf die Stelle, wo sich die Zyste gebildet hat.
Man legt dreimal täglich einen Zinnkraut-Dunstumschlag an. Dazu kann man jeweils die gleichen Kräuter wiedererwärmt verwenden.
Den ersten Umschlag legt man morgens nach dem Frühstück auf, der Patient sollte dabei im Bett liegen bleiben, und läßt ihn 2 Stunden einwirken. Am späten Nachmittag erneuert man die Auflage, der Patient sollte wiederum im Bett liegen bleiben, und läßt sie erneut

2 Stunden einwirken. Den dritten Zinnkraut-Dunstumschlag legt man kurz vor dem Schlafengehen auf und läßt ihn die ganze Nacht einwirken. Ganz wichtig ist es dabei, daß man über den Umschlag ein wärmedämmendes weiteres Tuch bindet und sich der Patient warm einpackt, damit die heilende Wirkung der Zinnkraut-Dämpfe nicht nutzlos verpufft.

Kleiner-Schwedenbitter-Umschlag

Mittags, zwischen dem ersten und dem zweiten Zinnkraut-Dunstumschlag, legt man einen Schwedenbitter-Umschlag auf. Die Auflagestelle streicht man vorher mit Schweinefett oder Ringelblumen-Salbe ein, damit der Alkohol des Kleinen Schwedenbitters der Haut nicht das Fett entzieht. Nun beträufelt man ein geeignet großes Stück Zellstoff oder einen Wattebausch mit Kleinem Schwedenbitter und legt ihn auf die erkrankte Stelle. Als Wärmeschutz legt man darüber einen trockenen Wattebausch oder ein wärmendes Tuch, überdeckt die Auflage mit einer Plastikfolie zum Schutz der Kleidung und bindet das Ganze mit einem sauberen Tuch ab.
Mit dem Schwedenbitter-Umschlag kann sich der Patient im häuslichen Bereich bewegen und muß nicht das Bett hüten.
Nach einer Einwirkzeit von 4 Stunden wird der Umschlag abgenommen und die Haut gepudert, um einem möglichen Juckreiz zuvorzukommen.

Zinnkraut

Parallel zu den Umschlägen nimmt man täglich morgens auf nüchternen Magen und abends eine halbe Stunde vor dem Abendessen je eine Tasse Zinnkraut-Tee zu sich.
Ein gehäufter Teelöffel pro Tasse, mit heißem Wasser abbrühen, eine halbe Minute ziehen lassen, abseihen und schluckweise trinken.

Misch-Tee

Parallel zu den oben beschriebenen Umschlägen und dem Zinnkraut-Tee trinkt man tagsüber 1,5 bis 2 Liter Misch-Tee mit folgender Zusammensetzung:
100 g Brennessel, 300 g Ringelblume, 100 g Schafgarbe werden gut miteinander vermischt. Ein gehäufter Teelöffel dieser Kräutermischung pro Tasse, mit heißem Wasser abbrühen, eine halbe Minute ziehen lassen, abseihen und schluckweise trinken.
Sofern verfügbar, mischt man diesen Tee sechsmal am Tag mit 3 bis 5 Tropfen Sauerklee-Saft pro Tasse Tee. Den Saft gewinnt man aus frischem Sauerklee, der in einem Entsafter ausgepreßt wird.

Ringelblumen-Salbe

Die zum Einstreichen der Haut benötigte Ringelblumen-Salbe stellt man folgendermaßen her:
In einer Pfanne erhitzt man 250 g reines Schweinefett und schüttet zwei gehäufte Handvoll Ringelblumen (Blätter, Blüten und Stengel) in das heiße Fett. Man läßt das Ganze noch einmal aufschäumen, rührt kräftig um und nimmt die Pfanne vom Herd. Zugedeckt über Nacht auskühlen lassen. Am nächsten Tag wird die Pfanne noch einmal leicht erwärmt, der Inhalt durch ein sauberes Leinentuch passiert, die Blätter, Blüten und Stengel werden ausgepreßt und die so gewonnene Salbe in verschließbare Gläser abgefüllt.

V. Beispiele, die Mut machen sollen

Auf den folgenden Seiten sind einige Zuschriften abgedruckt, die belegen, wie erfolgreich die Heilkräuter aus dem Garten Gottes helfen können. Auch hier werden die Kritiker einhaken und die Heilerfolge als Laienaussagen abtun. Ich kann damit leben. Natürlich sind die Absender einfache Menschen, ohne medizinische Ausbildung. Aber ist das so wichtig?
Sind ihre Zuschriften nicht vielmehr ein Quell der Hoffnung? Eine Hilfe für all die Verzweifelten und Alleingelassenen? Für mich sind diese Beweise wichtig. Und meine eingangs gestellte Bitte, mir nicht zu schreiben, bezieht sich nur auf Briefe mit der Frage nach Ratschlägen bei bestimmten Krankheiten. Auf diese Briefe kann ich nur antworten, alles was ich weiß, steht in diesem Buch!
Über Briefe, die von Erfolgen mit den Heilkräutern berichten, freue ich mich. Ja ich bitte Sie sogar, liebe Leser, schreiben Sie mir über Ihre Erfahrungen. Denn nur dank Ihrer Mithilfe war es möglich, mein neuestes Buch »Heilerfolge zum Buch Heilkräuter aus dem Garten Gottes« herauszugeben. Menschen aus aller Welt legen darin Zeugnis ab, liefern Beweise und Fallbeispiele, wie ihnen die Heilkräuter halfen, ihre häufig schweren Krankheiten zu besiegen.

Die nachfolgenden Zitate stammen aus Briefen von Menschen, die mit Hilfe der Heilkräuter wieder gesund geworden sind. Die Namen und Anschriften der Absender sind mir bekannt, ich mußte aber Verständnis dafür haben, daß die Personen um die Wahrung ihrer Anonymität baten.

... ich habe Ihren Vortrag in Schwäbisch Hall gehört und bewundere Sie sehr! Ich hatte ein Myom, durch Bäder mit Schafgarbe brachte ich es weg. Als ich wieder zum Arzt ging, war er erstaunt und sagte, ich weiß noch genau, hier befand es sich. Gott möge Sie schützen und segnen! ...

... ein Kehlkopfkrebsfall nimmt durch Labkraut-Gurgeln und die Kräutermischung Ringelblume, Brennessel und Schafgarbe einen guten Verlauf. Der 50jährige Mann ist wieder voll als Autobus-Fahrer berufstätig. Er hatte bereits zwei Operationen hinter sich. Er und seine Gattin sind nun begeisterte Kräuter-Sammler geworden ...

... ich konnte durch Knie- und Gelenkschmerzen nicht mehr gehen, keine Stiegen steigen. Ich war verzweifelt und habe viel geweint. Im Krankenhaus erhielt ich Spritzen gegen die Schmerzen. Der Arzt diagnostizierte eine Beinhautentzündung. Darauf setzte ich mir Beinwell-Tinktur an und legte in der Zeit der Fertigstellung Beinwell-Breiumschläge auf die schmerzenden Stellen. Ich verspürte eine sofortige Hilfe. Nach zehn Tagen begann ich mich mit der fertigen Beinwell-Tinktur täglich sechs- bis siebenmal einzureiben und hielt die Stelle sehr warm. Binnen acht Tagen war ich schmerzfrei, ich kann dieses Wunder kaum fassen ...

... ich habe zwei schwere Operationen durchgemacht, ohne Erfolg. Aber die Schwedenkräuter haben mein Gallenleiden ausgeheilt. Die Ärzte haben sich darüber gewundert. Ich habe aber nicht gesagt, was geholfen hat ...

... ich habe Hirtentäschel- und Kalmuswurzel-Tee genommen, und schon nach zwei Wochen ließen meine Darmblutungen nach. Was das für mich bedeutet, ist schwer zu beschreiben. Ein Jahr lang haben die Ärzte versucht, mir zu helfen – ohne Erfolg. Es war ein Jahr mit schweren Depressionen, ohne Hoffnung auf Besserung. Jetzt hat mein Leben wieder einen Sinn bekommen, was ich Ihnen verdanke! Möge Gott Ihre Arbeit weiterhin segnen ...

... der Schwager meines Bruders hatte Leberzirrhose, wurde von den Ärzten des Krankenhauses als unheilbar entlassen. Er trank Bärlapp-Tee und erfreut sich seit vier Jahren wieder bester Gesundheit ...

... nachdem ich schon ein halbes Jahr mit einer Blasenentzündung herumlaborierte, die trotz Arzt nicht weichen wollte, half das kleinblütige Weidenröschen, das ich frisch als Tee zubereitete ...

... mein Bruder konnte nicht mehr essen. Er wurde operiert, und es ging besser. Nach einem schweren Rückfall mußte er wieder ins Krankenhaus, wo man einen Bauchspeicheldrüsenkrebs feststellte, mit einer Menge Metastasen. Daheim rechnete man mit dem Ärgsten. Er begann mehrmals täglich Labkrauttee zu trinken. Das half sofort. Die Metastasen verschwanden, und mein Bruder ist wieder gut beisammen. Die Heilung hat sich sehr herumgesprochen. Ich danke Ihnen für diese Ihre Hilfe ...

... ich wurde im Krankenhaus operiert, als ich heimkehrte, bekam ich eine solche Heiserkeit, daß ich kein lautes Wort mehr sagen konnte. Zwei Ärzte stellten am linken Stimmband eine Lähmung fest. Ich gurgelte mit Labkraut- und Käsepappel-Tee, legte über Nacht Schwedenkräuter-Umschläge auf den Hals. Ich bin überglücklich, daß ich wieder reden kann, kann Gott nicht genug dafür danken ...

... ich erkrankte an Brustkrebs. Nach zwei Operationen wurde ich zu einer Strahlentherapie gebracht. Sie war die Hölle auf Erden für mich. Ein Jahr später verlor ich operativ die zweite Brust, in der man Knoten »übersehen« hatte. Ein unbeschreibliches Elend ohne Ende. Meine Untersuchungswerte wurden immer schlechter, und durch die vielen Bestrahlungen taumelte ich nur noch herum. Dazu kamen Depressionen, die ich nicht in Worte zu fassen vermag. Da erzählte mir ein junger Firmenchef von seiner Heilung von Rückenmarkkrebs durch Kräuter. Ich trinke seit dieser Zeit täglich Schafgarbe, Ringelblumen, Brennesseltee, zwischendurch sechs Schluck Kalmustee. Heute befinde ich mich in einem guten Zustand und meine Blutwerte sind bestens. Ich kann Ihnen nur ein Vergeltsgott sagen ...

... viele Jahre hatte ich eine Gallengangverengung und nahm unzählige Medikamente. Nach Einnahme von Schwedenkräutern erhielt ich dadurch eine an Wunder grenzende Hilfe ...

... seit eineinhalb Jahren litt ich an einer schweren, spastischen Bronchitis. Diverse Arten von Spritzen und Cortison brachten nur vorübergehende Linderung. Ich war sehr verzweifelt. Außerdem ist meine Mutter an ähnlicher, jahrzehntelanger Krankheit, an Asthma gestorben. Ich bin sehr realistisch und war anfangs sehr skeptisch, als ich begann, die Spitzwegerich-Thymian-Teemischung tagsüber zu trinken, dazu morgens und abends je eine Tasse Bärlapptee. Doch schon nach einer Woche zeigten sich die ersten Erfolge. Jetzt, nach sieben Wochen, kann ich wieder arbeiten, Sport betreiben, wandern etc. Das Leben macht wieder Spaß. Meine Familie und alle meine Freunde freuen sich mit mir! Wir wissen, daß die Natur viel Gutes für uns bereithält, wobei wir jedoch die ärztliche Diagnose, wie Sie es ja selbst sagen, nicht unterschätzen wollen ...

... Jahre hindurch bin ich von einem Frauenarzt zum anderen gegangen. Ich hatte sehr viel Ausfluß. Der letzte Arzt wollte mir die Gebärmutter entfernen, weil die Tabletten und Zäpfchen nicht halfen. Ich trank nun die von mir in der Sonne gepflückte Schafgarbe, sechs Wochen täglich eine Tasse und verlor endlich dieses unangenehme Sache ...

... meine kleine Enkelin kam mit der Ferse in die Speichen ihres Rades. Der Fuß sah sehr schlimm aus. Ich gab Beinwurzelsalbe darüber, und nun ist die Ferse geheilt. Auch das wilde Fleisch ging zurück. Nun ist alles gut, das Kind kann wieder springen ...

... als sich mein Mann an einer Zehe eine Wundstelle durch drückende Schuhe zugezogen hatte, holte ich Spitzwegerichblätter und träufelte den Saft auf die wunde Stelle. Sie verheilte schnell, obwohl die Abheilung dadurch erschwert war, daß die Zehen meines Mannes in Rußland Erfrierungen erlitten hatten. Hoffentlich werden noch viele Menschen auf so einfache Weise und ohne Nebenwirkungen durch Chemikalien Heilung finden ...

Die Autorin

Maria Treben konnte auf ein erfülltes, von Schicksalsschlägen nicht unverschontes, aber dennoch glückliches Leben zurückblicken, als vor rund zehn Jahren ihr erstes Buch erschien. Sie war sehr skeptisch, ob sich jemand für ihre Ratschläge und Erfahrungen mit Heilkräutern interessieren würde, »denn die Buchhandlungen waren doch damals schon vollgestopft mit den schönsten Kräuterbüchern, die man sich nur wünschen kann«. Doch es kam anders. Ihr Buch »Gesundheit aus der Apotheke Gottes« fand reißenden Absatz und eroberte in kürzester Zeit die Spitzenpositionen in den Buch-Hitlisten. Eine bedeutende deutsche Tageszeitung erklärte Maria Trebens Erstlingswerk gar zum Bestseller dieses Jahrhunderts. Bis heute wurden mehr als vier Millionen Exemplare ihres Buches verkauft, das in sieben Fremdsprachen übersetzt wurde und die Autorin zu einer weltweit anerkannten Heilkräuterexpertin machte. Der Preis für diesen Erfolg war und ist hoch. Den geruhsamen Lebensabend mußte Maria Treben gegen ein gehetztes Leben nach dem Terminkalender aufgeben. Eine Belastung, der sie nur dank ihrer Vitalität und ihrer gesunden Lebensweise gewachsen ist. Dieses Opfer hat sie selbstlos auf sich genommen, um den Menschen ein Wissen näherzubringen, das in Vergessenheit zu geraten drohte. Maria Treben ist eine tiefgläubige Frau und eine überzeugte und überzeugende Christin. Sie hat es sich zur Lebensaufgabe gemacht, ihr Wissen von der Gnade und Allmacht des Schöpfers, »der die Heilkräuter zu unser aller Wohl seit Menschengedenken wachsen läßt«, populär zu machen. Eine Berufung, die spät kam. Maria Treben wurde in der Hopfenstadt Saaz im ehemaligen Sudetengau geboren. Der Vater war Buchdruckereibesitzer und Verleger, die Mutter Hausfrau. Mit zehn Jahren verlor sie den Vater durch einen Verkehrsunfall. Zwei Jahre später zog sie mit ihrer Mutter und den zwei jüngeren Schwestern nach Prag. Nach dem Abschluß des Lyzeums trat sie mit 18 Jahren als Praktikantin in die Redaktion des »Prager Tageblatt« ein. Nach 14 Berufsjahren, nebenbei arbeitete sie als Sekretärin für den bekannten Schriftsteller Max Brod, heiratete sie den Ingenieur bei der Oberösterreichischen Stromversorgungs AG, Ernst Treben, und war von da an nur noch Hausfrau. Das junge Paar wechselte nach Kaplitz im Böhmerwald, der einzige Sohn Kurt kam zur Welt, und nach Kriegsende, 1946, wurden die Trebens ausgesiedelt. Nach einer einjährigen Irrfahrt durch mehrere deutsche Lager ließ sich die Familie in Österreich nieder und lebt seit 1954 in der oberösterreichischen Kleinstadt Grieskirchen. Die drei Enkelkinder kamen zur Welt, die Familie baute ein Haus, Harmonie und Zufriedenheit bescherten ein glückliches Familienleben. Maria Treben war von Jugend an mit der Natur und ihren Pflanzen vertraut, aber erst die Bekanntschaft mit dem Biologen Richard Willfort öffnete ihr die Augen für die Wirksamkeit der ihr bekannten Pflanzen. Maria Treben beschäftigte sich intensiv mit den Heilkräften der Kräuter, sammelte Wissen und Erfahrungen bei älteren Menschen aus der Landbevölkerung. 1971 hielt sie ihren ersten Vortrag im kleinen Kreis. Die Zahl der Zuhörer wuchs ständig an. Bis 1977 reiste sie kreuz und quer durch Österreich, hielt Vorträge vor immer größerem Publikum. 1977 kam die erste Einladung aus der Bundesrepublik. Die einfache Hausfrau schlug immer mehr Menschen in ihren Bann. Die Vortragssäle konnten nicht groß genug sein. Zwei-, dreitausend Menschen besuchten bereits ihre Veranstaltungen, als ein Verleger sie überredete, ihre Vortragsmanuskripte zu einem Buch zusammenzufassen. Das Resultat ist bekannt, der Weltbestseller »Gesundheit aus der Apotheke Gottes«. Fast zehn Jahre nach dessen Erscheinen hat Maria Treben ihr zweites Buch, das Sie in Händen halten, abgeschlossen. Ein umfangreiches, wertvolles und systematisches Werk, von dem sie schlicht sagt, »alles was ich weiß, steht in diesem Buch«!

Stichwortverzeichnis aller aufgeführten Krankheiten.

Kursiv gedruckte Bezeichnungen beziehen sich auf Krankheiten, die nur ein Arzt diagnostizieren kann; alle anderen Krankheiten können mit Mitteln aus der Hausapotheke oder mit rezeptfreien Medikamenten behandelt werden.

Stichwortverzeichnis aller Heilkräuter und Pflanzen,

die für die Zubereitung der (nachfolgenden) Rezepturen notwendig sind.

Stichwortverzeichnis aller anzuwendenden Rezepturen.

Angaben in Klammern nach der jeweiligen Rezeptur beziehen sich auf die Krankheit, bei der diese Rezeptur anzuwenden ist.